妊娠·分娩·育儿专家方案系列

怀孕40周全程

专家方案 | 中日友好医院产科专家
王玉萍◎主编

中国妇女出版社

图书在版编目（CIP）数据

怀孕40周全程专家方案 / 王玉萍主编. -- 北京：
中国妇女出版社，2016.8
（妊娠·分娩·育儿专家方案系列）
ISBN 978-7-5127-1285-0

Ⅰ.①怀… Ⅱ.①王… Ⅲ.①妊娠期—妇幼保健—基本知识 Ⅳ.①R715.3

中国版本图书馆CIP数据核字（2016）第094716号

怀孕40周全程专家方案

作　　者：王玉萍　主编
责任编辑：路　杨
封面设计：尚世视觉
责任印制：王卫东
出版发行：中国妇女出版社
地　　址：北京东城区史家胡同甲24号　　邮政编码：100010
电　　话：（010）65133160（发行部）　　65133161（邮购）
网　　址：www.womenbooks.com.cn
经　　销：各地新华书店
印　　刷：北京通州皇家印刷厂
开　　本：170×240　1/16
印　　张：21
字　　数：350千字
版　　次：2016年8月第1版
印　　次：2016年8月第1次
书　　号：ISBN 978-7-5127-1285-0
定　　价：29.80元

目录

孕前准备

孕1月

孕2月

孕3月

孕4月

孕5月

● 孕6月

孕7月

孕8月

孕9月

孕10月

分　娩

孕前准备

备孕过程同样很重要

第01节
成功受孕的几个关键因素

● 生育的年龄

　　生养一个健康漂亮的宝宝，是每位家长最大的希望。选择最佳年龄生育，有利于优生。究竟什么时候是当妈妈的最佳年龄呢？我国专家学者认为，从优生优育的角度来讲，女性在23～29岁、男性在25～32岁生育最好。因为此阶段男女性器官发育完全成熟，睾丸、卵巢功能最活跃，加之此时期的男女体格健壮，精力充沛旺盛，排出的精子和卵子质量最高，如果怀孕，将会获得最佳胚胎。

　　然而，生育的理想年龄的选择，对于年轻夫妻来说，还往往受着诸如环境条件、伦理观念以及生理、心理等多方面因素的制约。当前，已有许多的年轻夫妻越来越重视主客观条件的综合考虑，以求得生育年龄的最佳"适宜值"。如有的年轻夫妻在事业上都处于发展的关键时刻，就不妨把生育年龄稍稍推迟；又如有的夫妻一方或双方患生殖系统的疾病需要诊治，也不妨等完全康复后再生育。这些做法也可以视为另一种意义的最佳生育年龄的选择方式。

　　另外，最佳生育年龄的选择，还应考虑到孩子出生后的优育条件是否具备等。许多年轻夫妻已有这样的远见，他们当中有些人为了创造这一条件，宁可在避免高龄初产（女性超过35岁）的前提下适当推迟育龄，以求得事业上的发展和生育上的从容。

　　从近几年的统计资料来看，越来越多的职业女性要到30多岁才结婚生育。这是因社会时代发展、人们传统意识改变和就业压力不断增加而造成的。在这个阶段，她们认为拥有稳定的工作和丰厚的经济收入，更有利于生养子女。虽然女性分娩困难及胎儿畸形的发生率随年龄增大而升高，但是综合权衡各方面的因素，比如怀孕年龄、健康状态、经济收入、居住环境等，再决定什么时候生育，可能更有利于孩子健康成长。

● 高龄妊娠的风险

从医学角度来说，年满35岁第一次分娩已经属于高龄初产妇范畴。随着年龄的增长，妊娠与分娩的危险系数升高，主要表现在以下几方面：

①妊娠成功率下降，易于流产，与20～29岁的年轻准妈妈相比，自然流产率增加了3倍。

②准妈妈年龄越大，发生高血压、糖尿病、心脏病并发症的机会越多。致使胎儿宫内生长发育迟缓，死胎、死产的发生率及早产儿概率也随之升高。

③准妈妈年龄接近40岁甚至40岁以上时，胎儿畸形率较高。

● 受孕的季节

现代医学证明：孩子的健康不仅与后天的喂养和教育有关，而且与受孕时机和出生季节密切相关。根据气候特点、营养、传染病流行情况等综合分析，医学界普遍认为晚春时节和中秋前后怀孕比较好。因为冬末春初容易流行病毒性感冒等疾病，而病毒对胎宝宝有致畸作用，会使胎宝宝畸形的概率增加。晚春时节病毒性流行病一般已过去，气温又不太高，比较适合怀孕。初秋时，准父母刚刚经历炎夏，因天气太热，人容易睡不好、吃不好，体能消耗太大又得不到好的补充，身体素质较差。中秋时，新鲜水果蔬菜大量上市，有利于人们补充各种营养素和活性物质；天气凉爽，气压高了，人们也可以得到较好的休息，使体能得以恢复，所以有利于胎宝宝的健康。有专家认为，冬季怀孕不利于胎宝宝的生长发育，因为冬季天气寒冷，一般人家都会紧闭门窗，致使室内废气污染较重、细菌含量较高，空气质量不佳。过年过节时也不宜怀孕，因为节日人们一般忙于应酬，身体较劳累，而且无法避免抽烟、喝酒或吸二手烟、在嘈杂的人群集中的场合活动等，不利于受孕。

当然怀孕季节的选择还是看准父母自己的安排，任何季节，只要注意防范不利因素，安排妥当，应当都是可以的，这里只是给准父母提供一个参考意见。

● 心理因素对受孕的影响

决定要孩子是人生中的一件大事，这会让身体和日常生活发生很大变化。因此，怀孕前先有一个周全的考虑会给妊娠带来最好的开始。备孕夫妻除了做好各种物质、生活准备外，在心理上也应做好相应的准备，这种准备有时比其他准备更重要。

所谓心理准备是要求夫妻双方在心理状态良好的情况下受孕。凡是双方或一方受到较强的不良精神刺激，都会影响精子或卵子的质量，即使受孕后也会因情绪的刺激而影响母体的激素分泌，影响胎儿的生长发育，甚至导致流产。因此，当夫妻双方心绪不佳、忧郁、苦闷或关系紧张、闹矛盾时，都不宜受孕，应该等到双方心情愉快时再受孕。

女性必须懂得，从怀孕那天起就意味着责任随之而来，这是作为一名女性最重要的时刻。它是一个分水岭，过去为人妻，现在还要加上为人母的角色。十月怀胎是一项伟大的工程，也是一件神圣和愉悦的事情。虽然身体将发生很大的变化，精神上和体力上也会有很大的消耗，会出现许多不适和烦恼，但是心中会充满幸福、信心和自豪，所以，要用积极的态度去克服困难，排除烦恼。有了这样的精神状态就会很快地适应身体的变化，更好地调配自己的精力，发挥创造力和责任感，做好胎教工作，为孕育胎儿准备优裕的物质基础和完美的生理心理环境，让这个幼小的新生命在身体里健康成长。

事实证明，有心理准备的准妈妈与没有心理准备的准妈妈相比，前者的孕期生活要顺利从容得多，妊娠反应也轻得多。有了这样的心理准备，孕前和孕后生活一定是轻松愉快的，家庭也充满幸福、安宁和温馨，胎儿会在优良的环境中健康成长。

选择受孕时机也要注意环境、心理因素。我国古代对受孕时双方的情绪和环境都很重视，指出在天气阴冷、风雨交加、电闪雷鸣、龌龊湿地、荒凉野地，或者是夫妻心情不佳、悲伤凄惨、惊恐痛苦之时，均不利于受孕。而夜深人静、居室清洁、心情愉悦、恩爱缠绵之时，则被认为是最好的受孕时机。这可能是因为良好的心境和外界条件能对夫妇产生较好的心理暗示作用，也可能是人的心理活动对外界的各种刺激和反应有时是很微妙的缘故。总之，夫妻要尽量在思维、语言、行为、情感诸方面都达到高度协调一致的时候同房受孕，生出的孩子就会集中父母身体、容貌、智慧等方面的优点。

● 排卵时间

　　女性的排卵有一定的规律，每次月经后卵巢有数个卵泡同时发育，但通常只有一个卵泡发育成熟，其余处在不同发育阶段的卵泡自行退化。通常，排卵在一个月经周期中只发生于某一天。女性的排卵日期一般在下次月经来潮前的14天左右，每月有一个卵子排出，两个卵巢交替排卵，离开卵巢的卵子在24小时内受精能力最强。而男性的精子在女性的生殖道内可维持2～3天的受精能力，因此在卵子排出的前后几天里性交容易受孕。

　　①可用测定基础体温的方法预测排卵日。基础体温是指人经过6～8小时睡眠后醒来未进行任何活动时所测得的体温。排卵前基础体温逐渐下降，相对较低，保持在36.4℃～36.6℃；在排卵日基础体温下降到最低点；排卵后基础体温升高，一般会上升0.3℃～0.5℃，一直维持到下次月经来潮前再开始下降。

　　②还可根据阴道黏液变化判断排卵日。女性月经周期分为干燥期—湿润期—干燥期。在月经中间的湿润期，往往白带较多且异常稀薄，这种现象一般持续3～5天。当观察到分泌物像鸡蛋清样，清澈、透明、高弹性、有拉丝度的这一天，一般就是排卵日。

③用排卵试纸测试非常方便。月经的第1天到下次月经的第1天为一个周期，从月经周期第11天开始测试，每天1次，以便择期安排受孕。

● 性交体位

一般来说，较好的受孕体位是男上女下，女性平躺仰卧，双膝微弯稍分开，这样可使精液射在宫颈口周围，会给精子进入子宫创造有利条件。同房后，女方再仰卧半小时，不要马上起来清洗，以防精液从阴道流出。不容易受孕的体位是立位。因为性生活时女性生殖器官下垂，阴道口开放，性交结束后绝大部分精液随着阴茎的抽出而流出体外，受孕概率是极低的。坐位也会减少受孕机会。

研究表明，女性在达到性高潮时，阴道的分泌物增多，分泌物中的营养物质如氨基酸和糖增加，可使阴道中精子的运动能力增强；同时，可促使阴道充血，阴道口变紧，阴道深部皱褶伸展变宽，便于储存精液。平时坚硬闭锁的子宫颈口也会因此松弛张开，宫颈口黏液变得稀薄，使精子容易进入。

性快感与性高潮又可促进子宫收缩及输卵管蠕动，有助于精子上行，从而达到受精的目的。数千万个精子经过激烈竞争，强壮而优秀的精子胜出并与卵子结合，可孕育出高素质的后代。所以，恩爱夫妻生下来的孩子健康、漂亮、聪明的说法也是有一定道理的。

● 运动有利于成功受孕

人的机体好比汽车的发动机，如果经常保持快速运转，就可以使发动机的各个部件充分运转，润滑油润滑着每一个角落，就会始终保持发动机的良好性能，延长汽车的寿命。如果汽车不经常使用或经常低速运转，则油路不畅，零件锈蚀，就会小毛病不断，导致发动机的寿命缩短。

人体经常运动可使全身的血流顺畅，血液对人体有冲刷的作用，会及时带走身体的代谢废物和二氧化碳，更新组织细胞，也可以及时带走入侵的细菌和毒素。血液还有运输养料的作用，能快速地将营养成分运送给每一个细胞，保持全身器官强壮，同时也保证着生殖器官的清洁和活力，在这种状态下的生育能力是优质的。

　　备孕期运动主要是以有氧运动为主，如慢跑、游泳、散步等都是比较适合的运动方式。很多女性平时可能很少运动，所以刚开始的时候不用运动太久，强度也要适当降低。但是一般来说一周至少要锻炼3次，运动时间不超过30分钟，这样才能有效提高身体素质。

运动有利于受孕–延展阅读

　　临床上经常有20多岁的女性因腰痛和月经紊乱来看病，外观一看身体消瘦，面无血色，说话声音细小。再一问是办公室白领，没时间运动已经很久了，检查后没有发现大毛病，只是轻度盆腔炎和腰肌劳损。医生一般开的处方就是劳逸结合、运动加睡眠。而我们所见到的体力工作者或户外工作者，则很少有亚健康所带来的身体不适，不孕症患病率也较低。所以强烈建议，为了健康、为了宝宝，坚持户外运动，每天抽出30分钟的时间做做有氧运动，持之以恒，必有益处。

第02节
孕前做好充分准备

● 不能忽视孕前体检

　　怀孕前夫妻双方很有必要进行一次孕前检查。孕前检查除了一般体检时的常规项目外，很多项目是针对遗传和生育的专项检查，如常见遗传病和传染病筛查、生殖内分泌功能检查、免疫功能检查等，可以帮助女性在怀孕前发现异常，及时治疗和避免潜在的问题，在医生指导下有计划地怀孕，减少宝宝的出生缺陷，保证准妈妈平安度过孕期并顺利分娩。

孕前体检–延展阅读

　　在孕前检查的时候医生会常规性地对夫妻双方的整个身体情况和家庭情况进行详细的询问，主要内容包括：月经是否规律、最近的一次月经是什么时候来的、以前是否做过流产手术、有无流产史、有没有分娩过畸形儿或者有遗传疾病的新生儿、以前得过哪些病、准备怀孕期间是否接触过有害物质以及婚姻史和家族史等。千万不要因为医生的这些问题涉及隐私，或者感到不好意思而拒绝回答，或提供不真实的答案。了解真实的情况是医生做出正确诊断的重要前提，医生只是从医学优生的角度进行判断，并且会为就诊者保密。

　　孕前检查的主要内容还包括：

　　①妇科检查，以确定是否适合妊娠、分娩。

　　②血常规检查，了解有无贫血、感染及其他血液系统疾病。

　　③尿常规检查，了解肾脏和全身营养情况，确认有无泌尿系统感染、肾脏

疾病和糖尿病。

④肝、肾功能检查，了解有无肝脏、肾脏疾病。

⑤孕期致畸五项病毒（TORCH）检查，检查是否有弓形虫、风疹病毒、巨细胞病毒、单纯疱疹病毒感染，体内是否有抗体。特别是对喜欢养宠物的育龄女性来说，这项检查是必要的。

⑥抗感染筛查，了解夫妻双方是否患有感染性疾病，如乙肝、丙肝、梅毒、艾滋病等。如果检查出夫妻双方或者一方有传染病要暂缓怀孕，因为病原微生物也是一种重要的致畸因素。

● 提前做好防疫接种

怀孕期间感染疾病是每个准妈妈最害怕的事情之一。要做到怀孕期间平平安安、健健康康，加强锻炼、增强体质是最根本的办法。但对一些疾病，最直接、有效的办法就是孕前注射疫苗。

目前，我国还没有专为孕前女性设计的免疫计划。专家建议，计划怀孕的女性，有条件的话，最好于孕前注射以下疫苗进行预防：

如果妊娠初期感染风疹病毒，建议人工流产以结束此次妊娠。风疹疫苗注射后大约需要3个月的时间，人体内才会产生抗体，所以应在怀孕以前至少3个月时注射。该疫苗终生免疫，注射有效率在98％左右。

1. 风疹疫苗

风疹病毒通过呼吸道传播。风疹病毒会导致胎儿先天性畸形、先天性耳聋等；孕早期感染风疹病毒会导致流产、胎死宫内等严重后果。因此，为了避免妊娠初期感染风疹病毒，可在怀孕前注射风疹疫苗。

2. 乙肝疫苗

母婴垂直传播是乙型肝炎的重要传播途径之一。如果既往没有注射过疫苗或乙肝五项化验检查体内没有感染过，准妈妈可考虑在计划怀孕前9个月注射，注射按照0、1、6程序。第一针后1个月时注射第2针，6个月时注射第3针，以预防孕期感染乙肝病毒而传染给胎儿。免疫率可达95%以上，有效期在7年以上。一般在注射后第5～6年时再加强注射一次，可以有效地延长免疫时间。如果准妈妈是病毒携带者，则要在孩子出生以后，马上给孩子注射疫苗，注射也采用0、1、6程序。

3. 甲肝疫苗

甲肝病毒通过水源、饮食传播。妊娠期抵抗力减弱，极易感染。专家建议高危人群（经常出差或经常在外面吃饭的人）应该在孕前至少3个月注射甲肝疫苗，其免疫时效为20～30年。

4. 水痘疫苗

国外的免疫计划规定13岁以下的儿童、未怀孕的育龄女性以及从事教育和医疗保健行业的人都应注射水痘疫苗。孕早期感染水痘可导致胎儿先天性水痘或新生儿水痘，怀孕晚期感染水痘可能导致准妈妈患严重肺炎甚至致命。女性应在受孕前至少3个月注射水痘疫苗，其免疫时间为10年以上。

● 有些病应先治疗再怀孕

计划要孩子后，夫妻双方都应进行体检，排除一些对孕育有影响的疾病，确保妊娠的顺利进行和胎儿的健康。如有疾病，要在医生的指导下根据病情的性质和症状决定能否妊娠，但有一些疾病应在怀孕前治疗。

1. 贫血或高血压

贫血，尤其是严重贫血，对母体和胎儿都会产生不利后果，患有贫血症的女性在治愈后才可以妊娠。高血压患者是重症妊娠中毒症的高危人群。不清楚自己血压情况的女性，如有剧烈头痛、肩膀酸痛、失眠、眩晕和水肿等症状时应去医院检查。

2. 心脏疾病

此类患者如怀孕，会造成心脏负担加重、心力衰竭、血运障碍、胎盘血管异常，易发生流产、早产等，严重时可危及准妈妈和胎儿的生命。

3. 肾脏疾病、糖尿病

此类患者妊娠，容易引起妊娠合并肾脏疾病或妊娠合并糖尿病，生出巨大儿、畸形儿的概率也会增加，应请教医生，根据疾病的程度和症状考虑能否妊娠。

肾盂肾炎患者需治愈后才能妊娠。膀胱炎可以发展成肾盂肾炎，膀胱炎患者也要在治愈后才能妊娠。

4. 肝脏疾病

此类患者妊娠后肝脏负担急剧增加，病情恶化迅速者应当终止妊娠，如病情不严重，可以在医生的指导下继续妊娠。

5. 子宫肌瘤

此类患者不容易受孕，最好及时治疗。虽然此类患者一旦怀孕大多能正常分娩，但有些子宫肌瘤可随孕期增大，压迫胎儿，有一定的危险。

6. 念珠菌感染引起的阴道炎

此类患者在分娩时细菌会接触并感染胎儿，使新生儿患鹅口疮，应治愈后再怀孕。

7. 结核病

结核病患者可以将病菌直接传染给胎儿，所以在怀孕之前必须治愈。

一般而言，在患急性病期间最好不要怀孕，慢性病视病情轻重来决定。例如，轻度甲亢患者及经过治疗后能很好地控制病情的甲亢患者可以怀孕，在产科及内科医生的监护下大多可顺利生育；轻型糖尿病患者或经过积极治疗控制得很好、病情比较稳定的患者，多饮、多食、多尿等症状不明显，更没有酮症酸中毒的，可以妊娠。糖尿病患者一旦怀孕就被产科列为高危妊娠，妊娠全过程要由产科、内分泌科共同监护，以保证顺利度过孕产期。患其他疾病期间是否可以怀孕，应该根据具体情况咨询专业医生的意见，千万不可一意孤行，造成不可挽回的后果。

● 尽早治疗牙齿疾病

1. 怀孕前要治愈牙龈炎

女性怀孕后体内的雌性激素，尤其是黄体酮水平，会明显上升，使牙龈血管增生、血管的通透性增强。如果口腔卫生欠佳，容易诱发牙龈炎，称为"妊娠性牙龈炎"。研究证实，怀孕前患牙龈炎的女性，其怀孕后患妊娠性牙龈炎的概率和严重程度均高于孕前没有患牙龈炎的女性；而在孕前就患有牙龈炎或牙周炎的女性，其怀孕后炎症会更加严重，牙龈会出现增生、肿胀，出血显著，个别的牙龈还会增生至肿瘤状，称为"妊娠性牙龈瘤"，极易出血，严重时还会妨碍进食；有些患者由于牙周袋中细菌毒性增加，对牙周骨组织的破坏也会加重，往往引起多颗牙齿的松动脱落。

2. 怀孕前要治愈蛀牙

孕期由于生理功能的改变和饮食习惯的变化，以及对口腔护理的疏忽，常常会加重蛀牙病情的发展。如果蛀牙病情持续严重，可能会引发牙髓炎或根尖炎等更为严重的口腔疾病。准妈妈一旦患了急性牙髓炎或根尖炎，不但会带来难以忍受的痛苦，而且如果治疗时服药不慎也会对胎儿造成不利影响。

有研究发现，若怀孕时准妈妈患有蛀牙，生出的宝宝患蛀牙的可能性也远远大于怀孕时没有蛀牙的准妈妈所生的宝宝，因为准妈妈口腔中导致蛀牙的细菌是宝宝蛀牙的最早传播者，所以，怀孕以前要治愈蛀牙。

3. 怀孕前最好拔掉智齿

阻生智齿是指口腔中的最后一颗磨牙，由于受颌骨和其他牙齿的阻碍，不能完全萌出，造成部分牙体被牙龈所覆盖，以下颌第三磨牙最为常见。阻生智齿的牙体与牙龈之间存在较深的间隙，容易积留食物残渣，导致细菌滋生、繁殖而直接引起各种急、慢性炎症，即通常说的"智齿冠周炎"。由于智齿多在18岁以后萌出，且智齿冠周炎又最容易发生在20~35岁，而这个年龄段恰好是育龄女性选择怀孕的时间，所以要想防治这种病的发生，就应该在孕前将阻生智齿拔除。

● 孕前营养补充对胎儿发育的重要性

胎儿发育最重要的时期是怀孕的头3个月。在这个时期内，胎儿的各个重要器官——心、肝、肾等都已分化完毕并初具规模，而且大脑也在迅速发育。

因此，在这一关键时期，胎儿必须从母体内获得足够而齐全的营养，特别是优质蛋白质、脂肪、矿物质、维生素。如果这些营养物质不足，会影响胎儿的正常发育。而怀孕1～3个月这一关键时期，正是准妈妈容易发生妊娠反应的时期，有很多准妈妈会出现不想进食、恶心、呕吐等反应，因而会影响到营养的摄取。

因此，妊娠早期胎儿的营养来源很大一部分要依靠准妈妈体内的储备。如果孕前营养储备不足，很容易使胎儿发育特别是脑细胞增殖的高峰期（第一高峰期为10～18周）发育受到影响。而孕前储备充足的准妈妈即使妊娠忌食反应比较强烈，也可减轻由于营养供应不足对胎儿造成的危害。

有许多营养素可以提前摄取并在人体内储存很长的时间，可弥补一些准妈妈在孕早期摄取营养的不足。比如，铁可以在人体内储存4个月之久，钙在人体内的储存时间更长，这些都给女性在孕前摄取营养为孕育胎儿做准备创造了有利条件。因此，女性在怀孕前就应注意补充营养，这对实行优生优育大有裨益。

不应忽略丈夫的饮食。由于精子产生的周期需要10周，所以丈夫应当在妻子怀孕前3个月开始实施饮食计划。研究表明，丈夫的饮食可以影响精子的质量。有研究发现，丈夫摄取维生素C过少会增加精子的遗传损害，使婴儿患先天缺陷疾病和遗传病的概率增加。

● 孕前3个月开始补叶酸

叶酸是人体必需的水溶性B族维生素之一。因为最早是从菠菜叶子中提取出来的，故而得名"叶酸"。

叶酸参与氨基酸之间的相互转化，以及血红蛋白、肾上腺素、胆碱等的合成，与细胞增殖、组织生长及机体发育密切相关。妊娠期母体红细胞的生成以及胎宝宝和胎盘生长所必需的DNA的合成都需要叶酸的参与。

我国育龄女性普遍缺乏叶酸，即便是营养良好的准妈妈，血清和红细胞中的叶酸含量也会随着妊娠进程而逐渐减少。

准妈妈叶酸缺乏，可以引起胎宝宝神经管畸形，还很容易患上巨幼红细胞贫血，使先兆子痫、胎盘早剥的发生率增高，甚至出现胎儿宫内发育迟缓、早产以及新生儿低出生体重等现象。

准妈妈可以服用叶酸片，也可以服用既含有叶酸又含有其他营养素的复合型维生素补充剂。根据中国营养学会的建议，每天的补充量不宜超过1000微克。

天然食物中的叶酸虽不及合成叶酸，但也是有效的。在吃叶酸片的同时，还可以多吃以下食物：红苋菜、菠菜、生菜、芦笋、龙须菜、豆类、苹果、柑橘。

尽管补充叶酸可以预防神经管畸形，但不能过度依赖于叶酸。有些人在服用叶酸后出现了便秘、月经不调等异常症状，并因此反复就医。就目前的观点，服用叶酸后出现便秘、月经不调的情况不是叶酸本身的错，因为叶酸本身就是我们身体需要的一种营养素，我们所用的叶酸量很小，仅作为一种摄入不足的补充。

一些食物中叶酸的含量（按100克可食部计算）

食物	叶酸含量（微克）	食物	叶酸含量（微克）	食物	叶酸含量（微克）
胡萝卜	4.8	洋葱	15.6	小麦粉	20.7
绿豆芽	24.6	韭菜	61.2	大米	6.8
黄豆芽	10	小葱	25.5	苹果	6.3
茄子	12.2	大白菜	25.9	梨	8.8
西红柿	8.3	小白菜	43.6	桃	3.0
甜椒	10.9	油菜	46.2	樱桃	9.9
冬瓜	9.4	卷心菜	20.9	葡萄	9.9
黄瓜	29	菜花	29.9	草莓	31.8
南瓜	10.9	菠菜	87.9	柑橘	52.9

续表

食物	叶酸含量（微克）	食物	叶酸含量（微克）	食物	叶酸含量（微克）
丝瓜	8.3	芹菜	28.6	香蕉	20.2
西葫芦	7.2	生菜	31.6	西瓜	4.0
香菇	41.3	莲藕	30.7	猪肝	335.2
土豆	15.7	豆腐（北）	39.8	猪肉（瘦）	8.1
豆腐干	54.2	赤小豆	87.9	鸡蛋	6.5
绿豆	393	花生仁	107.5	牛奶	5.5

注：表格中数据摘自《中国食物成分表2002》（中国疾病预防控制中心营养与食品安全所编制，杨月欣主编，北京大学医学出版社出版）。

女性要从准备怀孕时开始服用叶酸。因为神经管的正常发育是在怀孕早期，确切地说，是从受精卵植入子宫的第16天开始的。此时，绝大部分准妈妈尚不知道自己已经怀孕，要是等确诊怀孕再开始服用叶酸就显得有些晚了，所以服用叶酸应提前开始。如果是计划怀孕，自受孕前3个月起直至孕早期3个月（也可以一直服用到分娩前），每天应该额外摄入400微克的叶酸。

如果在孕前或者孕早期补充叶酸，能够有效预防胎儿神经管畸形的发生，减少概率约为70％。

● 保证优质蛋白质的摄入

蛋白质是人体所需要的最重要的营养素之一，人体任何一个重要的部位，如皮肤、肌肉、骨骼、血液、内脏、四肢、大脑，它们的主要成分都是蛋白质。不仅如此，我们身体内许许多多发挥生理功能的活性物质，如抗体、激素、酶、血红蛋白等，也都是蛋白质参与合成的。蛋白质是生成精子的重要原料，充足的优质蛋白质可以提高精子的数量和质量，还可以帮助女性排卵。所以，蛋白质摄入是否充足对于成功受孕非常重要。

蛋白质的食物来源可分为植物性蛋白质和动物性蛋白质两大类。

植物性蛋白质中，如谷类含蛋白质10%左右，虽然含量不算高，但因为是人们的主食，所以仍是膳食蛋白质的主要来源。豆类含有丰富的蛋白质，特别是大豆，蛋白质含量为36%~40%，氨基酸组成也比较合理，人体利用率较高，是植物性蛋白质中非常好的蛋白质来源。

富含动物性蛋白质的食物包括三文鱼、牡蛎、深海鱼虾等，这些海产品还含有促进大脑发育和增强体质的DHA等营养素。除此之外，各种瘦肉、动物肝脏、乳类、蛋类也含有较多的优质蛋白质，备孕夫妇可以适当吃一些。

一些日常食物中蛋白质的含量（以可食部计算）

食物名称	蛋白质含量（%）	食物名称	蛋白质含量（%）	食物名称	蛋白质含量（%）
粮食类					
小麦富强粉	10.3	挂面	10.3	猪肉（肥瘦）	13.2
荞麦	9.3	饼干	9	小米	9
面包	8.3	玉米面	8.1	稻米	7.4
切面	7.3	糯米	7.3	馒头	7
花卷	6.4	米饭	2.6		
豆类					
腐竹（干）	44.6	大豆	35	绿豆	21.6
蚕豆	21.6	豆腐卷	17.9	素鸡	16.5
豆腐干	16.2	豆腐	8.1	内酯豆腐	5
豆浆	1.8				
畜肉类					
牛肉干	45.6	猪蹄	22.6	猪肉（瘦）	20.3
猪肉（肥）	2.4	牛肉（肥瘦）	19.9	猪肝（新鲜）	19.7
兔肉	19.7	羊肉（肥瘦）	19	羊肝	17.9
狗肉	16.8	猪小排	16.7	牛肚	14.5
猪肉（肥瘦）	13.2	猪血	12.2	羊血	6.8

续表

食物名称	蛋白质含量（%）	食物名称	蛋白质含量（%）	食物名称	蛋白质含量（%）
禽类					
火鸡腿	20	鹅（整只）	19.9	鸭（整只）	19.7
鸡胸脯肉	19.4	鸡（整只）	19.3	鸡翅	17.4
鸡肝	16.6	鸡腿	16		
海鲜类					
海参（干）	50.2	对虾	18.6	基围虾	18.2
鱿鱼（鲜）	17.4	海蟹	13.8	鲍鱼	12.6
扇贝（鲜）	11.2	海参（水发）	6	海蜇皮	3.7
鱼类					
鲅鱼	21.2	比目鱼	20.8	鳗鱼	18.6
鲳鱼	18.5	泥鳅	17.9	鲢鱼	17.8
带鱼	17.7	黄花鱼	17.7	鲤鱼	17.6
草鱼	16.6				
蛋类					
鸡蛋	13.3	鸭蛋	12.6		
奶类					
奶酪	25.7	牛奶	3	酸奶	2.5
坚果类					
西瓜子（炒）	32.7	葵花子（炒）	22.6	花生（炒）	21.7
大杏仁	19.9	白芝麻	18.4	腰果	17.3
核桃	14.9				

注：数据引自《中国食物成分表2002》（中国疾病预防控制中心营养与食品安全所编制，杨月欣主编，北京大学医学出版社出版）。

不同食物蛋白质中的必需氨基酸含量和比例不同，其营养价值不一。通过将不同种类的食物相互搭配，可提高食物蛋白质的营养价值。比如，玉米、小米、大豆单独食用，其生物价（反映食物蛋白质消化吸收后，被机体利用程度的一项指标）分别是60、57、64，如果按23%、25%、52%的比例混合食用，生物价可提高到73。如果在植物性食物中添加少量动物性食物，蛋白质的生物价还会提高。如面粉、小米、大豆、牛肉单独食用时，其蛋白质的生物价分别是67、57、64、76，若按39%、13%、22%、26%的比例混合食用，其蛋白质的生物价可提高到89。

烹饪方法对食物中营养素的消化吸收有重要影响，如黄豆的一般吃法是煮、炒等，其中蛋白质的消化吸收率仅为50%～60%，而加工成豆腐后，吸收率可达90%以上。

● 把体重控制在正常范围

孕前体重适当是健康生殖的一个基础，控制体重的概念是要把体重保持在适中的水平，既不能过胖也不能过瘦。适宜的体重对承受妊娠的过程很有必要，既不会因超重患妊娠合并症，又不会因体重过低而营养供给不足，对产后身体的复原也很有必要。女性正常体重指数为18～23；男性正常体重指数为23～26。

体重指数的计算方法为：体重指数（BMI）=体重（千克）/身高（米）^{2}。

1. 肥胖者需要减肥

女性体重指数BMI大于23时，就是体重超标，而BMI在30以上算是肥胖。肥胖会对生育产生一定的影响。

造成受孕困难

肥胖者往往卵巢功能失调，体内堆积的脂肪过多会使雌性激素生成过多。这种雌性激素并不具有正常的生理功能，反而干扰排卵，使月经紊乱，并造成排卵障碍。所以，医生常常告诉因肥胖引起的不孕症女性先减肥，有相当一部分肥胖者减肥后不用吃药月经就会自动恢复正常，很快就会怀孕。

影响宝宝发育

肥胖者因体内脂肪的堆积，易患糖尿病和高血压。当母亲患了糖尿病并妊娠后，胎儿就会暴露在高血糖环境中，高浓度血糖则对胎儿产生毒性作用，可引起胎儿神经管畸形，心血管、泌尿系统的发育畸形，还可造成巨大胎儿而导致难产。糖尿病准妈妈胎儿畸形发病率可达6%～13%，高于正常人群2～4倍。

肥胖准妈妈进入妊娠中晚期后容易发生妊娠期高血压疾病，会出现血压升高、全身水肿、尿中出现蛋白、头痛头晕、视物不清等症状，影响心血管系统并加重肾脏负担，严重时还会发生子痫，危及准妈妈生命，甚至胎死宫内。

所以，肥胖者一定要控制体重，采用科学方法减肥。我们知道，身体的肥胖主要是体内脂肪的存积过多所致，减肥减掉的主要是脂肪。脂肪的堆积过多不外乎摄入量过多和代谢过少。

2. 瘦弱者需要增肥

对于瘦弱者来说，体重指数BMI小于18时，会出现营养状况不良。有些年轻女性为了保持身材，刻意控制体重，通过查体发现体内营养元素缺乏。另外还有一些人的瘦弱是由疾病造成的，如月经过多导致的贫血，肠胃疾病导致的营养吸收不良，甲状腺疾病导致代谢过高或过低等。

增肥的同时一样需要增加运动量，所谓增肥不仅仅是增脂，而是增加体能，增加肌肉组织的力量，让身体功能更加完善。

妊娠是一个消耗身体营养的过程，营养不足常常导致准妈妈自身缺钙、贫血、心脏负担加重，同时也会导致胎儿先天营养不良和体重过低。准备怀孕的瘦弱女性要增肥，增加进食总量，补充营养，可适量摄入高糖、高脂类食物，保障每日蛋白质的摄入量不少于250克，蛋白质的种类要丰富，多食新鲜的水果和蔬菜，可以通过增加进食次数和运动量来增进食欲。必要时可以口服多种维生素，帮助补充营养。对于慢性疾病，孕前最好治愈，以减少消耗。

● 孕前宜戒烟、戒酒

有吸烟嗜好的女性在怀孕前和怀孕期间应戒烟。烟草中含有400多种对人体有害的化合物，尼古丁可谓是罪魁祸首。准妈妈吸烟或在烟雾缭绕的环境中生活，可导致流产、早产、胎儿发育不良，甚至畸形。吸烟女性所生的孩子，其体重也低于不吸烟的女性所生的孩子。准备怀孕的女性既应做到自己不吸烟，也要注意不被动吸烟。因此，要注意周围的环境，不要去人多嘈杂的公共场所。

男性吸烟过多会影响精子的质量，精子比卵子更易受损害，并且吸烟还会损害自身细胞中的染色体。因此，丈夫在妻子怀孕前3个月应戒烟，孕期也不要在家中吸烟。

酒精对人体的危害已引起人们广泛重视，无论男性还是女性酗酒，都会使发育中的精子和卵子发生畸变。这种畸变的生殖细胞相结合，就会把不良的遗传基因传给后代，甚至引起胎儿"酒精中毒综合征"。

因此，为了后代的健康，女性在孕期、哺乳期应禁烟酒。当然，准妈妈也不必为以往的某次饮酒或吸烟而担心，因为只有过度饮酒或吸烟才会危及胎儿的发育。

● 不要与宠物密切接触

近几年来，随着人们生活水平的普遍提高，城市中养猫、养狗、养鸟的家庭日益增多。虽然饲养小动物并不是不良嗜好，而且对一般人也不会有健康危害，但是对于准妈妈来说，如果感染上宠物身上携带的病毒，就会给胎儿发育带来不良影响。猫是所有动物中最易感染弓形虫的动物，通过猫的粪便会将此病传染给准妈妈，再传染给胎儿。准妈妈感染后有30%～40%的概率会传染给胎儿，造成畸形或出生后随年龄增长逐渐出现眼、耳功能低下。因此，已有猫、狗等宠物的家庭，要注意清洁卫生，准妈妈不要与宠物密切接触，尤其是不要自己处理宠物的粪便等。

● 男性最好少洗桑拿浴

据研究表明，洗桑拿浴可以促进血液循环和细胞的新陈代谢，预防心血管疾病，如早期高血压、动脉粥样硬化或轻度冠心病等，但是未婚男性和已婚未生育的男性最好不要洗桑拿浴。因为男性的精子产生于睾丸，而精子对温度的要求比较严格，必须在34℃～35℃的条件下才能存活。隐睾患者只是因为异位的睾丸温度比正常人高2℃～3℃，精子便不能生成，而桑拿浴室内的温度一般可以达到80℃。因此，未婚男性和婚后希望生育的男性应避免洗桑拿浴。

● 孕前不宜随便服药

研究表明，许多药物会影响精子与卵子的质量，致使胎儿畸形。有些药物，如激素、某些抗生素、抗癌药、止吐药、安眠药等，都会对生殖细胞产生一定程度的影响。需要长时间服用某种药物的女性及准备生育的男性都需经医生指导才能确定受孕时间。

卵子从初期卵细胞发育为成熟卵子约需14天，在此期间卵子最容易受药物的影响。一般来说，女性在停药20天后受孕比较安全，但有些药物的影响时间可能更长，因此，有长期服药史的女性一定要咨询医生才能确定安全的受孕时间。在计划怀孕期内需要自行服药的准妈妈应避免服用药物说明上有"准妈妈禁服"字样的药物。

另外，很多药物对男性的精子质量也会产生不良影响，如抗组织胺药、利尿药、类固醇、抗癌药等。这些药物不仅可致新生儿缺陷，还可导致婴儿发育不良、行为异常等。因此，准备生育的男性一定要在医生指导下服药。

中药是复方药物，对于生殖细胞的影响不容易被察觉，因此许多人认为中药补身无害，甚至随便去药房抓药使用，这是不正确的。怀孕前服用中药也应咨询医生，遵医嘱行事。

● 停服避孕药后不宜立即怀孕

当今社会竞争激烈，许多年轻夫妇都选择婚后暂时不要孩子，等事业有成、经济稳定后才考虑生育之事。有些人却又因此产生了疑问：避免生育当然就得采取避孕措施，一些采用口服避孕药的方法避孕的人便担心今后会在怀孕时怀上畸形胎儿，因而忧心忡忡。避孕药的致畸作用确实存在，但是也不必过于担心。研究表明，避孕药的致畸效应与停药后受孕的时间间隔密切相关。只要在停药后掌握好怀孕时机，胎儿的安全和健康就有保障。

停药后1~3个月，机体即可恢复排卵，但此时不宜妊娠。避孕药有抑制排卵和干扰子宫内膜生长发育的作用，怀孕后产生质量不高或畸形胎儿的可能性也增高，最好在怀孕前3个月就停用。一般3次正常的经期后，身体基本恢复正常周期，这时尝试怀孕受孕成功率和质量会有保证。在这期间可以用避孕套等避孕措施防止怀孕。万一在此期间怀孕，应主动到医院就诊，向妇产科医生说明详情，咨询意见。

● 早产、人工流产后不宜立即再怀孕

人工流产或早产后子宫的恢复最少需3个月，而有些器官的完全恢复时间还要更长一些，因此在1年后怀孕最好。

无论人工流产或早产，人体都已经进入了一个妊娠的过程，只要一开始妊娠，身体各器官就会为适应怀孕而发生一系列相应的变化，如子宫逐渐增大变薄；子宫峡部逐渐伸展拉长变薄，扩张成为子宫的一部分；卵巢增大，停止排卵；乳房增大，腺管发育；心肺负担和功能增强，心血排出量增加，血压变化，循环血容量增加；内分泌系统发生变化等。这一系列变化的完全恢复，需要机体长时间的调整。

妊娠是一个需要多方面、多系统协调配合的复杂精密的生理过程，无论哪一方面准备得不充分，都会影响妊娠的过程及质量。在机体，尤其是在卵巢功能、子宫内膜、激素和内分泌调整好之前发生的妊娠，卵子质量、受精卵着床和胚胎的发育都有可能得不到很好的保障。

剖宫产后的女性至少需要2年才能怀孕。因为剖宫产给子宫造成创伤、损害，子宫切开后，子宫壁留下瘢痕组织。不仅子宫内膜的功能恢复及瘢痕组织修复需要较长时间，而且其弹性、韧性和厚度都与正常子宫肌肉有很大的差别。在子宫瘢痕还没完全修复时怀孕，由于以上差别的存在使得子宫正常的收

缩节律性失调，在子宫扩大和（或）收缩的过程中肌纤维容易发生断裂，有子宫破裂的危险。

同时，手术后的子宫功能及内膜如不彻底修复就怀孕，将不能为受精卵的着床和胎儿的发育提供良好的生长环境。如果术后过早怀孕、分娩，容易发生不协调性宫缩、子宫破裂、胎儿死亡等一系列严重并发症及后果，可威胁母婴生命。

● X线照射后不宜立即怀孕

放射性的光线有导致胎儿畸形、致癌和使遗传物质发生突变的作用。经过X线照射后的女性应在照射过后至少4周才可以怀孕。许多人认为人们照射X线每次射线量很少，照射的时间又很短，所以不加注意。其实，医学早已证实即使是这微小的照射量和短暂的照射时间，也能杀伤人体的生殖细胞，使卵细胞的染色体发生畸形变化和（或）基因突变。这样的卵子和精子结合后产生的受精卵将存在基因缺陷，如进一步发育将产生畸形或先天性身体和（或）智力缺陷。因此，为了准妈妈及后代的健康，凡接受腹部X线照射的女性在4周后再怀孕较为安全。

在接触放射线的岗位工作的女性，应要求在怀孕期间调离。当然，在受孕之前最好不要从事接触射线的工作，以确保后代不受影响。

孕1月

为顺利度过孕期做准备

第01节
准妈妈的身体变化

● 体内激素发生变化

虽然在这个月的前半个月一切都还没有发生，但此时应该做好孕育宝宝的心理和身体准备。如果月经周期是28天，排卵一般发生在这个月的第15天或第16天，此时最容易受孕。一旦受孕成功，准妈妈体内的激素就会开始改变：孕激素会指示卵巢停止排卵，并促使准妈妈的身体产生更多的雌激素和黄体酮。大约1周后胚胎开始在准妈妈体内安家落户。这些激素可以阻止子宫内膜带着胚胎一起脱落，还可以促进胎盘的生长。

● 子宫壁变软、增厚

虽然胚胎已经在子宫内安家，但子宫的大小并没有改变，只是子宫壁会变得比较柔软，并开始增厚，以保护刚刚成形的胚胎。

● 身体已经发出信号

怀孕3周末就可以进行早孕测试了，那些敏感的准妈妈能感觉到自己身体的变化：可能会有轻微发热、全身无力等类似感冒的症状；乳房好像变大了，有轻微的胀痛感，乳晕和乳头的颜色变深，乳头非常敏感；对气味和味道会比以前敏感，有的准妈妈甚至会出现恶心呕吐、消化不良等妊娠反应。

第02节
胚胎的生长发育

● 第2周：精卵结合，成功受孕

大约在这个月的月中，精子和卵子在输卵管相遇并形成受精卵，受精卵的形成标志着新生命的开始。胚胎的性别在受孕的那一刻就已决定，其他遗传性质，如肤色、发色、成年后的身高、单眼皮或双眼皮等，也已经因为遗传因子中的遗传信息而被确定下来。

在接下来的两三天里，受精卵会一边穿过输卵管，一边进行细胞分裂。受孕4天后，受精卵进入"桑葚胚"阶段，并且很快就会含有25～30个细胞。这些细胞有些会发育成为胚胎，有些会演变成胎盘。受孕5天后，受精卵上会出现一个洞，此后的桑葚胚被称为"胚泡"，含有70～100个细胞。这时，最初的原始神经细胞已经形成，这些细胞控制着胚胎的身体功能，提供意识的雏形。

● 第3周：在子宫安顿下来

大约在受孕后的第7天，胚胎到达子宫，并在子宫里找一个合适的位置安顿下来（通常是在子宫的上半部分）。如果胚胎是健康的，它会以极快的速度膨胀，然后在子宫内膜上定居。与此同时，羊水开始在胚囊聚集，最终会发育成羊膜囊。在接下来的9个月里，胎宝宝都将在羊水中生活。

在胎盘发育成熟之前，胚胎通过一套循环系统获取氧气和营养（同时排出废物），这套循环系统由许多微小的管道构成，这些管道将发育中的胚胎和母亲的子宫内壁上的血管连接在一起。到这个月的月末，胎盘发育成熟，将接替这套循环系统为胚胎提供氧气和养分。

● 第4周：进入器官发育关键期

这个月的最后1周，胚胎开始从圆盘形变成倒置的梨形，并且分成了两层（外胚层和内胚层），胚胎所有器官和身体的各个部分都是由这两层发育而来的。从这一周到第10周，胚胎所有的器官都将开始发育，有的甚至开始工作了。

第03节

孕1周

● 如何推算预产期

根据末次月经计算对一位月经规律、末次月经来潮日期又记忆清楚的准妈妈来说，只要用末次月经的月数减3（或加9），日数加7即可推算出预产期。例如，末次的月经是2001年8月20日，那么预产期将是2002年5月27日。末次月经是2002年1月1日，预产期是10月8日。

这里必须强调的是：预产期仅仅是个大概日期，实际上只有少数准妈妈是在预产期分娩。

根据胎动的日期计算一般来说，初产妇开始感觉到胎动的日期是在怀孕后的第18～20周。经产妇比初产妇可能会提前2周就有感觉。知道初次胎动的时间，就可以计算出预产期。计算方法为：胎动出现的日期+22周=初产妇的预产期；胎动出现的日期+24周=经产妇的预产期。

根据早孕反应时间计算早孕反应一般在停经40天左右出现，50～70天时反应最严重。据此也可以计算预产期，方法为：早孕反应出现的日期+34周=预产期。

● 注意营养均衡

没有不好的食物，只有不合理的膳食结构。孕期饮食安排也必须注重膳食结构的合理性。但与普通人不同的是，孕期对平衡膳食结构的要求更高。

对普通人而言，平衡膳食的要求是比较宽松的，只要在一段时间（比如1～2周）内各种食物搭配合理，平均摄入符合居民膳食指南中的推荐量就可以了，并非每天都要吃这些食物才行。

准妈妈膳食平衡的要求更为严格。因为胎儿的发育速度是非常快的，日新月异。胎儿每天都需要全面的营养，这些营养都必须通过母亲的血液提供。尽管母亲体内或血液中有一定的营养储备，以供胎儿不时之需，但我们仍希望母亲的饮食每天都能提供胎儿所需的全部营养。所以，准妈妈每天的饮食都应达到平衡膳食的要求。换言之，孕期的膳食平衡应该按"一日"来建立，而不是按"一段时间"来建立。尤其是怀孕中期和晚期，更要如此。

每天都达到平衡膳食的要求，各类食物都完成膳食指南推荐的数量，这并非易事。尤其是很多女性在未怀孕时饮食习惯与平衡膳食的原则相去甚远，在孕期必须对原有的饮食进行大幅度的修正，这无疑增加了孕期实现膳食结构平衡的难度。比如，有些女性平时几乎是不喝奶的，怀孕后每天要喝2次奶，这是很难做到的；而有些女性平时就有天天喝奶的习惯，怀孕后每天再多喝1次，这就比较容易做到了。说到底，孕期饮食不过是平时饮食的继续和提升。所以，平时即有良好的饮食习惯始终是非常重要的。不论怀孕之前的饮食习惯如何，在怀孕之后，为了自身及胎儿的健康，都应该达到膳食结构平衡，而且是按日建立的膳食平衡。

● 什么是产前检查

产前检查有两个目的：一是对准妈妈身体健康状况的动态监测，及时发现准妈妈由于妊娠而引起的病理变化，如贫血、高血压、糖尿病、心脏疾病及肾脏疾病。一些妊娠合并症可能威胁母子的生命安全。二是监测胚胎宫内的发育状况，胎儿发育是否存在异常，如发育畸形、停止发育、胎儿宫内缺氧、胎儿发育过小或过大、胎儿身体各部位比例是否合适等。

孕期检查是有步骤的，不同时期检查的重点也不同。孕早期着重于胎儿的发育观察，孕晚期着重于准妈妈的检查，各项检查必不可少。

有一些准妈妈常常相隔很长时间才做检查，一旦出现问题往往造成不可挽回的后果。如果胎儿已经停止发育，并且停止发育的时间过久，会因胎体腐烂变性，产生大量毒物被母体吸收，造成母体肝肾功能的损害，子宫内膜感染或粘连，甚至终生不孕。如果错过筛查时机，胎儿的先天异常未能被检查出来，就会造成先天缺陷儿的出生。有的准妈妈来做孕期检查的时候面色苍白、心悸乏力，经检查才发现已经是重度贫血，心脏负担由于长时间加重而出现衰竭的迹象，同时胎儿出现营养不良情况，如不立即住院将有可能危及母子生命。妊娠合并心脏病、肾脏疾病、糖尿病都会造成严重的后果。

 按时做产前检查，经常与医生沟通，孕期中的疑问或保健方法就都可以在与医生的互动中找到答案，产科医生就是准妈妈的良师益友。

● 胎儿期是脑发育的关键期

早在受孕后的第20天左右，胚胎中已有大脑原基存在；妊娠第2个月时，大脑里沟回的轮廓已经很明显；到了第3个月，脑细胞的发育进入了第一个高峰时期；妊娠第4～5个月时，胎儿的脑细胞仍处于迅速发育的高峰阶段，并且偶尔出现记忆痕迹；从第6个月起，胎儿大脑表面开始出现沟回，大脑皮层的层次结构也已经基本定型；第7个月的胎儿大脑中主持知觉和运动的神经已经比较发达，开始具有思维和记忆的能力；第8个月时，胎儿的大脑皮层更为发达，大脑表面的主要沟回也已经完全形成。

据有关报道，胎儿的大脑从妊娠6个月起就已具有140亿个脑细胞，也就是说已经基本具备了一生中所有的脑细胞数量，其后的任务主要是在于如何提高大脑细胞的功能逐渐发育完善。

由此可见，胎儿期是脑发育十分关键的时期。仅仅从这一点来看，从胎儿期进行系统科学的胎教就势在必行。当然，胎儿脑的发育还不够成熟，尤其是起重要作用的脑神经末梢尚未完全形成，大概要到10岁才能全部发育完成。准爸爸、准妈妈在胎教过程中应注意到这一问题，切不可急于求成。

● 大气污染对准妈妈的危害

　　人从大气中直接摄取所需氧气，同时大气中的有害气体也不可避免地被吸入体内。孕期氧需求量增大，肺的通气量增加，吸入有害气体也就更多。所以，大气污染会直接影响准妈妈与胎儿的健康。

　　现代医学研究结果表明：人胚绒毛组织染色体数目和结构畸变率与空气污染严重程度有关，胎盘对环境不良因素作用敏感，大气污染对胎盘形态和功能会产生影响。当大气污染严重时，会导致自然流产、死产、死胎、新生儿死亡和出生缺陷等不良妊娠的发生率增加。

　　大气的主要污染物质有铅、汞、磷、有机氯、二氧化硫、一氧化碳、氮氧化物、碳氢化合物、重金属以及各种病毒等。这些污染物主要来自现代工业生产过程所排放到大气中的有害气体和粉尘，生活中液化气及煤的燃烧、汽车尾气的排放，以及各种病毒等。

　　目前，大气污染严重地区妊娠期疾病发生率高已经引起了广泛重视，环境污染已成为妊娠期疾病的重要诱因。所以，妊娠期的女性要尽量避免去人口密集的地方，不要在工业区附近逗留，而是要多到环境清幽的地方散散步，这对胎儿和母体都有很好的作用。

　　准妈妈为了自身健康和胎宝宝健康，要关注所在城市的天气预报，及时掌握雾霾指数。如遇雾霾天，一定要尽量减少外出，非外出不可时应戴有效的防护口罩。室内可以使用空气净化器。

● 妊娠早期的胎教重点

　　妊娠早期的胎教内容，主要包括准妈妈的自我情绪调整和对胎儿的感官进行刺激两方面。从怀孕之日起，每个准妈妈已经在自觉或不自觉地开始了胎教，这就是夫妻双方（尤其是准妈妈）的情绪、对新生命的渴望、对饮食和起居的安排与调整。准妈妈一定要保持良好的情绪才有利于胎儿的健康发育。除了准妈妈的个人情绪调整以外，还可以按照胎儿感觉功能发育的顺序，给予胎儿适当的良性感官刺激，如用轻柔的手法按摩下腹部，或在摇椅中轻轻摇动，通过羊水的震荡给予胎儿触觉的刺激，以促进胎儿神经系统的发育，但要注意切勿使用暴力或过于强烈的刺激。

音乐胎教是胎教的重要方式之一，主要是通过欣赏优美的音乐，使得准妈妈保持身心愉悦，促进胎儿的各种生理功能的发育。在胎教音乐的选择上，一些医学专家和幼儿教育家认为：不带歌词的胎教音乐更能激发胎儿的情绪和反应。

妊娠早期也是反应最严重的时候，如恶心、呕吐、乏力、食欲不振等，往往影响准妈妈的心情、情感与心理平衡，使得准妈妈表现出烦躁、易怒或易激动、抱怨等情绪。准妈妈在妊娠早期的不良情绪往往会传递给腹中宝宝，这种情形不利于胎儿的身心健康和发育。因此，妊娠早期保持健康而愉快的心情是这一时期胎教的关键。

第04节

孕2周

● 怀孕的一般征兆

月经停止：正常情况下是每个月来一次月经。女性在有性生活后伴有月经不来潮，怀孕的可能性就很大了。但是有些女性的月经周期不规律，或者是因为劳累、健康状态不佳，或是过度紧张，也会使月经不按时来潮甚至出现短期闭经。所以月经不来潮也不能完全确定就是怀孕了。

基础体温不下降：最简单而可靠的自我诊断方法是基础体温的测定。具体方法是：每天早上刚睡醒之后，不起床，也不进行任何活动，把体温表放在自己的舌头下面，3分钟后取出，看温度是多少，这样把每天的测量结果记录下来。正常情况下，没有怀孕的时候，体温上升12～14天又该来月经了。如果这个月的体温升高已经持续17～18天还没有来潮，就可能意味着怀孕了。

恶心或呕吐、偏食：怀孕早期，尤其是在怀孕40多天到两个多月这一阶段，因为身体内的绒毛膜促性腺激素增加，可以使准妈妈有恶心或呕吐及口水增多和不愿进食等现象。一般早晨的症状比较明显，也叫作"晨吐"。这些变化一般在怀孕3个月以后会逐渐好转。

排尿次数增多：怀孕以后，子宫逐渐增大，到怀孕3个月时，膀胱受到明显的压迫，就会出现排尿次数增多的现象。

阴道的变化：怀孕以后，身体的内分泌激素增多，可以使色素沉着，特别是外阴部的颜色加深，甚至发黑。增多的孕激素，使得血管扩张、充血，阴道呈红色或暗红色，并且更柔软和润滑。

乳房的变化：很多女性在月经来前几天感到乳房胀痛或乳房发硬，而在怀孕初期也有这样的现象，乳头和乳晕也因为内分泌的变化而有色素沉着、发黑。

● 有必要吃营养补充剂吗

所谓"营养补充剂"，是指那些以补充营养素如各种维生素、微量元素、蛋白质等为主要目的的保健食品。有时候，以各种维生素和矿物质为主要成分的OTC药物（"药准字"产品）也可以作为营养补充剂应用。它们都不是天然食物，而是各种营养素的配方。

理论上，只要准妈妈把日常饮食搭配平衡，就可以获得全面的营养素，满足胎儿生长发育的一切营养需要。然而，在现实中，受到种种条件的制约，准妈妈饮食常常难以达到较好的平衡，比如工作节奏太快，饮食不规律；孕前饮食习惯不佳，怀孕后也没有改进；早孕反应影响进食；地域性风俗习惯影响进食等。在这种情况下，应积极采取措施，不论是吃特定的食物（如猪肝补铁、牛奶补钙等），还是口服营养补充剂（如维生素C促进铁吸收、维生素D促进钙吸收等），都是有益的。

市面上营养补充剂种类很多，准妈妈在选用此类产品时，首先要确保其品质真实、可靠，其批准文号应该是保健食品或OTC药物。如果某种产品既没有保健食品批准文号，也不是OTC药物，那只能算作普通食品。按照国家有关规定，普通食品不能宣称具有保健功能或作为营养补充。这些以营养补充剂名义出现的"普通食品"，因为缺乏监管，其整体质量不及带有保健食品或OTC药物批准文号的产品。

其次，要确保营养补充剂的剂量安全可靠。服用营养补充剂时，某种营养素如果剂量太低，则是无效的；但如果剂量太高，则容易因过量而有害。所以，营养补充剂中的各种营养素剂量一定要合适，以恰好满足准妈妈营养需要为最佳。

● 叶酸应继续补

准妈妈在孕期，尤其是在怀孕1～3个月时补充叶酸是非常重要的。因为叶酸是细胞分裂和组织形成的必需营养素，它参与遗传物质的合成，对胎儿的生长发育有非常重要的作用。孕期叶酸缺乏容易造成新生儿出生缺陷，如无脑儿和脊柱裂等神经管畸形。无脑儿和脊柱裂是我国较常见的一种新生儿出生缺陷。

服用叶酸时要注意的是量不可过多。过多服用叶酸可掩盖维生素B_{12}缺乏，维生素B_{12}的缺乏可导致不可逆转的神经损害。同时过多的叶酸摄入可干扰锌的吸收和利用，同样导致胎儿发育障碍。所以，每天服用叶酸不应超过1毫克。

对准妈妈来讲，适当补充叶酸制剂的同时还要注意每天多吃些富含叶酸的食物，如动物内脏、蛋类、绿叶菜、牛肉等。

许多初孕者晨起呕吐，常常是空腹造成的，在床头放些食物，早上醒来食用可缓解恶心症状。如频繁呕吐要注意补充水分，防止脱水，可多饮水或多进食水果、蔬菜、牛奶及汤类等。

● 感染病毒可导致胎儿畸形

许多疾病都会给准妈妈和胎儿带来严重的后果，怀孕期间患病是每个准妈妈最害怕的事情之一。如果身体携带病毒，或者病毒潜伏在生殖器官中，或者病毒处于增殖状态，都可以增加胚胎流产和畸形的危险。如果怀孕早期感染风疹病毒，婴儿先天畸形的发生率高达72%，巨细胞病毒、流感病毒、腮腺炎病毒等也可导致胎儿畸形。因此，如感觉不适要尽快到医院就诊，千万不要自己乱用药物。平时不大引起人们关注的感冒，在孕期要给予重视，一有感冒症状应及时采取措施，以免病毒影响胎儿。

另外，如果准妈妈出现阴道出血、持续下腹疼痛、腹部包块等现象时，应引起重视，并立即去医院进行诊治。如果怀孕前就患有高血压，应当注意监测和控制血压。怀孕期间如患有严重的糖尿病、心脏病或肝肾疾病，应遵医嘱，严重时可考虑终止妊娠。

准妈妈感染巨细胞病毒会引起胎儿先天畸形，胎儿在出生后几个月甚至几年才出现异常，主要表现为智力低下。为预防巨细胞病毒感染，准备怀孕或怀孕期女性，在生活中要避免去人多的地方，讲究卫生，发生可疑症状要及早就诊。周围如有人感染此病毒，准妈妈一定要避免接触患者，防止感染。此外，还要坚持适量运动，安排均衡饮食，以增强免疫力，防止隐性感染转变为活动性感染。

● 怀孕后能注射疫苗吗

由于用于预防接种的疫苗是从相应的细菌和病毒中提取而来，有的疫苗直接注射的是减毒疫苗，有的是类毒素，于是有人担心接种疫苗会伤害胚胎而导致畸形儿。

准妈妈到底能不能接种疫苗，临床医学始终保持着十分慎重的态度，一般轻易不会做孕期接种。近年来疫苗制作的科技化水平越来越高，疫苗的安全性有了很大保证，经过大量临床观察，许多疫苗开始逐渐应用于准妈妈了。

准妈妈可以进行接种的疫苗有乙型肝炎疫苗、甲型肝炎疫苗、流行性感冒病毒疫苗、狂犬病血清疫苗、抗艾滋病球蛋白、破伤风类毒素。

孕期不宜接种的疫苗主要是风疹减毒活疫苗。由于孕期感染风疹病毒后对胎儿致畸性很强，可引起新生儿先天耳聋、失明等严重畸形，所以一般孕前女性都常规进行风疹病毒抗体检测，如抗体检测为阴性可以在孕前3个月注射风疹疫苗，刺激身体免疫系统产生抵抗力。但妊娠早期注射风疹疫苗，胎儿发生先天性风疹病毒综合征概率高达5%，故对孕期感染风疹病毒的准妈妈采取的处理措施是终止妊娠。孕期意外接种了风疹疫苗，可以继续观察，而不必立即终止妊娠。

目前孕期还缺乏种类齐全的防病疫苗，如巨细胞病毒疫苗、弓形虫疫苗及单纯疱疹病毒疫苗，我们只能采取孕前病毒检测的方法来防止孕期感染。

● 食品安全问题

食品安全问题常常是隐匿的，较难发现。这与营养问题有很大不同。一种食品有哪些营养特点，通常是一目了然的，查一查食物成分表，就可以很容易地知道它的优点和缺点。但是，一种食品有哪些安全问题却不容易被发现，等到被媒体曝光出来，为时已晚。

人们总是用"风险"或"隐患"这样的词来描述食品安全问题，它们表示的是不确定性或可能性。有些食品具有高度的食品安全风险或隐患，比如街头烧烤，没有卫生许可证，没有固定经营者，监管不力，吃这样的食品安全风险很高；又如"三无食品"，无生产日期，无保质期，无生产厂家，买这样的食品安全隐患很大。而经过绿色食品或有机产品认证的食品则相对可靠，安全风险很小；大企业、知名品牌的食品安全隐患相对较小。

对准妈妈来说，在日常生活中应养成注意食品安全的习惯。然而，现实生活有时让人无奈，要想找到一种绝对安全，一点儿有害成分也没有的食品很难。所以，建议准妈妈在选择时尽量把膳食中的有害因素降至最低，以更好地保护好腹中的胎儿。与讲究饮食营养的习惯一样重要，比如购买安全风险比较低或者已经被证明很安全的食品，尽量避免购买那些安全隐患比较大或者已经被曝光的食品。

● 准妈妈要保持愉悦的心情

怀孕第1个月胚胎刚刚着床，各个器官还未形成，母亲的情绪对胎儿的发育有很大的影响，这个时期准妈妈适宜听一些轻松愉快、诙谐有趣、优美动听的音乐，可以缓解准妈妈不安的心情，使其精神上得到安慰。而准妈妈的良好情绪可以传递给胎儿，从而使胎儿感受到母亲的好心情，有利于胎儿的健康成长。

音乐的曲调、节奏、旋律、响度的不同，对准妈妈和胎儿产生的效果也不同。但最好不要听那些过于激烈的现代音乐，因为这类音乐音量较大、节奏紧张激烈、声音刺耳嘈杂，可引起胎儿躁动不安，引起神经系统及消化系统的不良反应。最好选择一些柔和轻缓的音乐，如《春江花月夜》《雨打芭蕉》《江南丝竹》等。

　　轻音乐不仅可以让准妈妈忘却喧嚣和烦恼，心灵宁静，也可以让胎儿得到美的熏陶。研究发现在胎儿的身心处于迅速生长发育时期，多听轻音乐也有利于胎儿右脑的艺术细胞发育。相比婴幼儿时期才开始进行音乐训练，效果也更明显。如果出生后继续在音乐气氛中学习和生活，则会对孩子的智力带来更大益处。但什么样的轻音乐才适合准妈妈和胎宝宝？选择时要牢记，不是所有的优美音乐都可以用来进行胎教，适合胎教的轻音乐应该在频率、节奏等方面与宫内的胎音合拍。

第05节
孕3周

● 准妈妈感冒了怎么办

　　怀孕期间特别是在怀孕早期，由于准妈妈抵抗力较低，很容易患感冒。准妈妈患感冒时千万不要大意，更不要随意服药治疗，以免由于用药不慎给胎儿造成不可逆的伤害，要及时去医院诊治，在医生指导下正确用药。

　　感冒较轻者，如果只是喉咙痛，可以多喝水，并通过一些食疗方法，进食一些对感冒有治疗效果的食物，以缓解症状。此外，要注意多休息，感冒后，应立即放下手边繁重的工作，避免劳累与压力，减少并发症的发生。饮食上要适当忌口，喉咙痛要少吃刺激辛辣、煎炒烹炸的食物；咳嗽要少吃橘子、橙子等柑橘类水果；肠胃不适要少吃油腻或冰冷食物。还可适当服用维生素C补剂，减缓咳嗽、打喷嚏等感冒症状。泡泡温水澡，改善血液循环，有助于振奋精神，缓和不适。

　　感冒较重并伴有高热者，除一般处理外，应尽快采取措施去热降温。比较安全的方法是采用物理降温法，如在额、颈部放置冰块等；也可选择使用药物降温。在选用解热镇痛剂时要避免采用对准妈妈和胎儿有明显不良影响的药物，如阿司匹林等，应在医生指导下使用。

● 合理用药，规避药物风险

　　一些准妈妈过于谨小慎微，走向一个极端——孕期病了完全不敢用药，这样反而致使原本较轻的病越拖越严重。尽管服用药物会有一些不良反应，但只要使用合理，一般来讲安全系数还是大于危险系数的，所以妊娠期完全没必要抗拒一切药物。

合理用药、规避药物风险应该做到以下几点：

①选择最适合的药物。林林总总的各类药品，作用相同的有很多种，选择最适合的药物。准妈妈用药分级分A、B、C、D、X五级，代表对胎儿的危害程度。A是指对胎儿无损伤；X是肯定有损伤且致畸，是禁用于准妈妈的；C类是对动物胎仔未见损伤，对胎儿可能有危害但未有详尽资料证实的一类药。例如，治疗盆腔炎的药物很多，B类、C类、D类虽然都能治疗，但应该首选B类的甲硝唑，还可以选择作用温和的中成药。

②根据药物安全等级选择药品。每种药物都会标明药物致畸风险等级，以B类为首选，C类最好经医生同意后再用。一般头孢类或青霉素类抗生素、退热药、清热解毒的中药都可以选用。

③使用药物的最小有效量，即达到治疗效果的最小用量。准妈妈用药时间要尽量缩短。

④只要不是大面积、全身性的用药，尽量使用外用药，如局部涂抹的外用药和滴眼药水等。

● 准妈妈如何选择奶制品

鲜奶VS准妈妈奶粉，哪个更有营养？准妈妈奶粉中强化添加了钙、铁、锌、碘、维生素A、维生素D、维生素E、维生素K、维生素C、叶酸等B族维生素、胆碱、牛磺酸、DHA、EPA和膳食纤维等，甚至加入了益生菌成分，可谓营养全面。其含钙量多于鲜牛奶，更利于补钙。而市售鲜奶大多只强化了维生素A、维生素D，一部分品种添加了钙、铁、锌，但其他微量营养素无论质与量都明显不敌准妈妈奶粉。

鲜奶虽然营养相对简单，但也有其优势：最接近原奶，富含包括免疫球蛋白、细胞因子在内的生物活性物质，添加剂少；各种营养成分等受破坏程度低；由于不必担心某些营养素（如脂溶性维生素和一些矿物质）摄入过量，饮用量可多于准妈妈奶粉，可摄入更多的热量和蛋白质；口味香浓，更易接受；

不含精制糖类，对体重和血糖的影响相对较小。

准妈妈奶粉和鲜奶，分别适合怎样的准妈妈？

有以下情况的准妈妈适合喝孕妇奶粉：妊娠反应明显，因恶心、呕吐、偏食、厌食等问题而造成饮食失调，使得包括热量在内的营养素摄入不足或不均衡；怀孕前体重较轻，总体营养状况不理想，某些营养素不足或缺乏；孕期体重增加不足；因为工作等原因无法保证营养均衡的三餐或体能消耗过大。饮食合理、食欲很好的准妈妈不宜大量饮用准妈妈奶粉，最好控制在每日300毫升左右，再搭配适量鲜奶、酸奶等其他奶制品。

有以下情况的准妈妈适合喝鲜奶：饮食全面均衡、种类丰富，营养状况好；孕前体质好、体重达标，孕期体重增加量正常且已经补充了多种营养素制剂；不习惯偏甜口味；存在妊娠期糖尿病或糖耐量异常等问题。

● 小心食物中的反式脂肪酸

反式脂肪酸会造成血脂异常，增加冠心病的危险性。还有研究发现，反式脂肪酸能通过胎盘以及母乳转运给胎儿和婴儿，并影响其生长发育。

世界卫生组织（WHO）建议限制反式脂肪酸摄入，每日不超过1%总能量。1%总能量是什么概念呢？大致就是2克。

目前，国内相关食品均没有标示反式脂肪酸的含量，但消费者仍然可以从食品的配料表上发现反式脂肪酸。如果含有"起酥油""植物起酥油""液态酥油""氢化植物油""部分氢化植物油""人造奶油""奶精""植脂末"等成分，那么该食品就含有反式脂肪酸，在购买时应尽量避免。

根据卫生部《预包装食品标签通则》（GB7718—2011）的规定，如果某食品中添加了氢化植物油，就必须在标签配料表中注明"氢化"或"部分氢化"字样。但有很多企业并不遵守上述规定，不标注氢化油，而是用"食用植物油""精炼植物油"或"植物油"等名称，让消费者难以辨别。所以，如果某添加油脂的食品在标签配料表中没有注明是豆油、花生油、菜籽油或者某一种具体的植物油，而是笼统地标注"食用植物油""精炼植物油"或"植物油"等，都应该小心一点。

减少反式脂肪酸摄入最重要的措施也许是多选用天然食品，少吃添加油脂的加工食品，尽量少吃口感很香、脆、滑的多油食物。此外，烹调时过度加热或反复煎炸也可导致反式脂肪酸的产生。

● 电视不宜久看

许多准妈妈担心看电视、用电脑会受到辐射而影响胎宝宝的健康。其实，合格的电视机所产生的射线穿透力很弱，容易被物体吸收，一般不会对人体产生伤害。如果准妈妈使用的电视机符合安全检测标准，并且看电视时身体能离开电视机1米以上，从理论上说是安全的。但是，长时间看电视，除了射线辐射外还会有电磁波辐射。所以，准妈妈不宜长时间看电视，每小时应起立活动5～10分钟。长时间不活动会让准妈妈感到头昏脑涨、乏力疲惫。准妈妈最好也不要边吃饭边看电视，饭后立即看电视会造成胃肠的血液供给减少，影响消化吸收。

此外，准妈妈还要注意看电视时音量不要太大，要避免看刺激性强如恐怖、紧张、悲剧性的电视剧，看这些电视剧会造成身体疲劳、精神紧张，情绪容易随着电视剧情节大喜大悲、起起伏伏，从而影响休息、睡眠。

爱美的准妈妈要注意，有研究发现，看电视时间过久会导致脸部出现色斑，其原因是：电视机工作时会释放出正离子，这些正离子会吸附空气中带负电荷的尘埃，荧光屏周围常残留含有大量微生物的"灰尘粒子"。若长时间坐在电视机前，这些微生物和灰尘会附着于人的皮肤，使脸部出现色斑等。

● 胎教不是为了培养神童

目前，人们对胎教的认识还存在许多误区。有人不相信胎教，认为胎儿根本就不可能接受教育。也有人对胎教寄予过高的期望，进行胎教的目的就是希望培养神童。

胎教的目的不是教胎儿唱歌、识字、算算术，而是通过各种适当的、合理的信息刺激，促进胎儿各种感觉功能发育成熟，为出生后的早期教育即感觉学习打下一个良好的基础。这样来理解胎教，准爸爸、准妈妈会认为胎儿没有能力接受。还有一些人认为，经过胎教的孩子也不一定个个都是神童。是的，这种说法不无道理。但我们提倡胎教并不是因为胎教可以培养神童，而是因为胎教可以及早地发掘个体的素质潜能，让每一个胎儿的先天遗传素质获得最佳发挥。如果把胎教和出生后的早期教育很好地结合起来，我们相信，今后人类的智能会更加优秀，会有更多的孩子达到目前人们所谓神童的智力程度。

也许有人会说，以前并没有施行胎教，不也照样有科学家和伟人吗？科学不是也在不断进步吗？是的，但要知道，许多事实证明，许多科学家和伟人的成长过程中都包含着没有被当时人们所意识到的胎教或早教因素。

接受过胎教的婴儿，出生后24小时内对他们进行智力测评，突出的特点是：情绪比较稳定，识哄。啼哭时给予安慰，马上哭声减小，多数会停止哭泣，并且追寻声源。吃奶后入睡快，清醒时目光透着聪慧，亮而有神。小手的伸张抓握能力强，四肢活动有力，肌力强。抚摩他们的肢体，会立即高兴地挥动四肢。扶坐时颈部肌张力强，俯卧抬头、吮手能力好。对音乐特别敏感，一放胎教音乐就不哭了。

● 情绪胎教：让胎宝宝愉快成长

国外专家经研究发现，婴儿出生时往往就已具有明显的性格特征。那些胆小、忧郁内向、暴躁、情绪不稳定的婴儿，往往与其母亲在怀孕时经历过恐惧惊吓、情绪不安、经常与人争吵等场面有关。美国著名教育家、心理医生罗宾在《育婴室里的幽灵》一书中就介绍了十几位专家经过调查发现的一个事实，即许多因少年暴力而被收容的孩子，他们的家庭环境、父母的个性脾气、他们在胎儿时期和幼儿时期的经历都有十分相似的地方。由此，他们得出了这样的结论：胎儿期如果大脑经常受到频繁的、有害的、暴力性的刺激，或生长在有暴力氛围的环境中，孩子长大后就容易有暴力倾向。

一位整日心情愉悦安定、不时对胎宝宝进行充满爱意的抚摩和对话、不时倾听优美的音乐、不时阅读精美的诗歌散文、适当劳动并散步、起居有规律、给胎宝宝提供全面营养的准妈妈，与一位整日处于不安定的生活之中、内心充满了忧愁和失望、对他人对生活充满了仇恨、不时与他人为琐事争吵、精神懒惰懈怠、起居无规律、饮食无节制的准妈妈，她们生出的孩子必定会在智力、能力等天赋素质和个性气质上存在极大差异，这一点是不用怀疑的。所以，关注广义上的胎宝宝教育，对整体提高胎宝宝素质、培养胎宝宝良好的先天禀赋、性格，无疑是很有意义的。

古人强调准妈妈要在生活起居、为人处世方面保持端正的心态，也是关注到了母亲气血是否通畅和心态是否健康对孩子品格、情绪及智力上会有很大影响这一点。

第06节

孕4周

● 可以每天吃一个鸡蛋

蛋类含有优质蛋白质、磷脂、B族维生素、维生素A、维生素D、维生素E、维生素K、铁、锌、硒等营养素，不仅营养素含量齐全、丰富，而且易于消化吸收，具有极高的营养价值。尤为难得的是，蛋类（主要是蛋黄）中含有较多的磷脂，主要是卵磷脂和脑磷脂，这两种磷脂是胎儿大脑发育所需要的重要物质。蛋黄中还含有少量的二十二碳六烯酸（DHA）和二十碳五烯酸（EPA），这两种特殊的多不饱和脂肪酸对胎儿大脑发育也非常重要。蛋黄还是维生素D的良好来源，维生素D能促进钙的吸收和利用，而且在其他食物中含量甚微。总而言之，蛋类是孕期膳食结构中必要的组成部分。推荐准妈妈每天吃1个鸡蛋（大约50克），或重量大致相当的其他蛋类，鸭蛋、鹅蛋、鹌鹑蛋等均可。

● 主食应该粗细搭配

常见的主食有馒头、花卷、烙饼、面条、米饭等，这些谷类食物的共同特点是碾磨加工比较精细，可称为"细粮"。精细碾磨加工造成谷粒原有营养素的大量损失，所以细粮的营养价值普遍不及粗粮。广义上的粗粮主要包括3大类：首先是小米、玉米、高粱、黑米、荞麦、燕麦等所谓粗杂粮，是中国人餐桌上最常见的粗粮；其次是没有经过精细碾磨的面粉和大米，即全麦粉和糙米，

常见蛋类的主要营养成分（以100克可食部计）

名称	水分（克）	能量（千卡）	蛋白质（克）	脂肪（克）	碳水化合物（克）	胆固醇（毫克）	维生素A（微克）
鸡蛋（白皮）	75.8	138	12.7	9.0	1.5	585	310
鸡蛋（红皮）	73.8	156	12.8	11.1	1.3	585	194
鸭蛋	70.3	180	12.6	13.0	3.1	565	261
鹌鹑蛋	73.0	160	12.8	11.1	2.1	515	337
鹅蛋	69.3	196	11.1	15.6	2.8	704	192
鸡蛋黄	51.5	328	15.2	28.2	3.4	1510	438
鸭蛋黄	44.9	378	14.5	33.8	4.0	1576	1980

注：数据引自《中国食物成分表2002》（中国疾病预防控制中心营养与食品安全所编制，北京大学医学出版社出版）。

以及用它们制作的全麦馒头、全麦面包、全麦饼干、全麦面条、糙米粥等；最后，绿豆、红豆、芸豆、饭豆、扁豆等杂豆类，虽然不是谷类，但其营养特点与谷类相似，也可以归入粗粮的范畴。

要想每天都达到100克～200克的粗粮推荐量，仅仅喝小米粥、麦片粥或吃玉米饼等，恐怕是不够的。首先，要改造白米饭，在米饭中加入小米、糯米、黑米、玉米、糙米（需提前浸泡）、大麦等做成"二米饭""三米饭""黑米饭"等；还可以在米饭中加入红豆、扁豆、绿豆、芸豆等各种杂豆类，做成各色豆饭。其次，在制作馒头、面条、饺子和包子等面食的时候都可以掺入一定比例的全麦粉、荞麦粉、大麦粉等粗粮。最后，在购买馒头、花卷、面条等面食时，有意识地选择黑面馒头（全麦粉）、全麦面条、玉米饼等。

要真正做到粗细搭配，除了前面讲的几类粗粮外，一些富含淀粉的坚果和种子，如莲子、薏米、栗子、芡实等，也应当纳入主食的总量当中。此外，薯类（如马铃薯、甘薯、木薯、芋头、山药等）的营养特点与谷类比较相似，也可作为主食食用。

● 不宜化妆和使用指甲油

爱美的女性都喜欢化妆，因为化妆以后，会显得更加年轻漂亮，容光焕发。爱美之心，人皆有之，化妆本来并非准妈妈禁止之事。但研究证明，某些化妆品中包含有害化学成分，这些成分进入人体后会对胎儿产生毒害。因此，确认怀孕后，准妈妈最好不要化妆，不要涂指甲油，尽管这些会给自己带来好的形象和心情，但为了胎宝宝的健康，一定要适当忍受。目前，市场上销售的化妆品多是以硝化纤维为基料，配以丙酮、乙醇、苯二甲酸等化学溶剂和各色染料制成的，对人体或多或少有一些毒性作用。准妈妈应选择孕妇专用的护肤品。

一些准妈妈平时喜欢使用精油，在孕期也继续使用。这种做法不值得提倡。国外的研究表明，孕期要尽量少用精油，尤其是怀孕的最初3个月最好不要使用。孕中期和孕晚期，准妈妈如果要使用精油，也要慎重选择精油产品，如柠檬精油、天竺薄荷精油、柑橘精油可于孕12周以后使用，而茉莉精油、玫瑰精油、薰衣草精油要在孕16周后才能使用。

● 尽量不戴隐形眼镜

怀孕期间准妈妈体内水分增加，而角膜含有70%的水分，受怀孕水分增加影响较大。根据研究指出，怀孕期间角膜的厚度平均增加约3%，且越到怀孕末期，角膜厚度增加越明显。

然而，角膜的敏感度在怀孕期间却是降低的，这会影响角膜反射及保护眼球的功能，这种现象在分娩后6～8周时可以恢复正常。角膜的弧度在怀孕期间也会有些改变，且在怀孕晚期更明显，角膜弧度的改变会使得原先佩戴合适的隐形眼镜变得不合适。

怀孕还会影响泪液膜的质与量，在怀孕晚期约有80%的女性泪液的分泌量是减少的（主要是水液层分泌不足）。而怀孕期间眼睑的水肿层导致眼睑易发炎，破坏油脂层的分泌，使得泪液膜中的水液层更易蒸发。所以，泪液膜量的减少及质的不稳定，容易造成干眼的症状，影响隐形眼镜的佩戴。

怀孕对眼睛结膜的影响是会使结膜的小血管痉挛及收缩，导致血流减少。而晶状体对水分的渗透度增加，会使得晶状体弧度变陡，眼睛的近视度数会增加，使得原先合适的隐形眼镜变得度数不够，导致看东西会模糊不清。

约有30%的怀孕女性有佩戴隐形眼镜的问题，这些问题最主要是佩戴隐形眼镜不舒服，其他如觉得隐形眼镜表面油腻程度增加（主要是黏液的堆积），时常感觉隐形眼镜的存在，佩戴时间比平常缩短等，所以在怀孕期间要减少隐形眼镜的佩戴次数及时间，尤其是怀孕最后3个月，最好能不戴隐形眼镜而改戴普通眼镜。

● 环境胎教：给胎宝宝一个安全的家

胎宝宝能否正常生长发育，除与遗传因素有关外，还与妊娠期母体内外环境有密切关系。环境胎教是指为确保胎宝宝的健康生长和发育，优化母体的内外环境。

内环境是指母体的子宫，子宫是胎宝宝最好的保护，是宝宝有生命以来的第一个家。随着胎宝宝不断生长，子宫容积会不断扩大，子宫壁不断增厚。胎宝宝在子宫里受到层层保护，最外层是母亲的腹壁，还有大网膜、肠管、腹腔液，接着是结实、富有弹性、能保暖的子宫肌壁，然后是包蜕膜、绒毛膜、羊膜。羊膜囊内还有能防震、防皮肤干裂、能让胎儿自由畅游的羊水。

同时，准妈妈也要提供良好的外环境，以保证胎儿的健康发育和成长，准妈妈应尽量避免不利于胎儿成长的环境因素，如污染与噪声、放射线伤害，不要饮酒、吸烟和被动吸烟等。因为在怀孕的8周内，胚胎从外表到内脏、从头到四肢都在此期形成，加上胚胎脆弱，不具备解毒功能，极易受到伤害，所以孕期最初3个月是胎儿能否避免发生畸变的关键时期。

除日常营养外，打造健康"子宫之家"的措施还应包括：婚前和孕产期咨询与保健、及时补充叶酸、避免有害接触和环境致畸，以及孕期安全用药等。

● 音乐胎教：欣赏古筝名曲《渔舟唱晚》

《渔舟唱晚》是20世纪30年代以来，在中国流传最广、影响最大的一首古筝独奏曲。作品一经问世就开创了古筝曲的新纪元，大半个世纪过去后，仍是盛行不衰，备受人们喜爱，成为中外音乐界公认的经典。一般认为，此曲是古筝大师娄树华根据古曲《归去来辞》的素材改编而成。标题取自唐代王勃《滕王阁序》中的名句——"渔舟唱晚，响穷彭蠡之滨；雁阵惊寒，声断衡阳之浦"。

乐曲一开始，以优美典雅的曲调、舒缓的节奏，描绘出一幅夕阳映照万顷碧波的画面。接着，以音乐的主题为材料逐层递降，音乐活泼而富有情趣。当它再次变化反复时，采用五声音阶的回旋，环绕一段优美的旋律层层下落，此旋律不但风格性很强，且十分优美动听，确有"唱晚"之趣。最后先递升后递降的旋律接合成一个循环圈，并加以多次反复，而且速度逐次加快，表现了心情喜悦的渔民悠然自得，片片白帆随波逐流，渔舟满载而归的情景。

这首富有诗情画意的古筝曲曾被改编为高胡、古筝二重奏及小提琴独奏曲。这样舒缓悠扬的音乐，可以让怀孕初期的准妈妈平复心情的同时对新的一天充满希望。

● 抚摩胎教：营造温馨的家庭氛围

准爸爸、准妈妈在抚摩胎儿时，一边和胎儿轻轻地说话，一边相互之间谈谈心，交流交流感情，好似一家三口围坐在一起，充满温馨、亲密的气氛。

胎儿的大脑处在迅速发育的时期，对情感有较灵敏的感受，并不是无感觉、无头脑的。有专家发现，当准妈妈发怒时，胎儿有时会出现皱眉的表情或身体不舒服的表现，而温柔的抚摩显然对胎儿是很好的良性情感刺激。

研究发现，抚摩胎教有利于胎儿大脑的发育，进行抚摩胎教时，准妈妈一般心情愉快，对胎儿充满了关爱，气血处于很顺畅的状态，胎儿的气血也会随之变得更顺畅，对于胎儿机体平衡和大脑平衡的发育都很有利。

一个人的情绪处于平和愉快的状态中，身体会分泌多种能补养身体的化学物质及有利于健康的激素；相反，如果情绪处于不快、忧郁的状态，身体则分泌多种有害物质。有害物质日积月累，会导致心脏病、癌症等疾病的发生。准妈妈充满爱意的抚摩，对胎儿心情能起抚慰作用，自然也会有利于胎儿个性的健康发展。

孕2月

学会应对妊娠反应

第01节
准妈妈的身体变化

● 出现早孕症状

因为月经没有如期而至，许多准妈妈会意识到自己可能怀孕了。早孕的症状开始出现或开始明显，早起恶心，甚至呕吐；嗅觉变得敏感，怕闻油味；挑食，食欲不佳；疲乏无力，头晕，嗜睡。早孕反应的个人差异性非常大，有的准妈妈喝口水都要吐，而有的没有一点不适的感觉。无论怎样都要放松心情，焦虑、烦躁不仅会使自己感觉更糟糕，而且对胎宝宝也不利。

● 子宫开始增大

怀孕前，子宫像握紧的拳头那么大。怀孕6周后，子宫变得像一个葡萄柚那么大，但腹部还看不出明显变化。下腹部可能会感觉疼痛，因为为了支撑腹部，肌肉和韧带受到拉伸。增大的子宫压迫膀胱，有的可能会出现尿频。外阴湿润，有白色黏稠的分泌物。

● 乳房大而胀痛

乳房开始发育，部分准妈妈有胀痛或刺痛感；乳头和乳晕颜色加深；乳头变大并且敏感，周围出现小结节。

第02节
胚胎的生长发育

● 第5周：每天长大1毫米

第5周初，胚胎约2.5毫米长，但他发育得很快，每天都可以长大约1毫米，到第7周的时候已经长到约1.2厘米长了（测量的是头臀距长度，或称为"CRL"，也就是胚胎在坐着时从头到脚的长度），就像一颗蓝莓那么大。

● 第6周：心脏开始跳动

新发育的心脏肌肉细胞收缩，与相邻的细胞产生连锁反应，心脏开始跳动。胎宝宝的心跳非常快，每分钟150下左右，基本上是母体的2倍，用非常简单的测听仪器就可以听到。在这个阶段，心脏很大，占据了胚胎身体的大部分空间。肝脏、肺、胃和胰腺开始发育，血液循环系统变得更加复杂。

● 第7周：长出小手、小脚

胎宝宝的小手、小脚开始从正在发育的胳膊和腿上长出来，像船桨一般。肌肉也在发育，胎宝宝像个会跳的豆子似的不时地动一动。眼睑已经长出一些，半遮着眼球。薄如蝉翼的皮肤下面，静脉血管隐约可见。此时，胎宝宝的牙齿和腭正在形成，耳朵继续生长。

● **第8周：开始全身性运动**

胎宝宝大约有1.6厘米长，外表不再像原始的哺乳动物的胚胎了，开始像微缩的人形。所有的器官、肌肉和神经都已经发挥作用：肾开始产生尿液，胃开始产生胃液。胚胎开始运动，最初是全身性的运动，慢慢地会有一些具体的小动作出现，比如一只手在全身其他部位静止的时候运动。他的小手攥成拳头，脚也渐渐地变得不再是长着蹼的样子了。眼睑开始覆盖住眼球，舌头上开始长出味蕾。

第 03 节
孕5周

● 孕吐的准妈妈怎么吃

1. 准妈妈早餐一定要吃好

准妈妈起床前吃一些富含碳水化合物和蛋白质的食物补充血糖，能减少恶心感觉。另外，起床动作不要太猛，以免加重反胃情况，这样可以避免晨吐影响食欲。即使胃口不好也要努力多吃些，早餐可以谷类食物为主，搭配鸡蛋、少量蔬菜和水果。

孕期是一个特殊时期，营养摄入对准妈妈很重要。早晨是人体新陈代谢最旺盛的时候，也是获取营养素最多的时候。据营养学家统计，早餐中人体营养素摄取是一天的50%，如果早餐吃不好或不吃，营养素的50%也就不见了。

准妈妈孕吐时怎么吃-延展阅读

2. 要增加餐次

孕早期的准妈妈一次吃不了多少，有部分还会再吐出来，因此可以少食多餐，一般2～3小时进餐一次，一天进餐5～6次。反应严重的准妈妈只要想吃就可以吃，抓住一切机会进食，甚至可以选择一些高热量的食物，如巧克力。另外，恶心时可以吃干的，不恶心时喝一些汤、粥。如果进食后恶心，可以深呼吸或通过散步、听音乐等转移注意力。

3. 水果入菜

把橙子、柠檬、菠萝、梨等搭配到食物中，可以增加食欲。另外，喝一些酸梅汁、橙汁、甘蔗汁也可以缓解妊娠不适，增强食欲。

● 补锌的重要性

锌是体内多种酶的组成成分之一，一旦机体缺锌，很多酶都不能发挥作用，易造成生命代谢障碍。大脑中的神经细胞是决定智力高低的主要物质，而锌在促进脑神经细胞核酸的复制与蛋白质的合成中扮演着重要角色，因此锌对促进智力发育也有非常重要的作用。胎儿大脑神经细胞从孕10~18周开始快速发育，到怀孕8个月时神经细胞增殖基本结束，宝宝出生时脑神经细胞的数目已与成人大致相同。孕期缺锌不仅会影响胎宝宝脑细胞的分裂与数量，还会对胎宝宝的视觉、性器官的发育产生不利影响。准妈妈孕期缺锌会影响胎宝宝的发育，出现宫内发育迟缓，增加胎宝宝发生畸形的概率。所以，准妈妈特别是孕吐严重的准妈妈，要注意补锌。孕早期每天应该摄入11.5毫克锌。

准妈妈还可以适当吃一些含锌丰富的食物，如贝壳类海产品（如牡蛎、蛏子、扇贝、海螺、海蚌）、红色肉类等，栗子、核桃、花生、瓜子等带皮壳的坚果类食品，蛋类、乳类等也是锌的良好来源。精细的粮食加工过程可导致锌的丢失，故准妈妈应少吃精细加工的米、面。

铁剂补充量每日超过30毫克时可能会干扰锌的吸收，所以，如果准妈妈贫血，正在进行药物治疗，每日应该增加锌的摄入量（每日摄入15毫克）。如果严重缺锌则应在医生指导下以药剂补充。

● 怎样选择产检医院

孕期检查和分娩最好选择一家离家近、交通方便、设备先进、医务人员经验丰富的医院。对于准妈妈来说，医院离家近非常重要，孕期中的产前检查就可以节约不少时间，减少很多麻烦；而临产前，有时经常会出现一些突发紧急情况，如早破水、胎动过频或突然减少、剧烈腹痛、阴道出血等情况，如处理不及时会危及母婴安全。医院离得近可减少路途奔波，避免延误处理时间。可考虑首选专科医院，如妇产医院或妇幼保健院，这种医院大多技术力量雄厚，设备先进，有齐全的辅助科室，住院环境舒适，拥有设施优越、抢救设备齐全的产房、手术室、宝宝室。其次是综合医院，特别是三级甲等综合医院，也是值得信赖的选择。怀孕时伴有肺结核、病毒性肝炎、心脏病等严重疾病或出现严重并发症的准妈妈，最好选择综合性医院产科做检查和分娩。

一般来说，最好在停经6～8周时去医院进行产前检查，以确认是否怀孕，并准确推算预产期。有些心急的准妈妈在停经未满6周就到医院要求进行妊娠试验，以确定是否怀孕，这时可进行血液中绒毛膜促性腺激素（HCG）测定，对判断是否怀孕是较准确的。

● **第一次产前检查的内容**

准妈妈第一次去医疗保健机构接受产前检查，主要包括以下内容：

①确定妊娠和孕周，建立孕产期保健卡（册），将准妈妈纳入孕产期保健系统管理。

②详细询问准妈妈基本情况、现病史、既往史、月经史、生育史、避孕史、夫妇双方家族史和遗传病史等。

③测量身高、体重及血压，进行全身体格检查。

④孕早期进行盆腔检查。孕中期或孕晚期初诊者应当进行阴道检查，同时进行产科检查。

辅助检查

①基本检查项目：血常规、血型、尿常规、阴道分泌物、肝功能、肾功能、乙肝表面抗原、梅毒血清检测、艾滋病病毒抗体检测。

②建议检查项目：血糖测定、宫颈脱落细胞学检查、沙眼衣原体及淋球菌检测、心电图等。

除了上述检查外，还有一些孕期的非常规检查项目，如微量元素检查、骨密度检测、甲胎蛋白检测（AFP）等，医生会根据每个人的具体情况给出合理的建议。

准妈妈第一次到医院检查最好是空腹，以便采血。

● 少去人多拥挤的场所

准妈妈不要凑热闹而去人多拥挤的地方，但也不要"宅"在家中不出门，或者为了舒适整天"宅"在空调房内，这都不利于准妈妈的身体健康。

人多拥挤的场合容易发生意外，如在人多的大商场，有可能被人撞倒或挤倒，准妈妈身体不便，很容易出现问题。

人多拥挤的地方空气污浊，会使准妈妈感到胸闷、憋气的，胎儿的供氧可能会受到影响。另外，人多拥挤的场合人声嘈杂，噪声大，而且容易有传染病的传播，这些都对胎儿发育不利。

● 不要长时间待在空调房里

长时间坐办公室的准妈妈，待在有空调的办公室里，除了通风换气之外，还要注意适当添加衣服。办公桌也要避开空调冷气的直吹处，这个地方通常空气流动快而且温度更低，容易使人体表面的毛孔强烈收缩引起"空调病"。

据国外一项研究表明，长期在空调环境里待着的人，有一半以上有血液循环和头痛方面的问题，而且尤其易患感冒。长时间待在有空调的房间里会有心情烦躁、疲倦、头晕等感觉，这是由于空调使室内空气流通不畅，负氧离子减少造成的。所以，为了自身和胎儿的健康，准妈妈一定要经常开窗通风，此外应尽量每隔两三个小时到室外透透气。

● 居室要经常开窗通风

现代人似乎离大自然越来越远了，很多人不愿意到室外活动，也不爱开窗，身体渐渐受到损害也不觉得。现在有很多办公楼安装了中央空调，很少开启窗户，有的家庭为防风设了两层窗户，也很少打开通风。

专家们经过检测发现，在门窗紧闭的室内，一般空气普遍比较浑浊，没有新鲜空气流通，不仅含氧量较低、含二氧化碳等废气较高，细菌、病毒的含量还会超过室外16倍。2003年全国流行"非典"病毒，专家们发现一个规律，就是只要开窗通风好的地方，病毒的传播可能性就明显降低。可见不通风是多么可怕！而很多病毒对胎宝宝也是不利的。

另外，在烹煮食物、烧开水时，燃气灶具会散发出一些有害气体。现在城市住房的厨房往往都不大，废气浓度较高，所以，使用厨房燃气灶具时一定要打开油烟机。在通常情况下，油烟机并不足以全面排出废气和油烟，并且外面的新鲜空气进不来，所以最好再打开厨房窗户通风，冬天可开一条缝以使废气排出、外面的新鲜空气进来。

● 语言胎教：现在就可以开始了

准妈妈或家人用文明、礼貌、富有情感和美感的语言，有目的地和子宫中的胎宝宝对话，给胎儿期的大脑新皮质输入最初的语言印记，为其后天的学习打下基础，称为语言胎教。良性的语言刺激有助于孩子语言能力的早期开发和大脑功能的增强。胎宝宝经过语言胎教后，对语言中的情调、节奏、内容之间的关系等，会有个初步的印象，这种印象对孩子今后更好地把握、理解语言的规律是极有帮助的。

孕早期语言胎教可配合抚摩胎教一起进行。准妈妈边轻轻抚摩腹部，边说些温柔的、充满爱意的话，也可与音乐胎教交替进行。准妈妈有时说话，有时哼歌曲，有时播放音乐。胎宝宝有了听力、大脑记忆力和一定的情绪表达能力，就能对语言逐渐产生理解力。所以专家们发现，对6个月以上的胎宝宝经常性地进行"子宫对话"，孩子出生后对语言的理解力会早于其他未经过此训练的孩子，开口说话的时间也会较早。

第04节
孕6周

● 摄入充足蛋白质

蛋白质是人体所需的重要的营养元素。妊娠期间，羊水、血容量增加及胎宝宝、胎盘、母体子宫、乳房等组织的生长发育需要足够的蛋白质。

虽然孕早期胎宝宝还很小，但大脑和神经系统已经开始发育，而且早期胚胎自己不能合成氨基酸，全部由准妈妈供给。这时准妈妈如果某些氨基酸摄入不足，可能会影响胎宝宝的生长。因此，准妈妈从孕早期开始就应注意增加蛋白质的摄入。孕前女性每天每千克体重大约需要0.8克蛋白质，如果体重是60千克，则每天应该摄入蛋白质48克，孕早期应在原有基础上多摄入5克。

蛋白质不必一次摄入过多，因为人体没有为蛋白质设立储存仓库，如果一次食用过量无法吸收利用，势必造成浪费。应该把一天所需的蛋白质平均分配在三餐中，每餐中都有一定质和量的蛋白质。而且，食用蛋白质要以足够的热量供应为前提。因为如果热量供应不足，机体就会消耗食物中的蛋白质来做能源，影响蛋白质的其他功能。

● 治疗妊娠剧吐的小妙方

怀孕早期，准妈妈大多会出现恶心、晨起呕吐的症状，这些症状通常不需要特殊处理，在妊娠12周后便可自行缓解。但也有些准妈妈会呕吐得非常厉害，这种情况被称为妊娠剧吐。妊娠剧吐对胎儿和准妈妈的健康都会产生一定影响，因此准妈妈有时需要在医生指导下用药治疗。此外，民间有不少治疗妊娠剧吐的食谱，这些食谱简单易做，取材方便，且有很好的疗效，准妈妈不妨一试。

①鸡蛋1个，白糖30克，米醋6毫升。将米醋煮沸，放入白糖调和，打入鸡蛋，煮至熟，全部服食，1日2次。本方适用于脾胃虚弱所致妊娠剧吐。

②鲜韭菜汁10克，生姜汁5克，白糖适量。将鲜韭菜、生姜捣烂，绞取汁水，再将少许白糖放入汁水中，拌匀即成。1日3次，饭前服，少量饮之。本方适用于脾胃虚弱之妊娠剧吐。

③生姜汁1匙，甘蔗汁1杯。炖热温服。本方适用于肝胃不和之妊娠剧吐。

④白术10克，粳米30克，鲫鱼约50克。将鲫鱼收拾干净，白术洗净先煎取汁100毫升，然后将鱼与粳米煮粥，粥成后放入药汁和匀，根据患者口味可放入盐或白糖；食粥，每日1剂，可连服3～5天。本方适用于脾胃虚弱之妊娠剧吐。

⑤佛手10克，生姜2片，白糖适量。将佛手与生姜水煎取汁，调入白糖温服。本方适用于肝胃不和所致妊娠剧吐。

如果妊娠剧吐很严重，建议尽早就医，以免影响胎儿的生长发育和准妈妈自身的健康。

● 怎么吃可以缓解早孕反应

早孕反应是准妈妈在怀孕期间面临的第一道难关，准妈妈可以多吃一些对早孕反应有缓解作用的食物，如面包干、馒头干、饼干、香蕉、土豆、山药、南瓜等含碳水化合物比较多的食物；还有一些有辛香味的食品，如生姜、香菜、香椿等食物，也有减轻早孕反应的作用；酸味食物如苹果、橘子、葡萄可以促进胃动力，也可以减轻早孕反应；有助于行气的食物也可以止吐，如白萝卜；可以迅速补充血糖的食物，如蜂蜜。有些准妈妈反应严重，可以服用维生素B_6来缓解，但是一定要咨询医生，以免过量。

除了吃可以减轻早孕反应的食物，还要尽量避免那些容易引起恶心、呕吐的食物，如过于油腻的食物。另外，每个准妈妈都有一些自己厌恶的独特的食品。对自己厌恶的食物，不要勉强食用。如果担心营养不够，可以选择与它有相同作用的其他食物。

可以试试下面几个减轻孕吐的饮食技巧：

①少食多餐，缩短进食间隔，避免因饥饿而加重恶心的感觉。

②呕吐剧烈时、餐前及餐后1小时内要避免喝太多汤或水。

③感觉恶心时吃一些清淡、易消化且较干的细粮类主食，比如烤面包片、米饭、面条、咸苏打饼干等。

④尽量不吃油炸食物或者肉丸子、鸡翅、猪蹄等高脂肪食物，因为这会延缓胃排空而增加呕吐的可能。

⑤尽量不吃太咸、太酸、太甜、太辣的食物（如酱豆腐、柠檬等）或饮料，也不要接触味重（如鱼腥味、大蒜味、咖喱味等）的食物。

● 准妈妈动作不宜过急过猛

怀孕的头几个月是容易发生先兆流产和自然流产的时期，不适宜的运动和动作都有可能引起流产。

因此，从此时起，为了母子的健康和安全，准妈妈应该回避一些运动和工作，如长时间站立的工作、振动或波及腹部振动的工作、不能休息的工作、高度紧张的工作、过重体力劳动的工作、频繁上下楼梯的工作、大量体力和训练的运动项目等。在怀孕时，准妈妈最好调离此类工作岗位。还有一些动作，准妈妈应禁忌，如趴在床上，长时间骑自行车，长时间逛街，在人群密集的地方穿梭，长时间或频繁乘公共汽车，停留在有坚硬棱角的物品周围，靠在桌子上，提或抱重物，大幅度的弯腰动作，用力的动作等。这一类动作对准妈妈来说都是较危险的。

怀孕后，为了保护好腹中的宝宝，比起平时，准妈妈必须更注意生活中的各个细节，平常进行的活动都得更小心……但这并不意味着准妈妈就得凡事找人代劳。事实上，适当地做些运动和家务有利于身心放松与产程的进展。适度运动可以将肌肉的张力维持在良好的状态，促进血液循环，减缓怀孕带来的各种不适，如腰酸、背痛、水肿等。

● 丈夫的关爱是最好的支持

早孕反应、妊娠导致的内分泌改变、社会角色的变化，加上考虑到有关分娩的各种问题，都会使准妈妈的情绪和心理发生改变。许多女性难以接受这种突然的改变，从心理上还不太愿意接受这个小生命，常常会感到烦躁不安，有时还会哭喊不止。这时就要求准妈妈从自身做起，尽量把心放宽些，家人尤其是丈夫要给予支持和理解。

良好的环境是胎儿健康发育的必要条件，环境污染和噪声对胎儿的危害很严重。所以，做丈夫的应努力使居所环境保持清静、优美，并注意保持环境卫生，尽量避免噪声。要努力创造和谐、愉快的生活。丈夫应该经常陪伴妻子，多体贴、关心妻子，并要随时注意妻子的情绪变化，对妻子的烦恼给予谅解，对妻子因不良情绪产生的坏脾气应多忍让，耐心开导，主动承担家务，做一些符合妻子口味且营养丰富的饭菜，通过各种方法缓解妻子的不适。

丈夫要帮助妻子培养对胎儿的爱。准爸爸和准妈妈从此时起就应把胎儿当作一个独立的孩子，要培养对胎儿的爱，发自内心地关心、爱护胎儿。尤其是准妈妈的情绪会直接影响胎儿的发育和健康。丈夫应当多陪伴妻子看些激发母子感情的书刊或电影、电视，想象、描绘孩子将来的样子和由他带来的美好生活，帮助妻子克服因妊娠反应、体形改变、色素沉着等原因产生的对妊娠和胎儿的排斥，帮助增进母子感情。

● 准爸爸怎样配合胎教

丈夫应配合妻子在胎教中做好以下几件事：

①帮助妻子消除紧张心理，理解妊娠将给妻子带来生理和心理上的变化。丈夫无论工作多忙，都要关心体贴怀孕的妻子，帮妻子从忐忑不安的心理状态中解脱出来，使妻子感到幸福快乐。丈夫要主动承担家务，避免妻子从事较重的家务劳动，保证妻子有充分的休息和睡眠。

②创造良好的胎教环境，安排妻子远离噪声和污染的环境，多陪妻子去环境优美、空气新鲜的地方散步或度假。帮助妻子丰富精神文化生活，一起欣赏品味高雅的文化艺术作品，一起欣赏优美的音乐，还可以随舞曲轻缓地起舞

等，以达到愉悦心情、稳定情绪的目的。避免妻子受惊吓、悲伤和忧虑。不要看凶杀、暴力和色情等刺激性的电影与电视节目。

③做好语言胎教，每天和胎宝宝说说话，给胎宝宝讲故事。胎宝宝喜欢听准爸爸的声音，出生后对爸爸会更亲近。

④了解胎儿的发育状况，学会数胎动次数，听胎心，监测胎儿安危，学会测子宫底高度、腹围，以便了解胎儿发育状况。

进行对话胎教时，准爸爸跟胎宝宝要说的话题最好事先构思好，免得临场发挥时无话可说。内容可以是一段优美动人的小故事、一首纯真的儿歌、一首浅显的古诗，也可以谈自己的工作及对周围事物的认识，告诉胎宝宝外面的这个美丽新世界。

● 音乐胎教：给准妈妈一个好心情

这一时期，准妈妈由于妊娠反应的影响，需要听一些使人平静、舒心的音乐。优美的音乐可以缓解妊娠反应带来的不适，也有利于胎儿的发育。

准妈妈可根据心情和状态选择合适的音乐听，可选择音质柔和的、优美的抒情歌曲、摇篮曲、传统音乐等，比如《大海啊故乡》《草原之夜》《美丽的哈瓦那》《睡吧，宝贝》《小路》《春江花月夜》《雨打芭蕉》《江南丝竹》《再见吧，妈妈》《啊，克拉玛依》等；也可选择节奏明快或舒缓的曲目，如听起来很舒畅的小步舞曲、进行曲、儿歌和儿童舞曲、中国的民族歌舞曲，以及表现美丽风光的田园曲等，如施特劳斯的《春之声圆舞曲》《蓝色的多瑙河》《小蘑菇》等。

实施音乐胎教不仅要讲究技巧，而且要选对胎教乐曲。准妈妈如果不懂，可以请专业人士帮忙选购。一定要避免使用高频的声音，这种声音会对胎儿的健康造成伤害。

第05节
孕7周

● 缓解孕吐的中医方

一般情况下准妈妈并不需要用中药进补，因为日常的饮食只要合理安排就可以满足需求，除非准妈妈身体特别弱。准妈妈用中药进补时应秉持"宜凉忌温热"的原则。因为大多数孕期的女性都是"阳有余而阴不足，气有余而血不足"。最好选用清补、平补之品，如生白术、淮山、百合、莲子等，而鹿茸、胡桃肉、桂圆、人参等要慎用，以免上火，火动阴血，容易伤害胎宝宝。

砂仁是中药常见的一种芳香性药材，性辛，味温，归脾、胃、肾经。砂仁的作用其实有很多，主要是对人体的胃、脾、肾都有比较好的调节功效，对于安胎也有很好的功效，适用于妊娠恶阻、胎动不安，因此，这种中药常用于孕期。此外，生姜、藿香也是可以用来缓解孕吐的良药，准妈妈可以在食物中适当添加。

● 警惕腹痛和出血

孕早期有些准妈妈腹痛是较常见的现象，比如子宫增大引起的腹痛，但这种腹痛一般是隐隐的，不明显。如果出现小腹阵痛或腰痛，并伴有阴道出血，应及时到医院就诊。

1. 自然流产
妊娠的前3个月出现自然流产多由胚胎原因引起，主要是染色体异常造成的。

2. 宫外孕

腹痛和出血的另外一个危险的原因是宫外孕。什么是宫外孕？在正常的妊娠中，精子和卵子相遇并完成受精，受精卵经过输卵管后在子宫内膜上着床。但是，也会出现受精卵不在子宫内部而是在其他部位着床的情形，这就是宫外孕。90%的宫外孕是受精卵在输卵管上着床的输卵管妊娠，如果这种状态持续下去，将导致输卵管破裂或流产，引起大出血，若不及时处理会危及准妈妈的生命。阴道流血、腹痛下坠是宫外孕的典型表现，如果准妈妈下腹疼痛加剧，伴有恶心、呕吐、头晕、出汗、面色苍白，是危险之兆。此时，家属应让准妈妈保持头低、脚高的体位，安静，注意保暖，然后拨打急救中心电话迅速就医。

关于宫外孕的治疗有多种选择，医生会根据患者对生育要求、宫外孕的大小、位置和患者身体状况做出治疗建议，对未育者在挽救生命的前提下最大限度地保留生育能力。宫外孕的治疗方法有很多，包括腹腔镜手术、药物疗法、开腹手术等，应根据患者的实际情况选择合适的治疗方法。

● 常用的保胎方法有哪些

1. 一般性治疗

休息卧床：这种方法是保胎的首选，它的好处是安全、方便，不吃药。孕早期一旦出现流产迹象，在尚不清楚病因、不宜随便使用药物时，以卧床最为安全，同时查找原因。

2. 服用维生素E

孕早期多数人会出现下腹轻度不适，如轻度坠胀感，有如月经期的感觉，甚至会有微量浅色血性分泌物，类似于流产的早期症状，是属于正常的早孕表现。出现这种情况可以服用小剂量的维生素E，以减轻下腹部的不适感，所用药量每日不超过20毫克。

3. 补充孕激素

只有当检测血清妊娠激素值低于正常标准时才可以补充激素保胎。激素补充应遵医嘱，补充剂量不宜过大，时间不宜过久，一旦症状得到纠正即停止用药。药物最好选择对胚胎安全系数较高的天然激素，不要使用人工合成的孕激素，人工合成激素对胚胎毒性大，有致畸的可能性。

4. 中药保胎

当准妈妈体质瘦弱、生殖功能欠佳时可以配合使用中药或食疗方法以辅助保胎。选药性温和的有扶正作用的中药保胎，对胎儿是安全的，如紫苏、黄芩、白术、菟丝子、杜仲，还可以食物辅助，如竹茹、葡萄、柠檬、鸡肝、鲤鱼等。

5. 手术保胎

对于由子宫形态异常引起的流产，由于妊娠后暂无良好的保胎方法，所以建议孕前治疗，如切除子宫纵隔、剔除子宫肌瘤、清除宫腔粘连等，使子宫形态恢复正常。由子宫口松弛引起的流产，可在妊娠3个月后做宫口环扎术。

6. 免疫治疗保胎

有3次以上自然流产史，并确诊因免疫功能异常引起的流产，可以根据各项免疫检查结果给予相应的治疗。

● 孕期易出现哪些牙周问题

1. 妊娠牙龈炎

这是孕期最常见的牙周疾病，表现为牙龈肿痛，刷牙、进食时出血。牙龈炎是由于准妈妈体内的雌激素、孕激素增多，使牙龈的毛细血管扩张、弯曲、弹性减弱，导致血液瘀滞、血管壁的通透性增加所引起。妊娠期牙龈炎会随着妊娠的进展而加重，产后由于体内雌激素、孕激素减少，症状会自行消失。得了牙龈炎的准妈妈除了做到勤刷牙、保持口腔清洁外，还要多吃富含维生素C的新鲜水果及蔬菜，也可服用维生素C片，以增强毛细血管的弹性，降低其通透性。平时多喝牛奶，可补充钙质，坚固牙齿。

2. 妊娠性牙龈瘤

这是指在准妈妈牙龈的某个部位上长出一个小瘤子样的东西，不痛也不痒。这种小瘤子多发生在两牙之间的牙龈乳头部位。

牙龈瘤的发生与准妈妈体内的雌激素、孕激素增多有关，并随妊娠的进展而逐渐增大。但也不必担心，在产后当内分泌逐渐恢复正常时，牙龈瘤也会随之渐渐变小，甚至消失不见。

3. 其他症状

怀孕期间也可偶尔见到牙齿容易松动及牙周囊袋加深等症状。其实口腔卫生不良及以往有牙龈炎的准妈妈，都可能发生牙周问题。所以，在计划怀孕前应先做口腔检查与预防治疗，在怀孕期间也应进行检查并保持口腔清洁。

● 孕早期不宜同房

怀孕早期，由于胎盘尚未发育成熟，胎盘与子宫壁的连接还不紧密，再加上孕激素分泌不足，不能给予胚胎强有力的保护，这段时期的性生活应慎重。

如果准妈妈在怀孕初期出现阴道出血的症状，或曾经有过流产史，应咨询医生是否可以在怀孕早期进行性生活。

很多努力了很久才成功怀孕的准妈妈，会格外小心。同时由于女性怀孕后内分泌功能发生改变、早孕反应和顾及对胚胎的影响，准妈妈对性生活的要求和性反应降低。此时，准爸爸应克制自己，尽量尊重妻子的意愿。

准爸爸和准妈妈孕早期并非绝对不能同房，这要看准妈妈的身体状况和心理状况，如果准妈妈有性需求，也可以同房，但要减少性交次数和注意方法。性交时，应采取不压迫腹部的体位动作，如丈夫手臂伸直的正常体位、不压迫腹部的交叉体位或扩张体位，动作要缓和，避免剧烈刺激。另外，此时准妈妈的生殖器官相对脆弱，进行性生活时一定要注意卫生，以免感染疾病。

● 音乐胎教：静心聆听《爱之梦》

李斯特于1850年将自己的3首歌曲改编成3首抒情性钢琴曲，题作《爱之梦》。其中以第3首降A大调最为著名，一般提起李斯特的《爱之梦》，指的就是这首乐曲。

《爱之梦》中，甜美的旋律贯穿始终。先是配合分解和弦的间奏，显得深沉、委婉，带有梦幻般的意境；中段流动的琵琶音衬托热情而激动的音调，像是爱的表白，主题旋律高八度，感情流露更为真切；最后，乐曲在宁静、幸福的气氛中结束。优美的和弦烘托出浪漫的气氛，和谐的旋律巧妙地隐藏于和弦之中，给人梦幻般的感觉。乐曲用钢琴演奏，那平缓而婉转的音调把难以用语言表达的情感展现在人们面前，这就是音乐胜过语言的地方。

《爱之梦》的原歌词第1、第2首由德国诗人乌兰德（1787～1862）所作，名为《崇高的爱》和《幸福的死》。第3首乐曲的原歌词由德国诗人弗莱里格拉特（1810～1876）所作，名为《尽情地爱》，其歌词大意是：

> 爱吧，能爱多久，愿爱多久就爱多久吧，
>
> 你守在墓前哀诉的时刻快要来到了。
>
> 你的心总得保持炽热，保持眷恋，
>
> 只要还有一颗心对你回报温暖。
>
> 只要有人对你披露真诚，你就得尽你所能，
>
> 教他时时快乐，没有片刻愁闷！
>
> 还愿你守口如瓶：严厉的言辞容易伤人。
>
> 天啊，本来没有什么恶意，却有人含泪分离。

第06节

孕8周

● 警惕可能致胎儿畸形的食物

怀孕前3个月是宝宝中枢神经系统发育的关键时期，因此也是致畸敏感期，日常生活里要多注意，尽量远离致畸物。

有些鱼类容易受汞的污染，如剑鱼、金枪鱼、鲈鱼、鳟鱼、梭子鱼等，每周食用不要超过1次，以免汞过量。

蔬菜、水果表面，还有猪肉、牛肉和羊肉中，常常会有弓形虫。弓形虫会导致胎儿畸形，且特别容易感染胎儿。所以，水果、蔬菜吃前要仔细清洗；肉类一定要加工熟透再吃；切生肉和内脏的菜板要与其他的菜板分开；准妈妈接触过这些后要仔细洗手。

现在城市水污染现象严重，食用水准妈妈尽量使用净水器过滤。

● 孕吐严重时要注意防脱水

为了防止呕吐严重时引起脱水，准妈妈可选食一些含水分比较多的食品，如各种水果、新鲜蔬菜等，这些食品不仅含有大量水分，而且含有丰富的维生素C和钙、钾等矿物质。准妈妈可以多食用一些蛋白质丰富的食物，如奶酪、牛奶、藕粉、鸡蛋等。

准妈妈如果出现以下孕吐反应，最好就医：

①当孕吐持续不停时要去看医生，因为这很可能是疾病的症状，如肠胃

炎、消化道溃疡、肾炎、甲状腺功能亢进、子痫等。

②孕吐反应严重导致脱水时，需要去看医生。

③孕吐太频繁导致咯血、鼻出血等，也需要及时去看医生。

④出现妊娠恶阻时，需要去医院看医生，可静脉点滴维生素B_1等。

面对孕吐，有时健康的心态也是一剂良方。如果准妈妈能保持健康的心态面对怀孕带给自己的一切，那所有的困难都迎刃而解，克服孕吐也就不再艰难。所以，准妈妈一定要敞开心扉，学会自我疏导情绪，学会和家人交流。

● 不能盲目保胎

有些人在早孕期有少量阴道出血的情况。正常的早孕阴道出血量很少，出血颜色呈淡褐色，出血时间较短，大多2～3天就自然消失了，同时依然伴有早孕反应，检测妊娠激素水平在正常范围。这种正常的妊娠早期出血在临床上十分常见，但容易与病理性流产相混淆，于是不少准妈妈要求用药治疗，认为用了保胎药就是吃了定心丸。其实，遇到这种情况最好是先休息、观察，观察出血的趋势，有了明确诊断后再用药也不晚，而不要轻易使用保胎药。

目前临床上使用最多的保胎药是黄体酮，这是一种孕激素。当妊娠早期因黄体酮水平不足引起流产时，合理补充黄体酮可以起到保胎作用。需要注意的是，可以起到保胎作用的黄体酮，服用过量同样会对胚胎产生毒副作用，造成胎儿生殖器官发育异常，如性别不清、外阴形态异常等，甚至可能埋下潜在的隐患，以致宝宝出生后发生不明原因的疾病。

一些夫妻望子心切，出现流产征兆后盲目保胎。专家建议，保胎时间原则上是2周，如果保胎2周后症状并无好转，则提示胚胎可能发育异常，需进行B超检查及绒毛膜促性腺激素（HCG）测定，等结果出来后视胚胎状况再做决定，必要时应终止妊娠。

在使用黄体酮保胎时应该注意，不是黄体酮水平过低引起的流产不要服用，即使是因黄体酮水平过低引起的，在服用时也要严格控制用药量及用药时间，随时观察血中黄体酮水平，并且应该选择天然孕激素，不要用化学合成的孕激素。

● 习惯性流产者的饮食调养

　　习惯性流产是指自然流产发生3次以上者。如经检查胎儿没问题，怀孕后为防止再次发生流产，可在医生指导下服用维生素E，每次10毫克～20毫克，日服3次；注射黄体酮，每次深层肌肉注射10毫克～20毫克，每周注射3～4次。

　　另外，在使用保胎药的同时，准妈妈应注意休息，减少妇科检查，禁止性生活，以便提高疗效，并且应注意在饮食上进行调养。

　　现为准妈妈介绍可用于保胎的食谱：

巴戟天鸡腿汤

原料：巴戟天5钱，杜仲3钱，鸡腿1只，盐适量。

做法：巴戟天、杜仲用清水冲洗干净。鸡腿切块，放入热水中氽烫，捞起沥干水分，加4碗水与巴戟天、杜仲同煮，大火煮开后转小火煮约20分钟，加盐调味即可。

特点：可增强体力，预防习惯性流产。

糯米苎麻根粥

原料：苎麻根60克，红枣10枚，糯米100克。

做法：将苎麻根加水1000毫升，煎至500毫升，然后去渣取汁。在煎汁中加入糯米、红枣，煮成粥。粥熟后即可食用。

特点：苎麻根、红枣和糯米有止血、养血之功效，且三者均有安胎作用。

● 缺乏维生素B₁可加重早孕反应

维生素B₁又称硫胺素。研究发现，若人体维生素B₁不足，不仅会使糖类代谢发生障碍，还将影响机体整个代谢过程，而且由于丙酮酸不能继续代谢，会影响氨基酸与脂肪的合成。人们长期大量食用精制的米和面粉，而且其他杂粮和多种副食品补充不足，易造成维生素B₁的缺乏。

孕期维生素B₁不足会明显地表现为疲倦、乏力、小腿酸痛、心率过速等。尤其是孕早期，维生素B₁摄入不足会影响胃肠功能，进一步加重早孕反应，引起营养不良。2013年《中国居民膳食营养素参考摄入量》中孕期维生素B₁的每日推荐摄入量为1.2毫克。

维生素B₁最为丰富的食物来源是葵花子仁、花生、大豆粉、瘦肉；其次为粗粮、小麦粉、小米、玉米、大米等谷类食物。鱼类、蔬菜和水果中含量较少。

在妊娠早期（停经6周左右），准妈妈体内绒毛膜促性腺激素（HCG）增多，会出现诸如乏力、疲倦、恶心、呕吐等早孕反应。一般情况下，在妊娠12周后随着体内绒毛膜促性腺激素（HCG）水平的下降，这些症状多自然消失。早孕反应持续的时间因人而异，是由个人体内激素水平决定的。通常持续到怀孕3个月，有的人早孕反应时间比较长，直到16～18周才消失。

● 孕早期不宜拔牙

对于计划怀孕的女性来说，最好能在怀孕前先做牙科检查，因为孕期不适合做牙齿治疗，如果牙齿出现紧急状况，也只是做暂时性的症状治疗，拔牙或任何侵入性治疗则应延至产后再进行。

大量临床资料表明，在妊娠最初的2个月内拔牙可能引起流产；妊娠8个月以后拔牙可能引起早产；只有在妊娠3～7个月期间拔牙，才相对安全一些。因此，妊娠期一般不宜拔牙。有早产及习惯性流产的准妈妈更应严禁拔牙。

　　孕期要特别做好口腔护理，以防牙周病的发生。建议有孕吐症状的准妈妈，在呕吐后用温水漱口，除了能够降低口腔异味，也可维持酸碱平衡。准妈妈尽量不要吃甜食，因为甜食属于酸性食物，容易提高口腔的酸性物质比例，提升蛀牙概率。三餐后和睡觉之前都应刷牙，建议选择软毛牙刷，刷牙时力道适中，以免刺激牙龈；孕吐之后也不要立刻刷牙，避免造成反胃。如果出门在外或在上班期间不便于刷牙时，准妈妈可以嚼一些含有木糖醇成分的口香糖，刺激唾液腺分泌，减缓口腔细菌繁殖生长，回到家中之后，再使用牙刷或牙线进行洁牙，达到清洁效果。

孕3月

胎宝宝各器官发育基本成形

第01节

准妈妈的身体变化

● 子宫有多大了

子宫几乎能充满整个骨盆，从腹部按压子宫周围，能感觉到它的存在。下腹部已有些微微的隆起，但这样细微的变化可能从外表上还看不出来。到妊娠12周左右，子宫增大到超出盆腔，当子宫进入腹腔后，对膀胱压力减轻，尿频现象开始好转。

● 激素的变化

体内激素的变化会使新陈代谢加快，分泌物也跟着增加。分泌物呈乳白色黏稠状，不会有异味，也不会觉得痒。阴道和外阴部血液供给量增加，使得外阴部颜色加深，呈深青紫色。

● 早孕反应因人而异

早孕反应是因人而异的一种妊娠现象，有人严重到连喝水都会觉得恶心想吐，有人则是胃口好得很，一点儿异常的症状也没有。另外，还有可能产生饮食口味的改变，以前喜欢的东西现在觉得恶心，而原本不喜欢的食物却突然爱得欲罢不能。

● 容易出现口腔问题

从这时起，准妈妈口腔出现变化，如牙龈充血、水肿以及牙龈乳头肥大增生、易出血等。遇到这类情况，准妈妈不要害怕、担心，这在医学上称为妊娠期牙龈炎，是由于体内大量雌激素的影响而产生的，并不是异常反应。

第02节
胎宝宝的生长发育

● 第9周：身体各部分已经成形

虽然这时胎宝宝的重量还不到10克，但胳膊、腿、眼睛、内生殖器和其他器官等身体的各个部分已经成形。此时，胎宝宝的上下眼睑还是连接在一起的，要到第27周时才能睁开。他的手腕进一步发育，脚踝已经成形，手指和脚趾清晰可辨。

● 第10周：会吞咽和踢动了

胎宝宝的主要器官已完全长成，而且会吞咽和踢动了。他的外生殖器正在发育，几周后就能成形，通过B超能看出是男孩还是女孩。更加细小的身体部分也长出来了，如手指甲和毛茸茸的胎发。

● 第11周：已经4厘米长了

胎宝宝的身长已经有4厘米。从牙蕾到脚指甲，身体的各个部分都已长全。他现在整天伸腰踢腿，没完没了。但他还太小，漂浮在羊水中，准妈妈还感觉不到胎动。他的手指和脚趾已经完全分开了。从现在到出生，他的主要任务就是长得更大更壮。

● 第12周：出现反射性动作

胎宝宝最显著的发育变化是出现反射性动作：手指很快就能开合，脚趾会弯曲，眼部肌肉会收缩，嘴也开始做吮吸的动作了。如果准妈妈用手指轻戳自己的腹部，胎宝宝就会动一动来回应，但准妈妈还感觉不到。胎宝宝的组织和器官开始迅速地发育并成熟。神经细胞正在迅速增多，大脑中的突触在快速地形成。他的肠此时开始向腹腔内移动。他的肾脏也在发育，已经开始将尿液输送进膀胱。脸部已经完全长成：双眼位于头的前部，耳朵基本上是在正常的地方了。此时，从胎宝宝的头顶到臀部的长度超过了5.5厘米，重量为14克左右。胎儿的外表、四肢、器官塑造和成形都在妊娠第12周，即妊娠3个月以内。这时，胚胎与母体的联系极为密切，而且对致畸因素敏感，母体或外界环境对其影响尤为显著，常导致胎儿畸形与功能障碍。

第03节

孕9周

● 有利于胎儿发育的果类食品

有些果品是健脑佳品，准妈妈适当多吃这类食物，对胎儿的大脑发育十分有益。

1. 枣

鲜枣中维生素C的含量非常多，每100克鲜枣中维生素C含量可达540毫克，酸枣中维生素C含量最高。枣中的维生素C在人体中利用率高达86.3%。干枣中还含有较多的有机酸、胡萝卜素、B族维生素、维生素C。

2. 花生

花生中的蛋白质大部分是球蛋白，脂肪中脂肪酸主要是油酸、亚油酸、花生酸。这些营养成分对人脑都有很好的保健作用。

3. 柿子和柿饼

柿子是有利于健脑的食品。柿饼是由鲜柿子晾干而成，其营养含量比鲜柿子高。

4. 葡萄

葡萄所含营养成分有益脑作用，还可抗血栓，预防脑血管和心血管疾病。葡萄干是葡萄晾干制成的，其含糖、铁量较高。

5. 柑橘

柑橘以富含B族维生素和维生素C为特点，是健脑益智食品。

6. 核桃、栗子

核桃、栗子属于天然食品。日本研究自然疗法及健脑食物的专家，把核桃、栗子、花生仁3种食物称为健脑食品的"三杰"。核桃、栗子中的脂肪大部分是不饱和脂肪酸，可有效补充大脑发育需要。蛋白质中的氨基酸如谷氨酸等的含量很高，这些都是健脑成分。

● 有利于胎儿发育的蔬菜

蔬菜中的健脑食品主要有香菇、金针菇、黄花菜、南瓜等。

1. 香菇

香菇营养丰富，每100克含蛋白质21克，脂肪1.3克，粗纤维32克，碳水化合物29克，胡萝卜素20微克~120微克，维生素B_1 0.19毫克，维生素B_2 1.3毫克，烟酸24.8毫克，钙35毫克，磷289毫克，铁7.3毫克，另有其他维生素、矿物质及30多种酶和18种氨基酸，因其含有全面丰富的营养成分，所以是很好的健脑食品。

2. 金针菇

金针菇营养全面丰富，每100克干品含蛋白质31.2克，脂肪5.78克，粗纤维3.34克，碳水化合物60.2克，钙16毫克，磷280毫克，铁9.8毫克，烟酸23.4毫克，还含有维生素B_2、维生素C以及胡萝卜素等，并含有8种人体所必需的氨基酸，其中赖氨酸的含量特别多，是健脑佳品。

3. 黄花菜

黄花菜又名金针菜，被称为"健脑菜"，其营养价值高，含有丰富的蛋白质、脂肪、钙、铁等有健脑作用的营养成分，还含有较多的维生素B_1，其安神健脑作用明显。

4. 南瓜

每100克南瓜含蛋白质0.5克，脂肪0.1克，钙30毫克，磷9毫克，铁1.1毫克，胡萝卜素0.2毫克，维生素B_1 0.05毫克，维生素B_2 0.06毫克，维生素C 5毫克，碳水化合物15.5毫克，是健脑食物。

● 怀孕后，穿衣穿鞋有讲究

　　女性怀孕后，身体情况有了变化，肚子一天一天增大，体重增加，身体的重心前移，站立或行走时腰背部肌肉和双脚的负担加重，脚会感到吃力。这时如果穿高跟鞋，就会使身体站立不稳。因此，准妈妈不宜穿高跟鞋。另外，怀孕常常会使女性的下肢静脉回流受到一定影响，站立过久或行走较远时，双脚常有不同程度的水肿，此时若穿高跟鞋，由于高跟鞋的鞋底、鞋帮较硬，不利于下肢血液循环。

　　准妈妈最好穿软底布鞋、旅游鞋，这些鞋有良好的柔韧性和易弯曲性，还有一定的弹性，可随脚的形状变化，所以穿着舒适，行走轻巧，可减轻准妈妈的身体负担，并可防止摔倒。

　　怀孕后，穿衣穿鞋都有讲究。比如胸罩，随着孕期进展，乳房体积、重量增加，如果没有胸罩的固定和支持，乳房就会因重力作用而下垂。这样，乳房上半部的腺体会因受到牵拉而发育不良，下半部则因受压迫而造成腺管扭曲，腺泡变小。乳房下垂还会引起淋巴和静脉血回流受阻，导致乳汁分泌不畅。因此，准妈妈应该戴大小合适的胸罩。长期戴过小过紧的胸罩会使乳房内血流不畅，导致乳房发育不良、乳汁分泌减少甚至无乳。

　　胸罩的大小应随乳房的变化随时更换。选择胸罩的原则是宁大勿小，宁松勿紧。晚上睡觉时脱下，白天再戴上。

● B超检查会影响胎儿发育吗

　　很多准妈妈对于做B超检查（尤其是在妊娠早期）存在很大的顾虑，因为有些资料认为过于频繁地应用B超检查，在妊娠早期会增加流产和胎儿畸形的风险；而有些准妈妈则把B超等同于一种声音，从而产生一种担忧：这种声音听多了会不会对胎儿听力造成影响。但是目前没有任何一项研究能够证明上面所提到的观点，仅有的关于B超对于妊娠早期影响的文献中，所提到的仅仅是有可能引起胚囊的轻微水肿和变形，但是在很短的时间内就能够恢复正常形态，不会造成流产或是胎儿畸形的发生。

与这些推测的危害和风险相比，B超检查的优点显而易见。定期做B超检查能够在妊娠早期动态地检测胚芽的生长，及时发现胚芽和孕囊的异常，排除胎儿的复杂畸形，如先天性心脏病、消化道或是泌尿系统畸形等；在怀孕晚期检测胎盘功能和位置、羊水量等，这些都是准妈妈顺利娩出健康宝宝的重要依据。总之，孕期检查很大一部分都依赖于B超检查的结果。所以遵从医生的指导，定期进行B超检查非常重要。

准妈妈做B超时要注意，由于怀孕早期子宫不是足够大，还没出盆腔，所以检查前需要憋足尿，利用充盈的膀胱帮助医生看清楚子宫以及输卵管、卵巢等。到了怀孕中后期做B超时就不再需要憋尿了，除非有特殊情况，比如胎盘位置较低，以及不明原因的阴道出血等情况，医生可能仍然会要求准妈妈做B超前憋足尿，以使得膀胱充盈来帮助看清子宫下段的组织和血流。

● 妇科检查会导致流产或早产吗

大家一想到去医院进行妇科检查，心情肯定非常复杂。准备怀孕和怀孕初期，每个准妈妈都迫切地想知道自己的身体情况：有没有潜在的问题会影响宝宝的健康？自己的子宫、卵巢功能如何？有没有流产或早产的风险……妇科检查，尤其是使用内窥器了解宫颈情况或是进行盆腔检查引起的不适，以及相对并不私密的门诊环境，使得准妈妈们有很多顾虑。很多准妈妈在检查过程中精神高度紧张，不能很好地配合医生，而疼痛等不适感觉更会加重对于检查可能引起流产或早产的怀疑，甚至进而对产科医生产生不信任感。

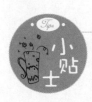

准妈妈无须担心孕早期做妇科检查，因为胎宝宝并不像准妈妈想象的那么脆弱。如果真的因为妇科检查而流产，那也只能说明胚胎本身有问题，可能并不是健康正常的胚胎。

其实事实并非如此，只有在医生仔细检查后，才可能发现一系列潜在的问题。比如，在核对孕周无误后，当怀孕16周的时候，子宫只有12周大小，如果同时还伴有阴道出血或有颗粒状的组织物排出，医生就会高度怀疑胚胎处于停止发育的状态。但是如果不做妇科检查，早期胚胎停育是很难被发现的。因为在怀孕13～14周甚至更早的时期，不一定会出现有提示意义的症状。

● 孕期胀气的食疗方

怀孕初期的胀气主要是由于激素分泌改变所致。刚怀孕时，即从卵巢排卵到怀孕这段时间中，体内黄体素逐渐增高，而黄体素会使肠的蠕动能力变差，排泄功能自然也受影响，此时就会出现胀气和便秘的症状。因此，造成孕早期胀气的最主要原因，正是激素分泌改变造成的。如果准妈妈原先就有肠胃方面的疾病，如便秘、胀气、肠蠕动能力较差，或是肠胃炎、胃酸过高以及胃溃疡等疾病，孕期胀气的时间会持续较长时间，可持续到怀孕四五个月。

准妈妈胀气对胎儿并无大碍，但也有些影响，这主要是因为准妈妈在胃不舒服的时候，食欲会变差，从而无法摄取足够的营养。

下面介绍一款可减轻胀气状况的食谱：

芝麻肉蛋卷

原料：猪里脊肉150克，鸡蛋3个，白芝麻25克，葱、姜、精盐、酱油、味精、面粉糊、淀粉、熟猪油、料酒等适量。

做法：

①把葱、姜洗净并切碎，再将猪里脊肉剁成肉泥放在碗里，加入葱末、姜末、味精、精盐、料酒、酱油、1个鸡蛋，搅拌均匀。

②把其余的2个鸡蛋打入小碗内，加上淀粉、精盐，放进锅里摊成3张蛋皮。

③把蛋皮放在案板上铺开，把肉馅放在上面，卷成条形蛋皮肉卷后封口，外面抹上面粉糊并撒上白芝麻。

④锅里放入熟猪油烧至六成热，放入蛋皮肉卷炸至金黄色拿出，切成段。

● 美育胎教：欣赏诗歌《雪花的快乐》

雪花的快乐

假如我是一朵雪花，

翩翩地在半空里潇洒，

我一定认清我的方向——

飞扬，飞扬，飞扬——

这地面上有我的方向。

不去那冷漠的幽谷，

不去那凄清的山麓，

也不上荒街去惆怅——

飞扬，飞扬，飞扬——

你看，我有我的方向！

在半空里娟娟飞舞，

认明了那清幽的住处，

等着她来花园里探望——

飞扬，飞扬，飞扬——

啊，她身上有朱砂梅的清香！

那时我凭借我的身轻，

盈盈的，粘住了她的衣襟，

贴近她柔波似的心胸——

消融，消融，消融——

溶入了她柔波似的心胸！

这是著名诗人徐志摩的作品。全诗共4节，体现作者了激情起伏的思路之奇。在这里，现实的"我"被彻底抽空，雪花代替我出场，"翩翩地在半空里潇洒"。这是灵性的雪花，人的精灵，他要为美而死。值得回味的是，他在追求美的过程丝毫不感痛苦、绝望，恰恰相反，他充分享受着选择的自由、热爱的快乐。雪花"飞扬，飞扬，飞扬"，这是多么坚定、欢快和轻松自由的执着，实在是自明和自觉的结果。

　　清醒的诗人避开现实藩篱，把一切展开建筑在"假如"之上。"假如"使这首诗定下了柔美、朦胧的格调，使其中的热烈和自由无不笼罩于淡淡的忧伤的光环里。雪花的旋转、延宕和最终归宿完全吻合诗人优美灵魂的自由、坚定和执着。这首诗的韵律是大自然的音籁、灵魂的交响。

第04节
孕10周

● 吃红薯和糙米的益处

准妈妈的膳食宜粗细搭配、荤素搭配，不要吃得过精，以防造成某些营养素吸收不够。很多粗粮有着意想不到的食疗作用，准妈妈可多吃些。

1. 红薯

红薯富含淀粉，其氨基酸、维生素A、B族维生素、维生素C及纤维素的含量都高于大米和白面。它还富含人体必需的铁、钙等矿物质，是营养全面的长寿食品。红薯中含有黏蛋白，是一种多糖和蛋白质的混合物，属于胶原和黏多糖类物质。这种物质可促进胆固醇的排泄，防止心血管脂肪沉淀，维护动脉血管的弹性，从而能有效地保护心脏，预防心血管疾病。

红薯是一种老少皆宜的健康食物，准妈妈、产妇、婴幼儿都能吃。但吃红薯时要注意，一定要蒸熟煮透再吃，因为高温可以破坏红薯中的淀粉颗粒，从而利于人体消化吸收。红薯中还含有一种氧化酶，这种酶容易在胃肠道里产生大量二氧化碳，如红薯吃得过量，会使人腹胀、呃逆、放屁。此外，红薯的含糖量较高，准妈妈吃多了可刺激胃酸大量分泌，会感到"烧心"。红薯在营养上的不足也很明显，它缺少蛋白质和脂肪，如果准妈妈在吃红薯时搭配其他蔬菜水果，就可以达到营养均衡的目的。

2. 糙米

明代药物学家李时珍在《本草纲目》中称赞糙米具有"和五脏、好颜色"之妙用。每100克糙米胚芽中含蛋白质3克，脂肪1.2克，维生素B_1、维生素B_2各

2.5克，维生素E 1.8克，维生素C 50毫克，维生素A 50毫克，烟碱酸250毫克，叶酸250毫克，锌20毫克，镁15毫克，铁20毫克，磷15毫克。上述这些营养素都非常适宜准妈妈摄入，可以满足胎儿发育的需要。

● 准妈妈应少喝茶

中国人喜欢喝茶，茶既可怡情养性，也通常被视为健康的饮品，对人体有诸多益处。但对准妈妈而言，情况有所不同。

首先，喝茶不能给准妈妈提供营养素。茶水中人体必需的营养物质如蛋白质、维生素、矿物质等都微乎其微。茶的好处主要是含有茶多酚。茶多酚有保健作用，如抗衰老、降血脂、抗动脉硬化、抗癌等，但它并不是母体或胎儿必需的营养物质。

其次，喝茶对准妈妈和胎儿有不利影响。一方面，茶多酚、茶碱等物质会抑制人体对铁和蛋白质的吸收；另一方面，茶叶含有咖啡因，咖啡因对母体和胎儿均有兴奋作用，准妈妈可能会因长期喝茶已经耐受咖啡因的刺激性，但胎儿对咖啡因的刺激性非常敏感，直接能观察到的反应是胎动增加，人们由此担心咖啡因会危害胎儿的生长发育。但是科学研究发现，准妈妈每天摄入咖啡因只要少于200毫克，对胎儿无不利影响。准妈妈如果喝茶的话，也要喝淡淡的绿茶，且要在餐后数小时饮用，把上述不良作用降至最低。

如果准妈妈过多饮用浓茶，可能会导致妊娠贫血，胎儿也可能因此罹患先天性缺铁性贫血。如果准妈妈在孕前有喝浓茶的习惯，孕后更应该坚决改掉这种习惯。因为长期大量饮浓茶，会使心跳加速，尿量增多，血液循环增快，这无疑会给本就体弱的准妈妈带来心脏、肾脏的负担。

● 准妈妈为什么会得黄疸

在怀孕期间发生的黄疸叫作"妊娠黄疸"，它是一种较为常见的女性良性疾病。多数发生于妊娠第6～37周，也有部分准妈妈发生于35～36周。

提起黄疸，往往会让人联想到传染性肝炎，其实，它们之间没有任何关联。妊娠期发生的黄疸主要是准妈妈体内激素水平增高或在孕期对雌激素过于敏感所造成的，对准妈妈本身没有太大的影响。妊娠黄疸的特点是：黄疸一般为轻、中度；大便颜色变浅，呈灰白色；皮肤黄染不明显，瘙痒却很严重，痒得夜里睡不好觉；大便变色和皮肤瘙痒多在2周后自行消失；而肝炎病人无瘙痒，或仅在发病初期有轻度瘙痒。

妊娠黄疸于分娩后迅速消退；没有恶心、呕吐、厌油腻、食欲下降、发热、腹痛等伴随症状，这是和传染性肝炎最显著的区别之一，血清转氨酶正常，仅少数人有轻度升高（肝炎病人则转氨酶明显升高）；肝功能正常。

所以，出现妊娠黄疸不用担心，也不必因此而终止妊娠。患者一般无须特殊治疗，只要适当休息即可。对皮肤黄疸也不必过于忧虑，分娩后将自然消退。如果皮肤瘙痒剧烈，可使用具有降黄止痒作用的考来烯胺。

● 孕期得了尖锐湿疣怎么办

女性在孕期患上尖锐湿疣有两种情况：一种是孕前未做妇科检查，事实上孕前就已经患上了尖锐湿疣，疣的组织不多，也未去治疗；另一种是怀孕以后感染上尖锐湿疣的。准妈妈在怀孕期间，由于子宫颈的分泌物增多，阴道及外阴处的环境变得湿润，加之局部的血液供应增多，容易感染病菌。尖锐湿疣是人类乳头瘤病毒感染引起的，由于准妈妈特殊的生理特征，可使尖锐湿疣增长得很快。人类乳头瘤病毒侵入人体潜伏期为2周到12个月，它可在分娩时使胎儿受到感染，被感染的胎儿在出生后患喉乳头瘤的危险会增加，所以积极治疗尖锐湿疣对于优生有着重要的意义。

由于准妈妈用药受限，所以治疗准妈妈尖锐湿疣常用的方法是局部手术切除。采用的方法有电灼、激光及冷冻治疗等，物理治疗比较安全。但会出现反复增长、反复切除的现象，等孩子出生后再进行较彻底的治疗。当准妈妈阴道有巨大的尖锐湿疣时，应该考虑剖宫产，避免新生儿产道感染。

尖锐湿疣是一种常见的性传播疾病，对患者的身心有着非常大的危害。在孕前检查时，如果发现夫妻中任何一方患有尖锐湿疣，一定要及时治疗和彻底治疗。由于尖锐湿疣在去除后很容易复发，因此即使治愈后，也要观察3~6个月确定无复发的可能性后才能怀孕。如果是怀孕后发现患上尖锐湿疣则应该积极进行治疗。

孕期若感染尖锐湿疣，一定要引起重视。其病势凶猛，一下出现多处病灶，导致疣体生长迅速，常常连成大片，且易反复发作。若不及时治疗，严重的尖锐湿疣会造成胎膜早破，引发流产或早产。

● 情绪波动影响胎儿发育

此期，由于妊娠反应加剧，准妈妈的情绪变化很大，当准妈妈的情绪变化时，体内就像经历了一段"坏天气"，可激发起体内自主神经系统的活动，使自主神经系统的内分泌腺分泌出多种多样不同的激素。这些激素为化学物质，会对宝宝产生不同的影响。

准妈妈要注意精神修养，胸襟博大，情绪平和，只有这样才能使胎儿按照生命的节律良好、有序地发育，并且使胎儿性情平和，对其智力和形体发育都有着极好的作用。

若准妈妈时常处于紧张、发怒、惊恐、痛苦及忧虑等情绪中，这些刺激会使内分泌腺分泌出有害的激素，通过生理信息传递到胎儿的身体内，对下丘脑造成不良影响，致使胎儿日后患精神病的概率增大。即使能幸免，出生后往往体重低、好动、情绪易激动、爱哭闹、不爱睡觉，精神易出现紧张，发生行为问题及学习困难。更为严重的是，如果准妈妈情绪极度不安，则能引起宝宝形体发育出现异常，如发生兔唇、腭裂、心脏有缺陷等，还有可能会引发流产。

● 美育胎教：欣赏《闲庭春昼》

准妈妈平日可在家欣赏画册中的名画，这对准妈妈怡情养性很有好处。欣赏美术作品时，最好是准妈妈和准爸爸一起欣赏，可以相互交流，谈谈个人的观点，以增添艺术的气氛和生活的情趣。许多名画需要反复玩味，经常揣摩，才能品出艺术之美，进入艺术境界。

对孕妈妈而言，多看一些以儿童为题材的画，对孕育非常有益。它不仅可令孕妈妈的母爱大增，改善孕期的不良情绪，还可以提高孕妈妈的审美能力，并将这种能力传递给腹中的胎宝宝，让胎宝宝在腹中接受美的教育。今天我们就和孕妈妈一起来欣赏丰子恺的著名儿童画《闲庭春昼》。

丰子恺是我国现代著名漫画家、文学家、美术和音乐教育家。他擅长以儿童为绘画题材，以简约的方式表达实际生活。在《闲庭春昼》中，作者以清晰的笔调绘制出了一幅童趣十足的场景。画中3个可爱的小孩子正在一棵大树下嬉戏，其中一个小孩子正趴在水缸旁边欣赏玩具帆船，作家着重刻画了小孩子的面部表情，她正充满好奇地看着帆船，似乎在畅想帆船在大海中航行时的场景，又似乎在畅想自己坐在帆船航游时的快乐，又似乎……给人留下了无限遐想；另外一个小孩子手里牵着小飞机的线，可小飞机竟然落到了树枝上，作者并没有画出小孩子的面部表情，这给人们留下了无限的想象空间；画中还有一个小孩子手拉着小车，但目光却定焦在悬在树上的小飞机上，这充分体现了孩子的好奇心。

● 美育胎教：欣赏电影《当幸福来敲门》

美国电影《当幸福来敲门》（The Pursuit of Happiness）改编自美国著名黑人投资家克里斯·加德纳的同名自传，这是一个典型的美国式励志故事。

作为一名单身父亲，加德纳一度面临连自己的温饱也无法解决的困境。为了养活儿子，穷困潦倒、无家可归的加德纳从最底层的推销员做起，最后成为全美知名的金融投资家。

20多岁的加德纳读书不多，是一位医疗物资推销员，微薄的薪水除了养活自己，还要用以养活女友和年幼的儿子。1981年，他在旧金山一个停车场，看到一名驾着红色法拉利的男人正找车位，他回忆道："我对他说：'你可以用我的车位，但我要你回答两个问题：你做什么工作和怎样做？'"对方自称是股票经纪，月薪比加德纳年薪多一倍。加德纳于是辞职转行，成功获得证券公司聘请，但还未上班时请他的人却被解雇了，新工作于是泡汤了。应聘新工作前，他和女友吵架，惊动警员上门调停。加德纳被警方追讨1200美元的违例停车罚款，因为无力还钱，他被判入狱10天。但噩梦还未完，出狱后他发现女友同儿子都消失了，他变得一无所有。几个月后，女友再次现身，但不是想重修旧好，而是她不想带着儿子了。加德纳需要抚养孩子，不能再住单身宿舍，被迫流浪街头……廉价旅馆、公园、火车站厕所、办公室桌底，都成了父子俩的栖身之所，一年后他才存够钱拥有自己的小窝。

加德纳努力赚钱，当上股票经纪后，事业一帆风顺。1987年，他在芝加哥开设经纪公司做老板，成为百万富翁。后来他致力于扶贫，还出版了自传，就是《当幸福来敲门》。

第05节
孕11周

● 坚果类食物不可少

　　坚果种类较多，大致可分成两类：一类是高脂肪、高蛋白、低碳水化合物的坚果，如花生、西瓜子、葵花子、南瓜子、腰果、松子、杏仁、核桃、开心果、松仁、榛子等；另一类是高碳水化合物、低蛋白、低脂肪的坚果，如板栗、莲子、白果等。

常见坚果的主要营养素含量（以100克可食部计）								
名称	水分（克）	蛋白质（克）	脂肪（克）	糖类（克）	膳食纤维（克）	维生素（毫克）	维生素B_1（毫克）	锌（毫克）
葵花子（炒）	2.0	22.6	52.8	17.3	4.8	26.46	0.43	5.91
核桃（干）	5.2	14.9	58.8	19.1	9.5	43.21	0.15	2.17
松子（炒）	3.6	14.1	58.6	21.4	12.4	25.20	–	5.49
杏仁（大）	6.2	19.9	42.9	27.8	18.5	–	0.02	4.06

　　注：数据引自《中国食物成分表2002》（中国疾病预防控制中心营养与食品安全所编制，北京大学医学出版社出版）。

坚果的营养价值较高，含丰富的蛋白质、维生素E、B族维生素、叶酸、钾、镁、锌、铜和膳食纤维。对准妈妈而言，坚果是值得推荐的零食。然而，坚果也绝非多多益善，因为多数坚果含有大量脂肪。

因此，《中国居民膳食指南2007》建议，每周吃50克坚果是适宜的。50克坚果（以可食部分计算）相当于大小适中的花生仁66粒，或大杏仁37粒，或开心果76粒，或葵花子5把，或西瓜子5把（成年女性手掌）。

孕期坚果食用量可适当增加，如每天10克～20克（每周75克～150克）。不过，此时要减少同等重量的大豆或与之相当的大豆制品的摄入量。尤其是那些孕前即肥胖或者体重增长过快的准妈妈，更应如此。

● 宜吃富含维生素的蔬果

大部分水果都富含维生素C，维生素C可以干扰黑色素的形成，从而减少黑色素的沉淀。除了各种水果，还有一些蔬菜维生素C含量也是比较高的，如冬瓜、菜花等，可以适当多吃。

改善皮肤粗糙可以多吃富含维生素A的食物，如蛋黄、牛奶、胡萝卜、西红柿，还有一些绿色蔬菜和水果、干果等。这些食物中的维生素A可以帮助保护宝宝皮肤上皮细胞，使得皮肤细腻有光泽。

常见水果主要营养素含量（以100克可食部计）

名称	水分（克）	蛋白质（克）	糖类（克）	膳食纤维（克）	维生素C（毫克）	β-胡萝卜素（微克）	钾（毫克）
柑橘（平均）	86.9	0.7	11.9	0.4	28	890	154
苹果（平均）	85.5	0.2	13.5	1.2	4	20	119
梨（平均）	85.5	0.4	13.3	3.1	6	33	92
樱桃	88.0	1.1	10.2	0.3	10	210	232
葡萄（平均）	88.7	0.5	10.3	0.4	25	50	104

续表

名称	水分 （克）	蛋白质 （克）	糖类 （克）	膳食纤维 （克）	维生素C （毫克）	β–胡萝卜素 （微克）	钾 （毫克）
草莓	91.3	1.0	7.1	1.1	47	30	131
猕猴桃	83.3	0.8	14.5	2.6	67	130	144
香蕉	75.8	1.4	22.0	1.2	8	60	256

注：数据引自《中国食物成分表2002》（中国疾病预防控制中心营养与食品安全所编制，北京大学医学出版社出版）。

● 准妈妈腰酸、排尿痛要警惕

有些准妈妈在感到腰酸、尿痛时往往并不在意，以为是妊娠的反应。等到后来腰酸的程度日益加重，排尿也出现困难，每天排尿次数10次以上，每次尿量又很少、有排不尽的感觉，而且小便时感到疼痛酸胀，并伴有体温上升，达到39℃以上，同时伴有头痛、乏力、食欲减退、恶心、呕吐等症状时，到医院检查尿液才发现有大量的白细胞，结果已患上了急性肾盂肾炎。

这种病最初并不是肾盂肾炎，只是菌尿病。如果这种病早期得到重视和治疗，是可以早愈的，不至于发展成肾盂肾炎。

准妈妈治疗菌尿症，可在医生的指导下用对胎儿最安全的抗感染药物，如青霉素和头孢菌素，用药期间充分补充水分，常能迅速改善症状，并使尿中细菌消失。

准妈妈患菌尿症时一般用药7天即可，主张7天疗法，治疗2周后，菌尿症治愈率可达75%～80%。未治愈或反复发生的，可再用药7天，甚至更长时间。

因此当准妈妈发现腰酸、尿痛时，应及时去医院检查治疗，以防延误病情。

● 多胎妊娠的检查方法及对策

多胎妊娠属于高危妊娠，无论对准妈妈还是对胎儿都有一定的危险性，应特别重视孕期保健和分娩期处理。

多胎妊娠必须及早诊断，除了腹部触诊、听诊外，最好采用超声波检查。怀孕6～7周B超检查可发现多个胎囊，怀孕10周后即可见到多个胎头及感到多个心脏搏动，怀孕12周以后用多普勒胎心仪可听到多个频率不同的胎心音。确诊多胎妊娠后，定期产前检查，注意营养、休息，提前住院监护母子情况，制订分娩计划及分娩方式，以防分娩期及分娩后发生意外。

多胎妊娠的准妈妈要尽早确诊，孕期护理比单胎的准妈妈更要细心。首先应注意休息，保证充足的睡眠，以改善子宫及胎盘的供血，促进胎儿的生长发育。其次应该注意饮食营养，保证充足的蛋白质、维生素及微量元素的摄入，并注意多食用蔬菜水果，防止便秘的发生。最后在妊娠晚期，注意准妈妈的行动，防止发生意外的伤害，特别是腹部的外伤，减少到公共场所的活动。遵医嘱服用保胎药物，并注意观察腹痛、阴道流水情况，预防早产。

● 准妈妈如何防治静脉曲张

怀孕之初，母体会分泌出大量的雌性激素，使得下肢静脉的可扩张性增加，而且往往随着妊娠月份的增加而逐渐加重。静脉曲张常伴随许多不适，如腿部沉重感、肿胀感、热感、蚁走感或疼痛、痉挛等。这种不适常常可由于久站、疲劳和天气炎热等状况而加重，在黄昏时也会更加严重。

以下方法可防止和减轻静脉曲张带来的不适，不妨一试：

①注意适当休息，不要久坐或负重，要减少站立、走路的时间。

②睡眠时两腿宜稍微抬高，可在脚下垫一个枕头或坐垫，使脚高于床面30厘米以上。

③宜多走路，养成每天步行半小时的习惯，穿合适的鞋子，不要穿高跟鞋或高筒靴。下班回家后，应尽量光脚或穿拖鞋，以改善脚部血液循环，并使肌肉得到锻炼。

④尽量避免压迫血管，如不要穿太紧的裤子，也不要用力按摩腿部。

⑤尽量减少增加腹压的因素，如减少咳嗽、便秘等症。去厕所蹲便时间不宜过长。

⑥已患有静脉曲张的准妈妈，应避免靠近暖气片、火炉或壁炉等热源，因为热气能使血管扩张；也要注意不要长时间做日光浴。

⑦不要用太热或太冷的水洗澡，洗澡水的温度应与人体温度接近。

⑧严重的下肢静脉曲张患者需要卧床休息，用弹力绷带缠缚下肢，以预防曲张的静脉结节破裂出血。

⑨少吃高脂肪食物，少摄入糖和盐。

● 想象胎教：多看可爱宝宝的图片

有些科学家认为，准妈妈在怀孕期间，如果经常设想孩子的形象，则这种设想的形象在某种程度上与将要出生的胎宝宝较相似。因为妈妈与胎宝宝具有心理与生理上的相通性，从胎教的角度来看，准妈妈的想象是通过妈妈意念构成胎教的重要因素，并转化渗透在胎宝宝的身心感受之中。同时，妈妈在进行胎宝宝形象的构想时，会使情绪达到最佳状态，促进体内具有美容作用的激素增多，使胎宝宝面部器官的结构组合及皮肤的发育良好，从而塑造出理想中的胎宝宝。我们在日常生活中看到许多相貌平平的父母却能生出非常漂亮的孩子，这与怀孕时妈妈经常强化孩子的形象是有关系的。

进行想象胎教是一个非常愉快的过程。准妈妈可以静静地躺在床上，看一些可爱宝宝的图片，同时想象自己宝宝可爱的样子。

如果准爸爸有时间也可以加入进来，在抚摩胎宝宝的同时，还可以对胎宝宝说些想说的话，比如："宝宝，你也会像这些小朋友一样漂亮可爱。""宝宝，看这个宝宝笑得多甜呀！你也笑一笑吧！"这个时刻肯定是准妈妈和准爸爸最开心的时刻，展开对宝宝的憧憬。

● 运动胎教：到大自然中去走一走

准父母不要忘记大自然能给胎宝宝最好、最新鲜的空气，而这是保证胎宝宝健康的最关键因素之一。现在城市中的空气环境可以说已经是一个"大污池"，其中含有二氧化碳、一氧化碳、铅、苯、硫酸、有毒粉尘，含可吸入颗粒物的工业、汽车废气，以及油漆、油墨和塑料等散发出的有害挥发性物质，加上噪声、电磁辐射等现代污染，对小生命来说实在是处处充满威胁。

所以，准父母要关注这一问题，尽可能让胎宝宝远离这种污染之地，有条件的最好能多去空气清新的郊外活动，多进行"有氧运动"，适当在大自然中散步、游玩，不时清清肺中的浊气，使自己获得有利于身体健康的空气，也使胎宝宝能获得尽可能好的空气。

此外，大自然中各种各样的碧草绿树、百花盛开的情景、赏心悦目的山水、自由自在的动物、和谐美妙的鸟鸣虫叫都会给人带来美好的心情，准妈妈如能多去欣赏、观看，从中获得愉悦和美感，对胎宝宝也是极有好处的。

大自然是孕育、培养人的活力的最好场所，人不仅能从新鲜的空气、充足的阳光里获得活力，也能从欣赏大自然的美和雄伟的气势中获得活力。当然这需要准妈妈有一定文化修养。

大自然是生命的本源，在大自然中孕育的孩子会更有活力、更健康、更有灵性，请准妈妈关注这一点。

第06节
孕12周

● 吃对水果更健康

不能用水果代替正餐。孕早期，很多准妈妈都会有不同程度的早孕反应，吃不下什么东西，想用水果代替正餐。这种做法是不正确的。水果虽然含有丰富的维生素和矿物质，但是它所含的蛋白质和脂肪却远远不能满足准妈妈子宫、胎盘及乳房发育的需要。长期以水果代替正餐，会导致能量和蛋白质摄入不足，影响胎宝宝的生长发育和准妈妈的身体健康。

水果要吃，蔬菜也要吃。《中国居民膳食指南2007》指出，水果与蔬菜不能互相替换。准妈妈每日膳食中既要有蔬菜，也要有水果，不可偏废。

吃水果不可贪多。同等重量或者体积时，水果中糖类含量要低于主食，其能量也明显低于主食、肉、蛋、奶和豆制品。所以，多吃水果（通常意味着摄入其他食物减少），尤其是餐前吃水果，有助于减少总能量摄入，从而有利于防止体重增长过快。但是，如果水果摄入量太多，特别是其他食物摄入量并没有明显减少，那么，总能量摄入只增不减，结果会使体重增长过快。

水果选择范围要广。吃水果的一个基本原则是多样化，不必拘泥于所谓高营养的水果。有些水果如柑橘、苹果、猕猴桃，因其有机酸（比如柠檬酸、苹果酸和酒石酸等）含量较多，酸味较重，能刺激人体消化腺分泌，增进食欲，有助于食物消化，并促进维生素C、铁等营养素的吸收。

果汁不能代替新鲜水果。果汁是不能代替新鲜水果的。当然，在不方便吃水果时，如旅行途中或者工作中，喝果汁可作为权宜之计。除果汁外，水果罐头、果脯、果干等水果制品也同样不能代替新鲜水果。《中国居民膳食指南2007》建议，不要用加工的水果制品代替新鲜水果。

● 应少喝咖啡

咖啡因是咖啡主要的功效成分，它的最大益处是提神，使人精力旺盛。这种提神作用既与大脑兴奋有关，也与心理依赖有关。

与茶相似，准妈妈喝太多咖啡有可能对胎儿造成不利影响。咖啡因可以通过胎盘，有收缩血管的作用，可使胎盘绒毛膜血流显著减少，影响胎儿发育。据研究，咖啡因可降低胎儿出生体重，且咖啡因摄入量越多，胎儿出生体重减少克数越多。美国食品药物管理局（FDA）曾发表声明，建议已经怀孕或可能怀孕的女性减少咖啡因的摄取，每天不能超过200毫克。

这是因为：首先，咖啡因在肠道内会干扰钙、铁、锌等矿物质的吸收；其次，咖啡因通过胎盘进入胎儿体内，也会使胎儿出现兴奋现象；最后，有的速溶咖啡含有植脂末（或称"咖啡伴侣"），植脂末中含有较多反式脂肪酸及食品添加剂。

总之，准妈妈应尽量少喝咖啡。除咖啡和茶外，可可、巧克力、可乐饮料和某些功能饮料中也含有少量的咖啡因。当然，与香烟和酒精的毒害相比，咖啡或含咖啡因的饮料（如可乐等）对妊娠的不良作用要轻微得多。

● 积极预防真菌性阴道炎

真菌性阴道炎是由真菌（即白色念珠菌）引起的阴道炎症。怀孕后阴道内酸碱环境改变，适合真菌的生存，因此准妈妈患真菌性阴道炎非常普遍。1/3的准妈妈阴道带有真菌，其中一半准妈妈没有症状，成了携带真菌者，另一半有明显症状，就成了真菌性阴道炎患者。

真菌性阴道炎对宝宝主要有以下4个方面的影响，其中前两点很常见，第3点较少见，第4点虽然很少见却是最严重的。

①新生儿鹅口疮。

②新生儿肛门周围念珠菌性皮炎。

③女婴可出现真菌性阴道炎典型症状。

④胎宝宝感染、早产，极少数准妈妈阴道的真菌经宫颈上行，穿透胎膜感染胎宝宝，引起早产。

治病不如防病，准妈妈想要远离真菌性阴道炎，应该从以下几个方面加强注意：单独清洗内衣裤；慎用女性清洁液；尤其不要做阴道冲洗，不然改变了阴道酸性环境，更易感染真菌；避免长时间使用抗生素；少吃甜食，控制血糖，血糖升高会间接改变阴道的pH值；保持外阴干燥，注意外阴清洁，穿宽松、透气性高的内裤。

● 什么是葡萄胎

有的女性怀孕后，在子宫内生长的不是胎儿，而是无数成串的大小不等的透明水泡，大者像葡萄，小者像绿豆，由于其外形似成串的葡萄，因此医学上称之为葡萄胎。葡萄胎是由于早期妊娠的绒毛中滋养细胞增生过度及其间质水肿而形成。由于葡萄状物与子宫壁剥离而引起阴道出血，或持续不断，或间断反复发生，时多时少。

有时在血块中可见到一些葡萄样的大小不等的水泡状物，如大片脱落可引起阴道大出血。半数患者可发现腹部明显增大，与妊娠月份不符，往往妊娠2～3个月而腹部却像4～5个月大小，且无胎动。少数患者由于葡萄状物坏死或部分排出，子宫也可与妊娠月份相符，甚至小于妊娠月份。有些患者还可出现高血压、水肿、蛋白尿等现象。因此，凡有月经过期，出现阴道流血或腹部增大迅速等现象，即应去医院检查。

由于葡萄胎是良性疾病，因此在确诊后不要过分紧张。确诊后应尽快清除葡萄胎，一般一次不能吸净，往往需要2～3次，直到无葡萄状物为止。同时严密随诊，至妊娠试验转为阴性，一般至少2年。若随诊中发现妊娠试验一直不转阴，或阴性后又转阳，或出现其他异常现象，如阴道流血、咯血等，则应警惕葡萄胎恶变的可能，需做进一步的检查以确诊。

由于葡萄胎的内容物很难一次性清除干净，而一次清理子宫时间过长，也会出现子宫穿孔、术中出血、术后感染的风险，所以常常需要多次清宫。清除葡萄胎后如果过早再次怀孕，会增加再次怀上葡萄胎的风险。而重复性葡萄胎的恶变机会将增加3～4倍。

● 准妈妈穿什么样的衣服好

　　准妈妈选购准妈妈装时不要只看款式是否时尚美观，最重要的是要看是否舒适柔软，因为妊娠期的女性皮脂腺与汗腺功能旺盛，易出汗。所以，准妈妈应选择宽松、柔软、吸汗性能好、透气性能佳的着装，以质地为天然纤维的衣服为佳，如纯棉、亚麻等。

　　①准妈妈的衣服与裤子，尤其内衣裤应选择用纯棉质地的。忌穿化纤或涤棉等混纺布料缝制的内衣或内裤。

　　②准妈妈的衣服与裤子均应宽大，使日渐丰满的双乳与膨大的腹部不受约束。

　　③准妈妈忌用腹带紧束腹部或穿瘦腰裤，更不能穿又紧又硬的牛仔裤，以防影响腹内胎儿的正常发育。

　　④准妈妈的裤腰可采用松紧带，而不用硬皮带。也可采用背带吊住裤子。

　　不要忽视着装的颜色对心情的影响。准妈妈在选择准妈妈装时不妨考虑一些柔和的颜色，如浅绿、浅黄、浅蓝、浅粉等，这些颜色既可以扮靓准妈妈，也可以使准妈妈保持平和的心境，这对胎儿的发育十分有利。

　　要注意穿宽松、轻便、透气性好的鞋，沉重、不透气的鞋会使脚的水肿加重。准妈妈摔倒的概率相对增加，危险性大，应穿有防滑鞋底的鞋。有弹性、柔软的鞋还能减轻脚的疲劳。

● 语言胎教：朗读《春晓》

春晓

春眠不觉晓，处处闻啼鸟。

夜来风雨声，花落知多少。

　　孟浩然，唐代诗人，以写田园山水诗为主，与另一位山水田园诗人王维合称为"王孟"。这首诗是诗人隐居在鹿门山时所作，意境十分优美。诗人抓住春天的早晨刚刚醒来时的一瞬间展开描写和联想，生动地表达了诗人对春天的热爱和怜惜之情。

　　此诗没有采用直接叙写眼前春景的一般手法，而是通过"春晓"（春天早晨）自己一觉醒来后瞬间的听觉感受和联想，捕捉典型的春天气息，表达自己喜爱春天和怜惜春光的情感。诗的前两句写诗人因春宵梦酣，天已大亮了还不知道，一觉醒来，听到屋外处处是鸟儿的欢鸣。诗人惜墨如金，仅以一句"处处闻啼鸟"来表现充满活力的春晓景象。但人们由此可以知道就是这些鸟儿的欢鸣把懒睡中的诗人唤醒，可以想见此时屋外已是一片明媚的春光，可以体味到诗人对春天的赞美。正是这可爱的春晓景象，使诗人很自然地转入诗的第三、四句的联想：昨夜我在朦胧中曾听到一阵风雨声，现在庭院里盛开的花儿到底被摇落了多少呢？联系诗的前两句，夜里这一阵风雨不是急风暴雨，而是轻风细雨，它把诗人送入香甜的梦乡，把清晨清洗得更加明丽，并不可恨。但是它毕竟要摇落春花，带走春光，因此一句"花落知多少"，又隐含着诗人对春光流逝的淡淡哀怨以及无限遐想。

　　这首诗之所以深受人们喜爱，除了语言明白晓畅、音调朗朗上口之外，还在于它贴近生活，情景交融，意味隽永。

孕4月

要定期进行产检

第01节
准妈妈的身体变化

● 早孕反应逐渐消失

食欲开始好转，甚至胃口大开。到怀孕第16周，体重可能已经增加了4.5千克。此时，准妈妈要开始做好孕期的体重控制。另外，可能会出现贫血、牙龈出血的问题。

另外，准妈妈的基础体温开始下降，逐渐呈低温状态并持续到分娩结束。阴道内的酸度降低，容易感染细菌，要注意保持清洁。供给胎宝宝血液、氧气和营养素的胎盘已经发育完善，且准妈妈与胎宝宝之间已有脐带连接，所以流产危险降低。

● 下腹部开始凸起

子宫会逐渐变大，从外表已经可以看出下腹部的凸起。到这个月的月末，宫底达脐和耻骨联合上缘之间。此时子宫上升到骨盆上方，对膀胱的压迫减少。不过，因为支撑子宫的韧带被拉长，准妈妈会时常觉得腰酸。乳房的发育还在继续，乳头和乳晕呈深褐色，但相比前几个月，表现并不明显。有的准妈妈乳房已经开始分泌初乳。

第02节
胎宝宝的生长发育

● 第13周：开始长出指纹

胎宝宝已有7厘米~8厘米长，体重将近23克。令人惊叹的是，尽管此时他仍然很小，却已经有指纹了。如果胎宝宝是个女孩，那么此时她的卵巢中已经有了大约200万颗卵子，但是到她出生时，卵子的数量就只剩下一半了。

● 第14周：表情丰富，活泼好动

胎宝宝大约像一只柠檬那样大，体重大约为43克。他的牙床上有了牙槽，20颗乳牙将会从这里长出。虽然他在出生前还不能发出任何声音，但是已经长出了声带。

在大脑的指挥下，胎宝宝能做出许多表情：他会斜眼看、皱眉，还会做鬼脸。虽然胎宝宝的手脚非常灵活好动，但此时准妈妈还感觉不到胎宝宝微弱的拳打脚踢。手指甲开始长出，而且会做抓的动作了。如果做个超声波扫描的话，也许还能看到胎宝宝吮吸自己的大拇指。

胎宝宝的肝脏在这一周开始分泌胆汁，这表明他的肝脏正常地发挥着自己的作用。脾脏也开始辅助制造红细胞了。肾脏开始制造尿液，他把这些尿液排泄到包围着他的羊水里。

● 第15周：关节和四肢都能动

　　胎宝宝身长将近11厘米，体重70克左右。腿长得比胳膊长了，手指甲已经完全长成。所有的关节和四肢都能动了。此时，胎宝宝经常会打嗝。他无法发出任何声音，因为他的气管中充满了液体，而非空气。

● 第16周：已经有100克重了

　　胎宝宝已经有一个大鳄梨那么大了，体重大约有100克，并且在接下来的3周里，他的体重还会翻倍，身长也会增加不少。他已经找到了自己的第一件玩具——脐带，他喜欢对脐带又拉又抓。

第03节
孕13周

● 注意钙元素的补充

钙是人体骨骼和牙齿的主要组成物质。此外，钙在人体中还有以下作用：降低毛细血管和细胞膜的通透性，防止渗出，控制炎症和水肿；降低神经的兴奋性，有利于心肌收缩，维持心跳节律。

准妈妈如果长期缺钙或缺钙程度严重，不仅可使母体血钙降低，诱发小腿抽筋或手足抽搐，全身无力，腰腿酸痛，还可导致准妈妈骨质疏松，进而产生软骨症，更会殃及胎儿产生先天性佝偻病和缺钙抽搐以及出生后体重轻等症状。

含钙丰富的食品以奶和奶制品为佳，鱼罐头（连骨食入）、鱼松（连鱼骨粉）、小虾皮、海带等也是钙的良好来源。此外，豆类及其制品也含有较丰富的钙。

很多准妈妈认为要补钙就是要吃钙补充剂，否则还怎么叫"补"呢？其实不然。专家指出：喝牛奶是补钙最好的方式，因为牛奶本身钙含量就很高。只需保证每天喝500毫升的牛奶，就能满足人体每天必需的钙。牛奶中的乳钙营养丰富，含有柠檬酸钙、离子钙、锌、磷、免疫球蛋白等成分，肠道吸收率高达40%，且对肠道刺激性小，即使是肠胃功能不好的准妈妈也可以放心喝。

● 保证优质蛋白质的摄入

怀孕期间，胎宝宝、胎盘、羊水、血容量的增加及准妈妈子宫、乳房等组织的生长发育约需925克蛋白质，其中胎宝宝体内约440克，胎盘100克，羊水3克，子宫166克，乳腺81克，血液135克。胎宝宝早期肝脏尚未发育成熟，缺乏合成氨基酸的酶，所有的氨基酸都是必需氨基酸，需要由母体提供。

孕中期要注意摄入足量的蛋白质，特别是优质蛋白质。2013年《中国居民膳食营养素参考摄入量》建议，孕中期准妈妈每日应增加摄入15克蛋白质。绝大多数准妈妈每日膳食蛋白质的摄入量应达到70克以上。

食物中蛋白质含量的大致规律是：禽类、畜肉、蛋类、奶类、鱼和海鲜、内脏等动物性食物以及大豆制品含较多的蛋白质，谷类（主食）中的蛋白质也不少，而蔬菜和水果中的蛋白质通常很少。动物性食物以及大豆制品所含蛋白质不仅含量比谷类高，而且其营养价值也超过谷类，是优质蛋白质的良好来源。另外，坚果类如花生、瓜子、核桃、腰果、杏仁等也含有较多蛋白质，其含量与大豆相当。

因此，孕中期膳食结构中要增加动物性食物以及大豆制品的摄入量。其中，奶类每天至少250克（或毫升），鸡蛋每天1个，肉类（包括禽类、畜肉、鱼和海鲜等）每天150克，大豆40克（相当于豆腐200克、豆腐干80克、腐竹30克、豆浆800克、豆腐脑700克）。

● 测量宫高、腹围的意义

从怀孕14～15周开始，准妈妈做产前检查时增加了一个新的检查项目，即测量宫高及腹围。准妈妈的宫高、腹围与胎宝宝的大小关系非常密切。每月、每周的增长是有一定的标准的，所以，做产前检查时每次都要测量宫高及腹围，以估计胎儿宫内发育情况。

妊娠期子宫的增大有一定规律，表现为宫底升高，腹围增加。怀孕28周前每4周测量1次；怀孕28～35周，每两周测量一次；怀孕36周后每周测量一次。测量宫高的方法是让准妈妈排尿后平卧于床上，用软尺测量耻骨联合上缘中点至宫底的距离，然后将测量结果画在妊娠图上，以观察胎儿发育与孕周是否相符及羊水的多少等情况。

正常的准妈妈宫高和腹围的增长应该限制在一定范围内，超出该范围就要仔细考虑是否存在一些隐匿的问题，最为常见的是准妈妈吃得太多，体重增长超过了标准；另外，羊水过多或者双胎妊娠时都会在妊娠图上表现出来。

在孕晚期通过测量宫高和腹围，还可以估计胎儿的体重。胎儿体重估计（g）＝子宫长度（cm）×腹围（cm）+200（g）。这一方法为估算值，并不代表婴儿出生的实际体重。预测胎儿体重的目的在于及早发现胎儿发育方面存在的问题。一般来说，出生时的实际体重与预测体重会有10%～15%的误差。比如，出生体重4000克，其误差范围为400克～600克。也就是说，宝宝体重越大，误差范围也就越大。

● 什么是羊水穿刺

羊水穿刺是常用的产前诊断方法之一。由于羊水含有胎儿躯体脱落的组织细胞，可以通过抽取羊水，经过分析和监测，预测胎儿的某些先天缺陷或遗传性疾病。如果发现异常，可以立即终止妊娠，避免有缺陷的新生儿出生。

羊水穿刺一般在妊娠16～20周进行，太早或太晚均不利于疾病的诊断。此时羊膜腔内处于快速增长阶段，胎儿较小，穿刺一般不会伤及胎儿，通常是在B超监护下穿刺。羊水穿刺只抽取15毫升～20毫升羊水，与羊水总量相比，这是极小的量，准妈妈不必担心会影响胎儿的生长发育。

35岁以上的准妈妈、有出生缺陷儿分娩史的准妈妈、家族中有出生缺陷分娩史的准妈妈、准妈妈本人或丈夫是出生缺陷儿等情况，胎儿发生疾病的机会较多，最好做羊水穿刺检查。

羊水穿刺的注意事项如下：如有过敏史、特殊疾病史和其他需要说明的情况，请在术前登记时告知医生；术前3天禁止同房；术前1天须沐浴；术前10分钟排尽小便；术前3～7天有感冒、发热、皮肤感染等异常，请在术前登记时告知医生；术后至少静坐休息2小时后，方可乘车回家；术后24小时内不沐浴，多注意休息，避免大量的运动，以及搬运重物等体力劳动；术后半个月禁止同房；术后3天里如有腹痛、腹胀、阴道流水、流血、发热等症状，应立即就诊。

● 要有高质量的睡眠

准妈妈的睡眠时间应比孕前多一些，如平常习惯睡8小时，妊娠期可以睡到9个小时左右。多出的这一个小时的睡眠时间最好加在中午。即使在春、秋、冬季，也要在午饭后稍过一会儿躺下，舒舒服服地睡个午觉。睡午觉主要是可以使准妈妈精神放松，消除劳累，恢复活力。

午睡时间长短可因人而异、因时而异，半个小时到一个小时，甚至再长一点均可。总之以休息好为宜。当然，平常劳累时，也可以躺下休息一会儿。

保证睡眠质量有不少好办法，如可在睡前洗个温水澡；常晒被褥，使之松软；冬天不妨放个暖水袋把被窝弄得暖和些，肩部应该有一靠垫塞着，不要使肩部着凉；身体的肌肉应全部放松，这样就很容易睡得酣熟了。

失眠时不要随便吃安眠药，应遵医嘱，最好不要依赖药物。只要找出失眠的原因并在日常生活中注意纠正，睡眠质量是可以得到改善的。如白天适当做点家务活，或做柔软体操，但必须避免过度疲劳。此外，阅读一些报纸杂志，以调节情绪，或者看看电视、戏剧，也有助于消除紧张心情，帮助入睡。

● 准妈妈最好不开车

准妈妈最好不要开车，因为开车的时候驾驶者通常都是持续坐在座位上，骨盆和子宫的血液循环都会比较差，而且开车容易引起紧张、焦虑，这些都对胎儿不利。如遇紧急刹车，方向盘还容易冲撞腹部，引起破水。另外，怀孕期间准妈妈的反应也会变得比较迟钝，此时开车会增加危险。

如果准妈妈无法避免开车，则一定要注意以下几点：

①时速不要超过60公里。

②避免紧急刹车。

③每天只走熟悉的路线，而且连续驾车不超过1小时。

④不要在高速公路上开车。

⑤怀孕32周以上的准妈妈，请不要开车。

⑥系好安全带。

一般来说，孕中期骑自行车是适宜的，不过，准妈妈骑车一定要小心谨慎。要骑女式车，以方便上下车；调整车座的倾斜度，让车座后边稍高一些，并套上一个厚实柔软的座套；骑车时活动不要太剧烈，活动剧烈时易形成下腹腔充血；骑车时间不宜过长；不要骑车上太陡的坡或是在颠簸不平的路上行驶，因为这样容易造成会阴部损伤；人多的地方最好下车推行，避免和他人发生碰撞或因躲闪不及而摔倒；在妊娠后期，最好不要骑车，以防羊水早破。

● 良好的胎教需要经营

为什么同样接受过胎教的胎儿，出生后还是有很大的区别？这是很多父母都存在的一个疑问。这是因为胎教并不仅仅是按照书上写的那样做就可以了，还受到很多方面的影响，如父母的心情、环境、健康等。同婚姻一样，良好的胎教也需要经营。

首先，要做好充分的准备。男女双方来自不同的家庭与背景，两人一定要对新生命的来临有共识和周全的准备；了解双方家庭中每一分子的心情，因为婚姻不是个人的事，更何况是孕育下一代；应该在安静、舒适的环境中受孕。

其次，要保持良好的心态。对胎儿进行胎教的最好方法莫过于家庭所有成员对胎儿的爱了，在家人的祝福和关怀中享受将成为母亲的幸福；对生活充满信念和希望，这些信念和希望不仅有利于顺产，而且有利于胎儿形成有意志、有自信的性格；要具备良好心态，不去想、不去看、也不去做那些不好的事情。不说谎话，不去计较一些琐碎的事情，要努力用愉快的心情迎接宝宝的到来。

如何做好胎教－延展阅读

　　再次，生活要有规律。要有营养均衡的饮食，因为胎儿发育需要大量的营养，这都必须从母体获得；为了维持健康的身体，尽量避免过咸或有刺激性的食品，多吃有益于身体健康的食品；适度的运动，可促进血液循环，给胎儿提供适当的营养和健康成长的气氛，对脑部的发育成长十分有效。

　　最后，要培养一些兴趣爱好。如画画、听音乐或是读书等，都可以使生活变得愉快。温柔而轻快的音乐对胎儿尤其好，有助于胎儿心智的发展；关心胎儿，和他谈话、打招呼，并且告诉胎儿今天是几月几日等。

第04节
孕14周

● 适当增加能量的摄入

孕中期，每日对能量的需求比未孕前约增加300千卡，即一天需要摄入2300千卡能量。

影响能量需要的因素很多，如孕前体重、孕期体重增加的情况和准妈妈的活动量等，不可能有一个确切的能量需要量适用于所有的准妈妈。一般可根据准妈妈体重的增长来评价和判断能量的摄入是否适宜，孕中、晚期每周增重应不少于0.3千克、不多于0.5千克。

碳水化合物、脂类和蛋白质经体内代谢可释放能量，统称为"三大产能营养素"。其中，碳水化合物是人体最重要的能量来源，人体所需的能量50%是由食物中的碳水化合物提供的。粮谷类食物是碳水化合物的主要来源，中国营养学会建议孕中期每日应摄入350克~450克粮谷类食物。

脂类是人类膳食能量最经济的来源，1克脂肪在体内分解成二氧化碳和水，并产生9千卡能量，比1克蛋白质或1克碳水化合物高1倍多。2013年《中国居民膳食营养素参考摄入量》推荐准妈妈膳食脂肪供能比为20%~30%，即一天需要从脂类食物中摄入460千卡~690千卡能量（合51克~76克脂肪）。

在一般情况下，人体主要依靠碳水化合物和脂肪供应能量，但如果这两者供能不足，如长期不能进食或消耗量太大时，体内的糖原和储存脂肪已大量消耗之后，将依靠组织蛋白质分解产生氨基酸来获得能量，以维持必要的生理功能。

● 继续补充钙和维生素D

在孕早期，因为胎儿的骨骼发育尚未开始，准妈妈需要钙的量与未孕时相比，并没有增加，大致是每天800毫克。进入孕中期后，胎儿骨骼系统快速发育，钙的适宜摄入量增加至每天1000毫克，孕晚期则为1200毫克，与未孕时相比增加了50%。

孕中期和孕晚期对钙的需要量增加，主要是为了满足胎儿的骨骼发育。如果此时准妈妈膳食中钙供应不足，首先受害的不是胎儿，而是准妈妈自己。胎盘对钙的转运是主动式的，它像吸盘一样"吸"走准妈妈身体里的钙。当膳食缺钙时，准妈妈骨骼中"储存"的钙将被胎儿优先使用。这种"牺牲"准妈妈、"保护"胎儿的现象，在孕营养中十分普遍。有研究表明，孕期摄入钙较少的女性，骨密度降至同龄非孕女性的85%。因此，孕期摄入充足的钙，与其说是为了胎儿的正常发育，不如说是为了保证准妈妈的健康。孕期钙摄入不足，不但会影响产后恢复，还是导致女性骨量减少、体质下降的重要原因之一。当然，在缺钙严重时，胎儿的发育也会受累。

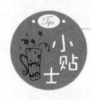

对于钙营养而言，还有一点是非常重要的，那就是维生素D的摄入。维生素D能提高食物中钙的吸收率，并促进钙在体内的利用和代谢。实际上，维生素D是调节钙代谢的关键所在。

维生素D主要由自身皮肤合成。皮肤在阳光中紫外线的照射下，以7-脱氢胆固醇为原料，自动合成维生素D。所以，对准妈妈而言，多晒太阳或多进行户外活动是非常必要的。绝大多数食物中维生素D含量都很少，不能满足人体需要。只有鱼肝油中含有大量的维生素D，常被加工成营养补充剂应用，准妈妈应每日补充400IU维生素D。

● 葡萄糖筛查试验

通常在妊娠第16周后，医生会建议准妈妈做糖筛检查。其目的是将可能患有妊娠期糖尿病的准妈妈筛查出来，并对该疾病进行必要的干预和治疗。一般而言，如果准妈妈的第一次检验结果正常，医生就不会要求再进行第二次检查。但是，如果妊娠期间出现胎儿由于不明原因个头儿比正常孕周大或是准妈妈体重增长过快时，医生会要求复查此项目。

做这项检查时，医生会给准妈妈开一定量的葡萄糖，让准妈妈在服用后测量血糖的浓度。血糖正常值一般不超过8毫摩尔/升。像北京、上海等大城市的医院，已将其列为准妈妈孕期内的常规检查项目。

但要注意，如果血糖值超过11.1毫摩尔/升，则千万不要再做任何服糖水的检查了，因为此时准妈妈极有可能已患有糖尿病。这里说的糖尿病指的是孕前就存在的，而不是妊娠后才出现的。妊娠前已患有糖尿病的准妈妈要避免进一步的不良刺激，非妊娠引起的糖尿病只要根据空腹血糖检查和随机血糖检查的结果即可确诊。

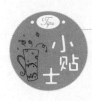

　　糖筛检查前2周应减少糖分、淀粉的摄入。检查前一天，最好饮食清淡，米饭也少吃。前一天晚上8点后不要进食，水也要少喝。做糖筛时，喝糖水时不要大口吞，要一点一点地喝，但要在3～5分钟内喝完，喝完后最好多走动。喝完后一小时进行抽血。抽完血后要及时进食，以免长时间饥饿导致身体不适。

● 血糖高对胎儿有什么危害

准妈妈的高血糖会使胎儿长时间处于高糖环境中。高浓度的血糖经胎盘达到胎儿体内，刺激胎儿的胰岛β细胞增生、肥大，胰岛素分泌增多。胎儿的胰岛素和血糖升高后，脂肪的蛋白合成也随之增加，使胎儿生长加速，机体耗氧增加，造成胎儿相对慢性缺氧，胎儿呈现出肥胖、圆脸似满月、全身皮下脂肪丰富、头发多、皮肤呈深红色等特征，被称为糖尿病胎儿。

肥胖使胎儿肺成熟延迟，容易发生新生儿呼吸窘迫综合征；如胎儿器官的生长会受到影响，最多见的是胎儿多发畸形。一些研究数据显示，血糖高的准妈妈发生胎儿多发畸形率为6.1%，如大血管错位、室间隔缺损、房间隔缺损、单心室；神经系统畸形如无脑儿、脑脊髓膜膨出和脊柱裂；消化器官畸形如肛门直肠闭锁。此外还有肾肺发育不全等，全身各个器官都会出现异常。胎儿一旦出生而脱离母体的高血糖环境，常会发生新生儿低血糖症，发生率可达30%～50%。

准妈妈高血糖时，其腹中的胎儿会出现慢性缺氧的情况，胎儿的红细胞增加，当胎儿出生后体内大量的红细胞被破坏，从而造成新生儿高胆红素血症，出现黄疸。

妊娠期糖尿病导致的巨大胎儿可发生肥厚性心肌病，严重时会出现心力衰竭。巨大胎儿的体内储存了大量的脂肪细胞，增加将来发生糖尿病、成年肥胖的概率，有些人还会智力降低。

● 孕中期宜采用哪种睡姿

一般人睡觉，可以随意采用侧卧或仰卧等姿势，但是准妈妈到了妊娠中后期，则以侧卧为好，仰卧对大人和胎儿都没有好处。

女性怀孕以后，子宫由孕前的40克左右增大到妊娠后期的1200克左右，再加上羊水、胎儿的重量，可达到6000克，子宫的血流量也相应增加。如果经常仰卧睡，子宫后方的腹主动脉将受到压迫，影响子宫的供血以及胎儿的营养，同时可能影响肾脏的血液供应，血流减慢，使尿量也随之减少。准妈妈身体内的钠盐和新陈代谢产生的有毒物质，不能及时排出，可引起妊娠中毒症，出现血压升高、下肢和外阴水肿现象，严重时会发生抽搐、昏迷，甚至可能危及生命。准妈妈仰卧睡觉，还可能压迫子宫后方的下腔静脉，使回流心脏血液减少，影响大脑的血液和氧气供应不足，准妈妈会出现头昏、胸闷、面色苍白、恶心呕吐等情形。

妊娠中后期，准妈妈如果常仰卧睡，子宫会压迫输尿管，使排尿不畅，容易发生肾盂肾炎等疾病。

准妈妈在孕期会变得特别容易疲倦，有时再加上晚上睡眠不好，整个人的精神状态就会更差，白天随时犯困想睡，并时常感到头晕乏力。建议准妈妈想睡就睡，不要做太多事，尽可能多休息，早睡觉。如果是在上班，则想办法通过一些有益的方式来减轻疲倦，如闭上眼睛做几分钟冥想，放些调节情绪的音乐，动手做一下让身心放松的自我按摩等。

● 语言胎教：告诉胎宝宝一天的生活

语言胎教主要采用同胎宝宝谈话的方式，以逐渐加强对胎宝宝的语言刺激，以语言手段来激发胎宝宝的智力发育。

准妈妈可以告诉胎宝宝一天的生活，从早晨醒来到晚上睡觉，自己或家庭成员做了什么，说了些什么话，以及自己想了些什么，这些都可以讲给胎宝宝听。这是母子共同体验生活节奏的一种方法。如早晨起来，先对胎宝宝说一声"早上好"，告诉他新的一天已经开始了。打开窗户告诉胎宝宝"早上空气真新鲜""啊，太阳升起来了，阳光洒满大地"。关于天气，可教的有很多，如阴天、下雨、飘雪花等，天气的冷热、温度的高低等都可以作为话题。在洗手间也有很多可以同胎宝宝说的话，如天天要洗脸，饭后要刷牙，便后要洗手，衣服要经常换，爸爸为何要刮胡子，妈妈为什么爱梳妆，肥皂为何起泡泡，都是很好的说话内容。

准妈妈还可以告诉胎宝宝，今天穿的衣服是什么样式的，什么颜色的，什么布料的。接着把镜子里的自己视觉化，将信息传递给胎宝宝，如"今天很冷，穿风衣吧""应邀赴会，还是穿套服的好""这件上衣，还是配蓝色的丝巾合适"等。吃饭时，先深深地吸口气，问胎宝宝："闻到了吗？饭菜真香啊！"还可以告诉胎宝宝各种蔬菜的名称、味道、营养和制作方法，要胎宝宝出生后喜欢吃各种蔬菜。

此外，准妈妈可在散步时把眼前的景色生动地讲给胎宝宝听："瞧，公园真美丽，青青的草，红红的花，鱼儿在池塘里游来游去。"准妈妈还可以利用诸如打扫房间、洗衣服、做饭、买东西、上银行、去医院，或者织毛衣、看电视、洗澡等活动同胎宝宝谈话。

● 语言胎教：朗读《鸟鸣涧》

鸟鸣涧

人闲桂花落，夜静春山空。

月出惊山鸟，时鸣春涧中。

这首诗是唐代著名诗人王维山水诗中的代表作品之一。从文学创作的角度来赏析，这首诗的精妙之处在于"动""静"对比衬托的诗情画意。首句"人闲桂花落，夜静春山空"，便以声写景，巧妙地采用了通感的手法，将"花落"这一动态情景与"人闲"结合起来。花开花落都属于天籁之音，唯有心真正闲下来，放下对世俗杂念的执着迷恋，才能将个人的精神提升到一个"空"的境界。

当时的背景是深夜，诗人显然无法看到桂花飘落的景致，但因为夜静，更因为观风景的人心静，所以他还是感受到了盛开的桂花从枝头脱落、飘下、着地的过程。而我们在诵读的同时也似乎进入了香林花雨的胜景。此处的"春山"还给我们留下了想象的空白，因是"春山"，可以想见白天喧闹的画面：风和日丽、鸟语花香、欢声笑语。而此时，夜深人静，游人离去，白天的喧闹消失殆尽，山林也空闲了下来，其实"空"的还有诗人作为禅者的心境。唯其心境洒脱才能捕捉到别人无法感受的情景。

末句"月出惊山鸟，时鸣春涧中"，以动写静，一"惊"一"鸣"，看似打破了夜的静谧，实则用声音的描述衬托山里的幽静与闲适：月亮从云层中钻了出来，静静的月光流泻下来，几只鸟儿从睡梦中醒了过来，不时地呢喃几声，和着春天山涧小溪细细的流水声，更是将这座寂静山林的整体意境烘托在读者眼前，与王籍"蝉噪林逾静，鸟鸣山更幽"（《入若耶溪》）有异曲同工之妙。

第05节
孕15周

● **补钙食谱推荐**

荠菜猪肉馅馄饨

原料：荠菜300克，猪肉馅300克，馄饨皮400克，榨菜末、虾皮、紫菜、香菜各适量。

调料：香油、酱油、盐、葱花、姜末。

做法：

①猪肉馅用葱花、姜末、酱油、盐拌匀。

②荠菜择洗干净后在开水中焯一下，捞出沥水，剁成菜馅，稍挤出水分，放入拌好的肉馅中，再加少量香油拌匀成菜肉馅。

③将菜肉馅包成馄饨。

④将虾皮、紫菜、榨菜末、香菜、酱油、香油放在碗内，馄饨在开水中煮熟，盛在放好调料的碗中即成。

炒凤尾虾仁

原料：青河虾500克，冬笋50克，黄瓜50克，鸡蛋清。

调料：盐、葱、姜末、淀粉、植物油。

做法：

①青河虾去头去壳，留尾壳，洗净，捞出沥干水，放入碗里，加盐、鸡蛋清，再加淀粉搅拌均匀。

②冬笋去外皮洗净，用开水焯一下；黄瓜洗净，均切成小块。

③葱、姜末、盐少量、淀粉加水调成芡汁。

④炒锅上火，放油烧热，下虾仁、冬笋块、黄瓜块，用手勺推动散开，熟透捞出。锅底油放葱、姜末，倒入捞出的虾仁、冬笋块、黄瓜块，加入调好的芡汁，翻炒均匀，即可盛盘。

● 孕中期也要注意补锌

准妈妈孕期缺锌的现象非常普遍。准妈妈缺锌会使羊水缺乏抗微生物活性，也会影响核糖核酸的合成，导致足月胎儿体重降低、发育停滞、先天性畸形，出现先天性心脏病、骨畸形和尿道下裂等。若准妈妈血清中锌含量过低，会引起新生儿活动减弱，宫缩无力、产程延长、难产，严重的会出现流产或死胎。准妈妈摄入充足的锌可促进胎儿的生长发育，预防先天性畸形。

2013年《中国居民膳食营养素参考摄入量》推荐孕中期后每日应摄入锌16.5毫克，最高可耐受量是35毫克。素食者、高纤维素膳食者、多次妊娠者，大量摄入钙剂后应额外补锌15毫克/日。如果每天补充30毫克的铁剂，可能干扰锌的吸收，故建议妊娠期间治疗缺铁性贫血的准妈妈同时补锌15毫克/日。

富含锌的食物有香蕉、植物的种子（麦胚、葵花子、各种坚果）、卷心菜、蛋类、瘦肉、动物肝脏、奶制品、紫菜、海带、红小豆、荔枝、栗子、虾、海鱼、芹菜、柿子等。应注意的是，服用硫酸锌制剂或特别加锌的食品不宜过量。

常见的补锌制剂包括：第一代无机锌，代表产品为"硫酸锌"，因有明显副作用，目前已基本被市场淘汰；第二代有机锌，代表产品为"葡萄糖酸锌""甘草锌"，副作用略小，但吸收率一般；第三代生物锌，代表产品为"蛋白锌"，吸收率高。如果要选择锌补剂，最好参考医生建议。

● 控制血糖的最好办法是什么

孕期进行血糖筛查，是为了使血糖在身体中保持平衡，观察血糖的变化可以及时确诊糖尿病或发现准妈妈的糖尿病倾向，控制血糖浓度可以减少胎儿畸形和流产的发生，保障准妈妈身体健康。

正常妊娠至24～28周时要做餐后血糖筛查，如果血糖浓度高于8毫摩尔/升，说明血糖过高需要控制了。

正常准妈妈控制体重就是控制血糖的最好办法。当体重在合理范围内时，体内新陈代谢处于相对平衡状态，没有多余的热量，血糖基本可以保持在正常范围内。

如果正常准妈妈出现了体重增长过快，体重增加已经超标时，就需要控制了。控制从两个方面做起，即饮食控制和运动控制。

饮食控制包括饮食合理搭配，特别要控制高糖、高脂类食物，改变不合理的饮食方法，例如禁食经过精加工的点心、糖果、巧克力、高甜度饮料等。有些准妈妈认为水果可以补充维生素，于是每天要吃掉大量的水果。有的准妈妈每天要吃半个大西瓜，还要吃葡萄、苹果、蜜桃等高甜度水果，这样做的结果很容易造成血糖含量短时间内突然增加，超过人体代谢负荷，并且过多摄入的糖分会转变成脂肪，在体内存积下来，使体重快速增加。同时大量高甜度水果的摄入会妨碍其他营养物质的摄入。任何单一的营养物质都不能过多食入，尽管人体需要，食入过多同样会造成伤害。

运动可以帮助多余的热量从体内代谢掉，所以坚持做适量运动有助于体重的控制。最好选择自己喜欢的运动项目，不必强求与他人一致，建议在享受生活中控制体重。

● 开始进行乳房保健

为适应分娩后哺乳的需要，从怀孕中期开始，准妈妈应做好乳房的保健和卫生。每天用温水擦洗乳房，如果乳头结痂难以除掉，可在乳头上盖一块涂有油脂或蘸有加热过的花生油的纱布，等次日晨起再清洗。同时经常擦洗乳头能增强乳头皮肤的韧性，能预防产后乳头皮肤皲裂。按摩时间也不宜太长，用双手手掌在乳房周围轻轻按摩1～3分钟，然后用五个手指轻轻抓揉乳房10～20次。

每天坚持按摩能保证乳腺管畅通，促进乳房发育。用温和的润肤乳液将清洗干净并按摩完毕的乳房再进行一次按摩，重点是乳头，用两三个手指捏住乳头后轻捻，手指要沾满乳液，充分滋润乳头皮肤，可以使乳头皮肤变得强韧，避免哺乳时产生皲裂。但要避免刺激过度引起宫缩。如果乳头凹陷，应经常往外牵拉乳头，为将来的哺乳做好准备。

女性在怀孕期间，乳房上皮脂腺的分泌增加，乳晕上的汗腺也随之肥大，乳头变得柔软，而汗腺与皮脂腺分泌物的增加也使皮肤表面酸化，导致角质层被软化。如果总是用香皂类的清洁物品清洗乳房，对女性的乳房保健是不利的。因此，保持乳房局部的卫生，最好选择温开水清洗。

● 孕中期适宜的运动

对于准妈妈来说，运动可以减轻怀孕期间产生的各种不适症状，如背痛、便秘、四肢肿胀等，使身体更健康，从而为胎宝宝提供良好的内环境。

此阶段，大多数准妈妈妊娠反应消失，腹中的胎宝宝也比较稳定，可以适当增加运动量以增强体质，并为顺利分娩作准备。散步、妊娠体操、游泳等均是适宜准妈妈进行的运动，也可以进行适量的、安全的腹部肌肉锻炼，增强腹肌的收缩能力，以利于顺利分娩。

游泳是非常适合在孕中期进行的运动，因为在水中运动时身体负担小，很轻松就可以锻炼到腰腿部肌肉。游泳消耗热量多，可以减掉身体上的多余脂肪，时间短、见效快。游泳技术好的准妈妈还可以通过潜泳等方式增加肺活量。此外，游泳还能明显减轻怀孕期间准妈妈常见的腰痛、痔疮、静脉曲张等问题，并能有效纠正胎位异常。数据显示，参加过游泳训练的准妈妈不仅顺产率高，连产程也能缩短一半左右。

准妈妈对游泳池的水质要求较高，必须经过严格消毒，如果细菌含量超标，有可能诱发妇科炎症。所以，一定要选择干净清洁的游泳池。有流产、早产、死胎病史，及阴道出血、腹部疼痛病史的准妈妈，或者患有妊娠中毒症、心脏病的准妈妈不能游泳。

如果准妈妈生活在城市中，下午4点到晚上7点之间空气污染相对严重，准妈妈做运动或者外出最好避开这段时间。

● 孕中期能乘坐飞机吗

准妈妈乘飞机前要做好充分的准备工作，并征求医生意见。准妈妈乘飞机最好选择离通道最近的座位，以方便去洗手间，并每小时起来走动一下，以保持血液循环流畅。也可以不时伸展双脚，减少因屈曲过久导致肿胀。虽然飞机上的氧气会比较稀薄，但在正常情况下不会影响胎儿。飞机上的空气比较干燥，需要经常喝一些果汁或白开水，不要喝汽水饮料；还可以带一些清凉薄荷茶、姜茶，以防止呕吐或反胃。飞机上的配餐通常都很简单，也不合胃口，可以预订适合自己口味的餐点，或自己准备一些食物。

如果不是高危准妈妈，例如有流产病史或有先兆流产、胎盘异常等，一般说来，孕中期旅行和短期外出都是安全的。准妈妈在家人的陪同下外出旅行，可以使身心愉悦，有利于健康。一次快乐的出游，更有助于缓解准妈妈的紧张情绪。但孕期不宜长时间旅行，要避免太劳累。相对而言，孕期出行乘飞机、火车最安全，其次是汽车、轮船、自驾车。各类交通工具都有其优缺点，准妈妈应酌情选择。如上班，一般选公交车、出租车或自驾车；短程旅行（200公里左右）可选旅游大巴或自驾车；远程旅游应首选飞机，尽可能避免坐汽车。

● 语言胎教：给胎宝宝起个小名

妊娠期间，准妈妈的腹内（子宫）是一个非常"嘈杂"的场所，有大量的声音传入胎宝宝耳内。在传入胎宝宝耳内的声音中，最为嘈杂的是准妈妈胃内发出"咕噜咕噜"的声音。另外，即使是准父母低声的谈话，胎宝宝也会全神贯注地倾听。

然而，支配胎宝宝所处环境的声音，毕竟是准妈妈那富有节奏的心脏搏动声。如其节奏正常，胎宝宝就会知道一切正常，即胎宝宝会感到所处环境安全而无忧虑。

何以见得呢？随着现代医学的发展，借助于B型超声波诊断仪，人们已能观察到胎宝宝在准妈妈子宫内的活动情况，以及吞吐羊水的有趣模样。胎宝宝能接受外界刺激，并做出反应。当胎宝宝听到音响时，胎心音会变快；听到汽车的喇叭声时，会出现频繁的胎动。

有人做了这样一个试验，在准妈妈妊娠期间，让准父母给胎宝宝起一个小名，并经常呼唤他的小名。胎宝宝出生以后，当他听到呼唤他的小名时，会突然停止吃奶或在哭闹中安静下来，有时甚至会露出似乎高兴的表情。这项试验结果在一定程度上说明，胎宝宝不但具有听力，而且有一定的领悟能力。

第06节

孕16周

● 要特别注意补铁

孕中期和孕晚期准妈妈对铁的需要量较大，可大多数日常饮食铁含量不高，吸收率也低。所以，铁缺乏导致的缺铁性贫血，是准妈妈最常见的营养缺乏病之一。中国准妈妈贫血率为30%左右，平均每3个准妈妈中至少有1个患有贫血。

防治孕期缺铁性贫血要多选择富含铁的食物。含铁丰富的动物性食物有猪肝、猪血、瘦肉、牛肉、羊肉、鱼类等；含铁丰富的蔬菜有芹菜、小白菜、鲜豆角、荠菜、芋头、豆芽、紫菜、海带、蘑菇、黑木耳等；含铁丰富的水果有大枣、葡萄、山楂、杏、桃等。蔬菜、水果还含有促进铁吸收的维生素C。粗粮和豆类的含铁量也较高。

不过，实践证明，防治缺铁性贫血仅仅关注食物的铁含量是远远不够的，食物中铁的吸收率更为关键。不同食物中铁的吸收率有很大差别。肉类（如瘦猪肉、牛羊肉等）、动物血液（如血豆腐等）和动物肝脏（如猪肝、羊肝等）铁吸收率最高，为20%～25%；鱼类铁吸收率尚可，为11%；其他类别的食物铁吸收率就较低了，蛋类（蛋黄）为3%，谷类和蔬菜中铁的吸收率一般低于5%，如大米仅为1%，菠菜仅为1.3%，豆类铁吸收率多在7%以下。值得一提的是奶类，不仅铁含量低，而且铁的吸收率也不高，为10%，故被称为"贫铁食物"。

由此可见，要保证铁的有效供给，肉类、动物血液和鱼类是最佳的选择。这些食物含铁多，吸收率高，而且很少被其他膳食因素干扰，是铁的良好来源。

要注意的是，肉类和鱼类与其他食物（如蔬菜和谷类）搭配食用时，可以提高这些食物中铁的吸收率。另外，已有缺铁性贫血的准妈妈单靠食疗是不行的，应在医生指导下补充铁剂。

● 补铁的食疗方

红白豆腐

原料：鸭血豆腐200克，豆腐200克。

调料：葱段50克，姜4片，料酒、清汤、淀粉水各适量，盐、鸡精少许。

做法：

①将鸭血豆腐洗净，切块备用。

②锅中倒油烧热后，下葱段和姜片煸炒，入料酒和清汤，再下豆腐、鸭血豆腐、盐和鸡精，待豆腐煮透后，用淀粉水勾芡即可。

汆鸡肝

原料：鸡肝150克，豌豆苗25克。

调料：鸡汤、盐、香油各适量。

做法：

①将鸡肝切开去掉里外膜皮，切成约3厘米长、2厘米宽、0.3厘米厚的片，洗净放在碗中，加少许盐腌渍5分钟。

②豌豆苗洗净，取嫩尖，在开水中焯一下捞出。

③锅内放适量鸡汤烧开，放鸡肝片汆1分钟，见肝片变色即捞入碗中。在原汤中撒上豌豆苗烧开，撇浮沫，加入盐，调好口味，淋入香油，盛在碗中即可。

● 胎儿宫内发育不良要早预防

胎儿发育不良的预防工作可从以下几个方面进行：

1. 及早诊断染色体病及先天畸形胎儿

以下情况应做早期产前诊断：

①准妈妈年龄大于35岁，或丈夫年龄大于45岁。

②夫妇一方有染色体异常或已生过染色体异常儿。

③近亲中有先天愚型或其他染色体病者。

④有性连锁遗传病家族史，或已生育过一个性连锁遗传病儿者。

⑤有反复流产、死胎死产者。

⑥近亲结婚者。

⑦已生过神经管缺陷、代谢异常病及血液病儿者。对可疑者可取绒毛或羊水培养染色体检查以及B超产前诊断。

2. 早期诊断胎儿宫内感染

做风疹病毒、巨细胞病毒及弓形虫感染等检查，若为阳性，需注意有无胎儿宫内发育不良。

3. 加强孕期并发症及合并症的防治

尤其是妊娠期高血压疾病、心脏病及肝肾疾病。

4. 准妈妈应多补充营养

多吃含蛋白质、维生素丰富的食物，尤其需注意补充叶酸和氨基酸。

5. 酌情补充微量元素

研究发现，准妈妈锌水平随孕周下降。缺锌易使准妈妈患缺铁性贫血；准妈妈缺铜也可引起胎儿发育不良；缺碘易发生小儿呆小病。可见，微量元素的缺乏与胎儿发育不良关系密切，早期检查头发或血中微量元素的含量很有必要。

6. 使用小剂量阿司匹林

在妊娠28～30周时，对胎儿发育不良的高危准妈妈可在医生指导下每日给予小剂量阿司匹林进行预防性用药，以改善胎儿胎盘的血液循环，提高新生儿出生体重，预防胎儿发育不良。

● 高龄准妈妈须做产前筛查

医生通常会建议35岁以上的准妈妈做产前筛查，目的是在产前检查的基础上进一步对高危人群确诊，预防和减少出生缺陷。检查时间通常在孕14～20周，最晚不超过22周。

1. 唐氏筛查

唐氏筛查的目的是及早发现唐氏综合征。人类具有23对共46条染色体。如果其中第21号染色体出了问题，那么宝宝很可能发生流产或是早产，即使侥幸存活，他的智商可能也比同龄儿童低一些，通常智商指数只有40～60，容貌也和正常宝宝有很大不同，寿命也比较短。

2. 18-三体综合征筛查

18-三体综合征是仅次于唐氏综合征的第二大常见染色体疾病，其发病率与母亲生育年龄有关。怀孕期间容易出现宫内生长迟缓、胎动少、羊水过多等产科异常。如果宝宝侥幸存活到出生，体重也会很轻，发育如早产儿，头面部和手足畸形，耳朵就像小动物的耳朵，全身骨骼、肌肉发育异常；手呈特殊握拳状，并有摇椅状足；男性隐睾；智力通常有明显缺陷。由于孩子往往畸形严重，大多出生后不久就死亡。

3. 先天性神经管畸形筛查

这里的神经管指的是胎儿的中枢神经系统。在胚胎形成的过程中，神经管应该完全闭合，如果在闭合过程中出现任何异常，宝宝就会出现各种各样的先天畸形，如无脑儿、脑膨出、脑脊髓膜膨出、隐性脊柱裂、唇裂及腭裂等。

以上提到的这些疾病所用的是同样的筛查方法，即通过准妈妈的年龄、体重、血液和激素水平，并结合一些其他情况，如是否吸烟或酗酒等，分别计算出胎儿患有以上3种先天性疾病的风险值。依据风险值的高低得到一个阳性（高危）或阴性（低危）的结果。

● 重拾性爱甜蜜

在怀孕中期，有的准妈妈会出现性欲增强和性反应提高的现象。根据准妈妈性欲的变化，合理地安排孕期的性生活，对保障准妈妈身心健康和避免胎儿受损伤有重要的意义。在怀孕中期过性生活，应有节制，并且要注意性生活卫生。只要有阴道出血现象，就应禁止性活动。性交时为了舒适和避免伤及胎儿，需要注意性交的体位，以减轻作用于准妈妈腹部的压力，避免对胎儿造成伤害。

性生活前丈夫应先洗澡，保持身体清洁。妻子怀孕后，在激素的影响下阴道内的糖原增多，阴道内的化学变化非常有利于细菌的生长和繁殖。因此，怀孕早期一段时间的禁欲之后，在恢复性生活时，丈夫务必保持生殖器干净，以避免妻子的阴道遭受病原微生物的侵袭，从而诱发宫内感染。因为，宫内感染是危及胎儿生命的重要诱因。

妊娠期的性生活应该建立在情绪胎教的基础上。所以，舒心的性生活能充分地将爱心和性欲融为一体。白天，夫妻之间亲吻与抚摩时，爱的暖流就会传到对方的心田，这样对于夜间的闺房之爱大有益处。反过来，夜间满意的性生活又促进夫妻白天的恩爱，这些会使得准妈妈的心情愉快、情绪饱满。

● 准妈妈要调节不良情绪

不良情绪对胎宝宝不利。古人早已有观察和记录，现代医学也证明了这一点。因此，准父母平时要尽可能调理好自己的情绪以提高生活质量，尤其要从保护胎宝宝的健康成长出发，控制好自己的不良情绪，以免伤害胎宝宝。

生活是复杂的，处于其中，谁也不可能没有一点烦恼和不幸。准妈妈觉得自己情绪一直不错，可家中可能突然遭遇了亲人得病、受伤或故去，破产，与他人发生纠纷，生意不顺等意外，情绪有时会一下跌入深谷。遇到这种情况，准父母要尽量控制好情绪，设法靠心理暗示法（进行自我安慰）、替代法（找些别的事干以忘却自己遭遇的不幸和烦恼）明智地处理好自己的情绪。

在十月怀胎期间，准妈妈难免会产生不良的情绪，比如愤怒。这是正常人的情绪，但是为了胎宝宝的身心健康，准妈妈要学会调节和应对不良情绪，让自己远离愤怒之源，才能保持良好心态。但准妈妈如果完全压制愤怒，就可能转化为身体内部问题，导致高血压、抑郁或被动反抗行为，可以为愤怒找到正确的发泄渠道，也可以尝试做一些体育运动、瑜伽或者冥想。用一种积极的方式来释放郁闷，这样愤怒就不会积聚在身体里或者以不良的方式爆发出来。准妈妈如果能够控制自身的情绪，不轻易生气、发怒，对宝宝和自己都有很大的好处。

● 语言胎教：朗读《池上》

池上

小娃撑小艇，偷采白莲回。

不解藏踪迹，浮萍一道开。

《池上》是唐代诗人白居易的一首绝句。白居易（772~846年），字乐天，号香山居士，是唐代伟大的现实主义诗人。白居易与元稹共同倡导新乐府运动，世称"元白"，与刘禹锡并称"刘白"。

白居易的诗歌题材广泛，形式多样，语言通俗易懂，明白如话。据说白居易每写完一首诗，就念给门外老妪听，如果老妪有听不懂的，他就反复修改，直到诗歌明白晓畅、老妪亦能歌之为止。白居易有《白氏长庆集》传世，代表诗作有《长恨歌》《卖炭翁》《琵琶行》等。

下面一起来赏析这首清新淡雅、通俗易懂的小诗：

池塘中一个个大莲蓬，新鲜清香，多么诱人啊！一个小孩儿偷偷地撑着小船去摘了几个又赶紧划了回来。他还不懂得隐藏自己偷摘莲蓬的踪迹，自以为谁都不知道；可是小船驶过，水面原来平铺着的密密的绿色浮萍分出了一道明显的水线，一下子泄露了他的秘密。

　　这首诗好比一组镜头，拍摄下一个小孩儿偷采白莲的情景。从诗的小主人公撑船进入画面，到他离去只留下被划开的一片浮萍，有景有色，有行动描写，有心理刻画，细致逼真，富有情趣；而这个小主人公的天真、活泼淘气的可爱形象，也就跃然纸上了。

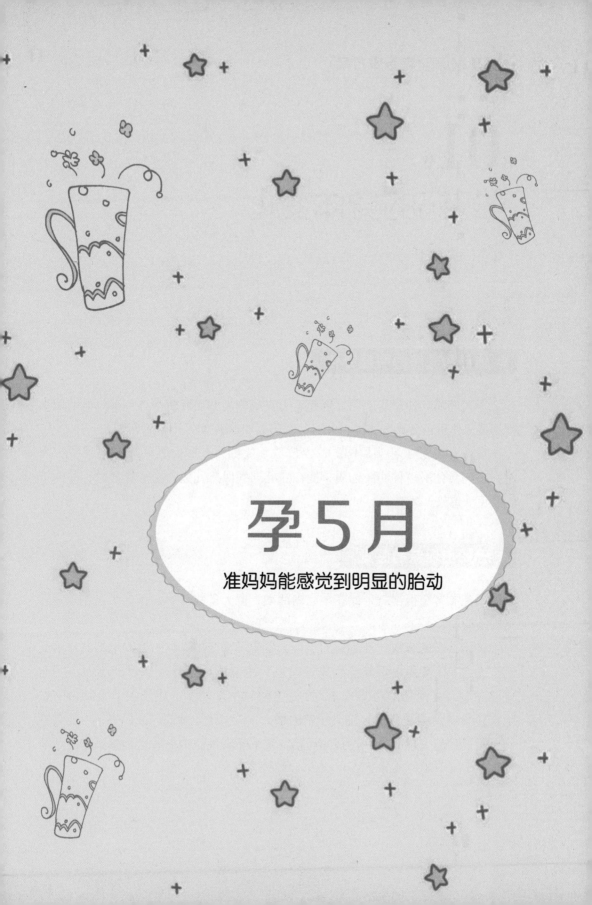

孕5月

准妈妈能感觉到明显的胎动

第01节
准妈妈的身体变化

● 体形和乳房的明显变化

子宫的增大使下腹部明显隆起，子宫底的高度与肚脐平齐。准妈妈即使吃得不多，体重也会显著增加。乳房、臀部更加丰满，皮下脂肪增厚。

乳头和乳晕（乳头周围的一圈皮肤）的颜色变深。乳晕周围出现了小突起，它们会分泌一种油性物质，能在哺乳期间保持乳头的清洁和润滑，并保护乳头免受感染。

● 开始出现新的感觉

虽然胎宝宝很早就开始在子宫内活动，但大多数准妈妈在这个月才开始感觉到胎动。

由于怀孕的缘故，准妈妈的生理会发生一些变化：鼻子里的毛细血管承受的压力增大，准妈妈可能会经常流鼻血；清晨刷牙时牙龈也可能出血；阴道局部充血，宫颈分泌功能旺盛，阴道分泌物继续增多。由于关节、韧带的松弛，还会感到腰酸背痛。随着子宫的增大，向上挤压肺部，准妈妈还可能会感到气短，且越来越严重，直到36周胎宝宝下降到骨盆中之后这种感觉才会渐渐消失。

第02节
胎宝宝的生长发育

● 第17周：活动能力更强了

胎宝宝身长将近13厘米，体重约140克。骨骼和肌肉开始发育，肢体的活动能力增强，可有明显的胎动，更容易被准妈妈感觉到。运动神经和感觉神经进一步发育，出现肌肉的细微活动。神经元数量的增长开始减慢，但是神经元之间的相互连接开始增多。

用一般听诊器即可在准妈妈的腹部听到强而有力的胎心音。肝脏开始造血；循环系统和泌尿系统完全进入正常的工作状态；肺也开始工作，胎宝宝已经能够不断地吸入和吐出羊水了。味蕾也在逐渐形成。

● 第18周：已经开始长头发了

胎宝宝的体重增至190克左右。如果是个女孩，那么她的阴道、子宫和输卵管已经长好；如果是个男孩，他的生殖器已经长出来能看到了。全身皮肤由透明的深红色变为不太透明的红色，皮下开始储存脂肪。从头、面部开始，全身逐渐被汗毛所覆盖，头上长出少量的头发。

● 第19周：神经细胞迅速发育

胎宝宝身长约15厘米，体重约240克。各种感觉——味觉、嗅觉、听觉、视觉和触觉都通过神经细胞来实现，此时，这些神经细胞正在胎宝宝的大脑中各自特定的区域内发育。

● 第20周：皮肤被脂肪覆盖

胎宝宝从头顶到臀部的长度约有16.5厘米。一种呈白色、光滑的脂肪状物质开始覆盖在他的身体表面，这种物质叫作胎儿皮脂。胎宝宝长期浸泡在羊水中，这种物质有助于保护他的皮肤，还能帮助他顺利地出生。

第03节
孕17周

● 孕中期每日各类食物推荐量

孕中期每天大致的推荐摄入数量见下表。除这9大类食物外，食盐摄入量对准妈妈健康也有重要影响。一般建议，准妈妈每天食盐摄入量为6克。

孕中期每日合理膳食结构的组成		
食物类别	推荐数量（克）	相关说明
谷类	250～450	粗粮应占30%以上，包括薯类和杂豆类
蔬菜	300～500	绿叶菜等深色蔬菜占50%以上
水果	200～400	相当于1~2个苹果的重量
鱼类和海鲜	100	摄入不足时，可用畜禽肉类或蛋类代替
畜禽肉类	50～100	选择脂肪较少的品种，如瘦肉
蛋类	50	大致相当于1个鸡蛋的重量
大豆和坚果	40～60	大豆主要指黄豆，不包括绿豆、红豆、扁豆等杂豆
奶类	300～500	当摄入量为500克时，宜选用低脂牛奶
油脂	25	选择包括亚麻油、橄榄油或油茶子油在内的多种植物油

　　表格中各类食物的推荐摄入量是针对体重增长正常的准妈妈设计的。当孕前肥胖或孕期体重增长过快时，应首先减少谷类、油脂类、大豆和坚果类的摄入量，可减少1/3~1/2。效果不理想时，可继续减少肉类和蛋类摄入量（50克~100克）。而奶类、大豆、鱼类和海鲜、蔬菜和水果则尽量不减少。

　　当体重增长不足时，应首先增加谷类、奶类、蛋类、鱼类和肉类的摄入量，其次是增加大豆和坚果摄入量，也能加快体重增长。而增加蔬菜和水果摄入量，则不利于加快体重增长。

　　对患有妊娠期糖尿病、妊娠期高血压疾病和妊娠贫血的准妈妈，膳食结构要做相应的调整。

● 奶类摄入量可适当增加

　　奶类是优质蛋白质、维生素A、维生素B$_2$和钙的重要来源。尤其是奶类对人体所需钙的贡献，几乎是其他食物无法替代的。

　　调查表明，中国居民钙摄入量普遍偏低。所以，《中国居民膳食指南2015》中加大了对奶类的推荐量，建议每人每天饮奶300克或相当的奶制品。考虑准妈妈孕中期和孕晚期对钙的需要量远超过普通人，因此建议准妈妈每天摄入300克~500克牛奶或相当的奶制品，这意味着每天要食用2次奶类。

　　奶类的营养缺点是含有较多的饱和脂肪酸。当准妈妈每日饮奶量达到500克时，为避免摄入过多的饱和脂肪酸，宜全部或部分选择低脂牛奶或奶粉。尤其是那些孕前肥胖或孕期体重增长过快的准妈妈，更应如此。

　　除液态牛奶、酸奶外，奶粉、奶酪、淡炼乳（而不是甜炼乳）以及羊奶等奶制品都可以纳入孕期食谱。特别是那些专门为准妈妈设计的准妈妈奶粉，更适合孕期营养需要。

有两种"奶制品"貌似牛奶但实非牛奶，它们的营养价值与牛奶不可同日而语。一种是牛奶饮料或酸奶饮料，它们的蛋白质含量通常只有1%左右，而牛奶的蛋白质含量≥2.9%（调味酸牛奶蛋白质含量标准略低，≥2.3%）；另一种是奶油，奶油也称"黄油"或"白脱"，其主要成分就是奶中的脂肪。这两种产品都不在膳食指南的推荐之列，不能用来代替奶制品。

● 超声检查在孕中期的作用

在18周左右，胎儿的各个组织器官都已经发育成形。此时，通过超声检查可以初步排查胎儿畸形或是发育异常，比较明显的神经管畸形，如无脑儿、脊柱裂，都能够被有经验的超声科医生发现。所以，适时进行超声检查是非常必要的。

B超是产科中最为常用的影像学检查方法。许多产科医生都认为在孕早期、孕中期和孕晚期至少应各做一次B超检查，以观察胎儿发育是否正常。

超声检查分为两种，经腹部超声和经阴道超声。早孕期，进行经腹部的超声检查必须喝水使膀胱充盈，其目的是使充盈的膀胱将子宫推出盆腔，得以清楚地观察到子宫宫腔内部的情况。最早在停经4～5周时即能确诊怀孕。阴道超声检查不需要充盈膀胱，其灵敏度也比腹部超声高。但有些准妈妈会感觉将探头处于阴道内非常不适。

经阴道超声比较适用于孕早期，因为孕早期的子宫增大还不明显，如果准妈妈有腹壁脂肪厚、膀胱充盈不足等情况，腹部超声检查就不能清晰地看到盆腔内的全部情形。此时用阴道超声检查，便能查出胚胎是否在宫内妊娠，胚胎大小与停经月份是否相吻合，子宫有无肌瘤、畸形，卵巢是否正常等。很多准妈妈对此项检查非常担心，认为会增加流产的风险。其实无须顾虑，因为阴道超声检查的探测器直径为2厘米～3厘米，产科医生操作时是轻轻将探测器插入阴道，时间短、观察快，所以不会增加流产的风险。但也不是所有准妈妈都适用这一检查，凡是出现阴道异常出血和存在流产可能的准妈妈，都不适用。

● 如何读懂超声检查单

超声检查目标与意义一览表			
中文名称	英文简称	定义	意义
头臀长	CRL	胎儿头部到臀部的长度	孕早期（妊娠12周前）测量，用来预测胎龄，核对孕周
胎囊大小	CS	受精卵发育的早期阶段，在超声上的样子就像一个毛茸茸的小团	胎囊的大小、位置、形态都具有极为重要的意义，可以用来核对孕周，了解胎儿发育情况，预测有无流产可能
双顶径	BPD	头部两侧之间最长部位的长度	早期可以用来预测胎龄；中期以后，在推算胎儿体重时，往往需要测量该数据。判断胎儿是否过大，能否顺利经阴道分娩的客观指标
股骨长径	FL	胎儿大腿骨的长度	一般在妊娠20周后，用以检查胎儿的发育状况，和双顶径一起作为预测胎儿大小的指标
腹部前后径	APTD	腹部前后间的厚度	在检查胎儿腹部的发育状况以及预测胎儿体重时，需要测量该数据
腹部横径	TTD	腹部的宽度	在妊娠20周之后，用以检查胎儿的发育情况，有时也会测量腹部的面积
胎盘分级	GP	为胎盘分级，一般胎盘分为0级，Ⅰ级，Ⅱ级，Ⅲ级，有时还有Ⅲ+级	数值越高，提示胎盘成熟度越高，如妊娠中期即出现Ⅲ级胎盘，需要警惕胎盘过度老化的可能
羊水指数	AI	以孕妇的脐部为中心，分上、下、左、右4个区域，将4个区域的羊水深度相加，就得到羊水指数	孕晚期羊水指数的正常值是8厘米～18厘米。小于此范围称为羊水过少，超过此范围则为羊水过多
脐动脉的收缩压／舒张压	S/D	为胎儿脐动脉收缩压与舒张压的比值，与胎儿供血状况相关	当胎盘功能不良或脐带异常时此比值会出现异常，在正常妊娠情况下，随孕周增加胎儿需要增加，S下降，D升高，使比值下降，近足月妊娠时S/D小于3

● 不要急于入住新装修的房子

孕期不要在新房内居住。根据美国环保部门对新建筑的抽样调查统计，新装修房间内的空气中含有500余种对人体有害的化学物质。建筑装修和家具会造成室内环境污染，突出表现在甲醛、苯、放射性物质和电磁辐射污染等几个方面。现在家庭装修盛行，一些有毒气体如甲醛、苯等气体在室内浓度过高，对人体不利。在怀孕期间，尤其是在怀孕的头3个月，胎儿受外界环境的影响比较大，准妈妈此时应远离装修污染的环境。目前的研究认为，新生儿缺陷的比例有所上升，可能与环境污染、室内装修有较大的关系。

环境专家认为，人在新房中生活，避免污染物伤害的有效方法是每5小时换一次空气。室内污染除建筑材料外，还有新家具、地毯散发出的化学物质，宠物身上脱落的毛、皮屑，旧衣物上的真菌，植物花粉及排出的二氧化碳等，也都会对准妈妈产生危害。

家有准妈妈，不要急于入住新装修的房子，应至少等半年后再入住。如果急于入住，要先请经国家审批的室内环境检测单位进行检测，听取专家意见，选择合适的入住时间。然后根据检测结果采取空气净化和治理措施，确认安全后再入住。

● 准妈妈养花的好处

一些有生活情趣的准妈妈喜欢养花，这些花花草草既能美化环境、怡情养性，还能净化空气、保护环境。但是在孕期，准妈妈养花有讲究，需要知道哪些花适合养、哪些不适合养。

1. 不适合准妈妈种养的花草

月季花：月季花长期放在室内，其散发的气味会引起不适，让人气喘烦闷。

夜来香：夜来香散发的香气十分浓郁，这些香气中含有大量刺激嗅觉的微粒，会对准妈妈产生一定的影响。如果准妈妈有高血压疾病和心脏病，长时间闻到夜来香的气味，可能会感到头晕、郁闷不适，甚至加重自身病情。

洋绣球花：人的皮肤如果接触到洋绣球花所散发出的微粒，可能会引发皮肤过敏和瘙痒症。

2. 适宜准妈妈种养的花草

吊兰：吊兰有"空气过滤器"的美誉，吸污本领很强。如果室内放一盆吊兰，可吸收室内的一氧化碳、二氧化碳、氮氧化物等有害气体。

虎尾兰：虎尾兰享有"治污能手"的美誉，吸收甲醛能力超强。一盆虎尾兰可吸收10平方米左右房间内80%以上多种有害气体。此外，虎尾兰白天还可以释放出大量的氧气。

龟背竹：龟背竹能吸收居室中甲醛等多种有害气体，夜间对二氧化碳吸收能力强。要注意的是龟背竹应放在客厅，而不宜放在卧室。

● 运动胎教：让气血运行更顺畅

对于准妈妈来说，适当的运动是大有好处的。准妈妈气血旺盛，又有活力，胎宝宝就会得到充足的营养，得以健康地生长，并且有助于促进胎宝宝大脑细胞的发育和反应能力的增强。准妈妈适当运动对自己的身体也大有好处，可以减少患感冒和其他疾病的机会，有利于身体更快、更好地调适，从而减少怀孕带来的不适。

户外活动还可以使准妈妈获得充足的新鲜空气。另外一点是，多活动可以增加准妈妈子宫、腰部、腿部等处肌肉的弹性和耐受能力，有利于减少难产、顺利分娩，也有利于产妇产后身体的保健和迅速恢复。劳动多、活动多的准妈妈分娩容易，这是民间早已关注到的事实。

现在我们的物质生活水平提高了，出门有车，在家有洗衣机、煤气灶，在单位有各种全自动机器，不少人甚至连坐公共汽车也觉得累，不是"打的"就是自己开车，基本活动量已经大大减少。这种生活按中医的理论来说容易"气雍（壅）"，也就是容易使身体内的气血流动不畅，而中医又认为"不通则病""气雍（壅）为病"，这是致病的主要原因。这种情况对准妈妈和胎宝宝是否有利，每位准父母都是可以想到的。所以，现代人的生活更应该关注运动、关注锻炼，准妈妈也不能例外。

　　有些准父母一定听说过民间说到的准妈妈活动禁忌，如不能跳绳、不能跑步、不能双手举高、不能持重等，因为这样的活动可能会引起胎宝宝流产或准妈妈阴道出血。那么，准妈妈参加哪些活动才能保证母子得益、又不致影响胎宝宝健康呢？专家建议，准妈妈可以根据自身情况选择下列活动：散步、打太极拳、练气功和做瑜伽或适度的家务劳动等。

第**04**节

孕18周

● "一人吃两人补" 的观念对吗

在"一人吃两人补"的传统观念影响下，现实生活中，很多老人仍然坚持让准妈妈在孕期吃得多、吃得好。今天给准妈妈煲鸡汤，明天给炖鱼汤，甚至还让准妈妈吃燕窝等多种营养补品。人体需要营养的支撑，但也是有度的，并不是多多益善。所谓过犹不及，过量同样会带来危害，所以准妈妈在补充营养的时候要注意把握好度。

准妈妈在此时的蛋白质需要量为每天70克左右，随着孕期的增加，需要量会慢慢增加，到孕晚期会达到100克左右。蛋白质如果过量，有可能让宝宝出生后患上过敏性疾病，如哮喘、湿疹等。脂肪和碳水化合物长期摄入过多，不但准妈妈会肥胖，胎宝宝也会发育过大，有可能引起难产。多种维生素和矿物质长期过量摄入则有可能引起中毒。

从怀孕中期开始，准妈妈的胃口明显好转，食欲大大增强，很多准妈妈会有吃不饱、吃不够的感觉，这是正常的生理现象。胃口好是件好事，可以帮助准妈妈在孕期摄入足够营养，以满足自身和胎儿的需要。但是如果孕期饮食不加节制，最终会因营养过剩造成种种问题。建议孕期胃口好的准妈妈采用以下原则来调整饮食，确保既吃好，又不超量。

食物应多样化、荤素搭配，避免多吃高脂肪、高蛋白、高糖食物；少食多餐；在控制食物摄入量的前提下，适量增加低糖的蔬菜、水果，利用膳食纤维增加饱腹感；正餐先喝汤，然后吃水果、蔬菜，最后再吃主食，以控制好食欲和饮食量。

进入孕中期、孕晚期后，准妈妈还要适当增加活动量，但切不可因为变胖而想着减肥。

● 为什么要进行胎心音检查

怀孕18～20周用一般听诊器经准妈妈腹壁就能够听到胎心音，胎心音呈双音，犹如钟表的"嘀嗒"声，速度较快，正常时为每分钟110～160次。准爸爸可直接将耳朵贴在准妈妈的腹壁上听取，或用木听筒听取，每日一至数次。胎心音直接反映胎儿的生命状况，因此，准妈妈在家自我监测胎心音非常必要，可以及早发现问题，使之及时得以解决。如果发现胎心跳动过缓或过快，都是不好的征兆，准妈妈要赶快到医院进行检查，以免胎儿出现危险情况不能及时得到处理。如果没有脐带绕颈等危险情况，只是准妈妈身体太弱、环境缺氧造成，医生可能会让准妈妈吸氧治疗，并增加营养摄入，以增加胎儿的活力。

胎心音应与子宫动脉杂音及胎盘杂音相区别。子宫动脉杂音是血流通过扩张的子宫动脉时所产生的吹风样的低音，胎盘杂音是血流通过胎盘时所产生的，二者的快慢与母体脉搏相一致。胎盘杂音的范围较子宫动脉杂音的范围大。

准妈妈要自学一些胎儿监测知识，平时也要细心些，多留心胎儿的情况，遇到异常时要立即就医。如果自觉胎心减弱或消失，准妈妈应迅速就医，要求医生立即做胎心检查和B超检查，检查胎儿生长情况有没有异常，有没有胎儿宫内窘迫或胎死腹中等情况，胎心音消失可能意味着危险情况，所以准妈妈不可不重视。

● 如何防治妊娠期真菌性阴道炎

准妈妈在妊娠期尿糖含量增高，如果合并糖尿病尿糖会更高。尿糖的增高会使真菌迅速繁殖，所以准妈妈很容易患真菌性阴道炎。

准妈妈罹患真菌性阴道炎，往往有外阴和阴道瘙痒、灼痛，排尿时疼痛加重等症状，并伴有尿急、尿频，性交时也会感到疼痛或不舒服。真菌性阴道炎的其他症状还有白带增多、黏稠，呈白色豆腐渣样或凝乳样，有时稀薄，含有白色片状物；阴道黏膜上有一层白膜覆盖，擦后可见阴道黏膜红肿或有出血点。如果进行涂片检查和培养便可发现真菌。

治疗妊娠期真菌性阴道炎，要先彻底治疗身体其他部位的真菌感染，注意个人卫生，防止真菌感染传入阴道。此外还应选择合适的药物。一提起治疗用药，准妈妈难免都会担心药物对胎儿的影响。目前，治疗真菌性阴道炎最常用、最有效的药物是制霉菌素。美国食品与药品管理局根据药物安全性的高低，将药物依次分成A、B、C、D、X五级。通过药理试验证实，制霉菌素未发现对人类胚胎有致畸作用，属于准妈妈可以使用的B类药物。其中，制霉菌素制剂——米可定阴道泡腾片是一种阴道局部外用药，置入阴道后，只在阴道内局部发挥杀菌作用，不像口服药物那样需要通过肝脏代谢而进入体循环，因此不会通过全身吸收而影响胎儿，可放心使用。

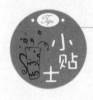

真菌性阴道炎多发生在孕中期和孕晚期，此时，胎儿的器官分化、发育均已完成，所以准妈妈无须过多担心真菌性阴道炎的治疗会对胎儿有影响，遵照医嘱谨慎用药就行。

● 如何为准妈妈选择合适的床垫

良好的睡眠对于准妈妈而言非常重要，睡眠可使处于负代谢状态而消瘦的母体得到保护，从而降低患病概率。因此，准妈妈拥有舒适的床和床上用品至关重要。

准妈妈睡的床垫可以稍微偏硬一点，硬度以睡在上面的时候床垫能良好地承托起人体为宜，这要看床垫的支撑性，支撑性好不好在于床垫受力点是否均匀。理想的床垫是床面的每一个点受力都均匀，且弹性合适。

有的人会认为，软的床垫会更舒服，但对于准妈妈而言，一定要注意避免睡太软的床垫。准妈妈通常会选择侧卧，如果床垫太软，侧卧时会使得脊柱不同程度地向侧面弯曲。长此以往，脊椎结构与形态便发生异常，压迫神经，加重腰肌负担，从而增加准妈妈腰痛与腿痛的发病率。此外，如果床垫太软，准妈妈深陷其中，翻身不便，也会影响睡眠效果，加重疲劳感，从而影响健康及正常工作的进行。

当然，床垫太硬，也不适合准妈妈使用。准妈妈睡在太硬的床垫上时，腰部会处于一种悬空的状态，长此以往对人的脊椎和腰部会造成损伤。

准妈妈选择枕头和被子也有讲究。枕头应以9厘米（平肩）高为宜，如果过高迫使颈部前屈而压迫颈动脉，颈动脉受阻会使大脑血流量降低而引起脑缺氧。不建议准妈妈使用羽绒被，因为羽绒被中钻出来的细小绒毛容易被吸入呼吸道。

● 想象胎教：让胎宝宝沉浸在美的意境中

想象胎教就是想象美好的事物，使准妈妈自身处于一种美好的意境中，再把这种美好的情绪和体验传递给胎儿，也是养胎的一种重要形式。准妈妈要注意，由于联想对胎儿具有一定的干预作用，因此准妈妈的联想内容十分重要，内容美好的联想无疑会对胎儿产生美的熏陶，内容不佳的联想则会起到反面作用，或把本不想传递给胎儿的信息传递给了胎儿。在日常生活中，少数准妈妈由于怀孕后的身体不适而出现对胎儿怨恨的心理，以及产生不好的联想感受，这都可能影响到胎儿的情绪。许多专家认为，在这种情况下发育的胎儿出生后大多数会有情感障碍，出现感觉迟钝、情绪不稳、易患胃肠疾病、体质差等现象。因此，准妈妈必须在孕期排除不良的意识和联想，尽量多想些美好的事情，将善良、温柔的母爱充分体现出来，从各方面爱护关心胎儿的成长。

想象是一种意念，这种力量会作用于自身，也会作用于他人。相关实验显示，当想象美丽的花、辽阔草原、蓝天白云、金色沙滩时，人们就会产生舒适的感觉。积极的想象是激励我们的重要精神力量。所以，准妈妈在急躁或者烦恼时，在忧郁或者担心时，不妨想象一些自己喜欢的情景。比如，不妨想象一下宝宝出生后聪明可爱的样子，或者一家三口在一起时其乐融融的情景。

● 音乐胎教：欣赏《小夜曲》

《第十三号小夜曲》又叫《G大调弦乐小夜曲》，是18世纪中叶器乐小夜曲的典范，莫扎特于1787年8月24日在维也纳完成。最早为弦乐合奏，后被改编为弦乐五重奏和弦乐四重奏，尤以弦乐四重奏最为流行，是莫扎特所作10多首组曲型小夜曲中最受欢迎的一首。

这首乐曲原有5个乐章，后第二乐章因故失传，所以现存只有4个乐章。

第一乐章，快板，G大调，4/4拍，是一首完整的小奏鸣曲。第一主题开门见山，以活泼流畅的节奏和短促华丽的八分音符颤音，组成了欢乐的旋律，其中充满了明朗的情绪色彩和青春气息；随后是轻盈的舞步般旋律。

第二乐章，行板，C大调，2/2拍，抒情的浪漫曲。音乐开头乐队奏出简易、动听如歌的主题，旋律温柔恬静，犹如轻舟荡漾，充满了绵绵情思。

第三乐章，小快板，G大调，3/4拍，小步舞曲。主题节奏鲜明，旋律流畅，充满了青春的活力。

第四乐章，回旋曲，G大调，快板，4/4拍，主题是一首威尼斯流行歌曲，旋律明澈流丽，跳荡着无忧无虑的情感，象征着幸福完美的爱情。它在该乐章中共出现5次，每次都做了调性变化。最后仍重复这一主题，结束全曲。

第05节
孕19周

● 准妈妈不要贪食冷饮

准妈妈在怀孕期胃肠对冷热的刺激非常敏感。多吃冷饮能使胃肠血管突然收缩，胃液分泌减少，消化功能降低，从而引起食欲不振、消化不良、腹泻，甚至引起胃部痉挛，出现剧烈腹痛等现象。

准妈妈的鼻、咽、气管等呼吸道黏膜往往充血并有水肿，如果大量贪食冷饮，充血的血管突然收缩，血流量减少，可导致局部抵抗力降低，使潜伏在咽喉、气管、鼻腔、口腔里的细菌与病毒乘虚而入，引起嗓子痛哑、咳嗽、头痛等，严重时还可能引起上呼吸道感染或诱发扁桃体炎等。

准妈妈是一个特殊群体，如果在夏季不做好保健的话，对母体及胎儿都会有比较大的影响。由于夏季炎热，准妈妈出汗较多，体内的水分、盐分及其他一些营养物质的流失会比较快，因此要做好水分和营养的补充工作。

补充水分及营养最好的方法就是喝汤，汤好消化，而且营养价值比较高。推荐准妈妈夏季喝些清淡的汤水，如冬瓜排骨汤、川贝雪耳炖木瓜、莲藕花生排骨汤。

● 吃动物内脏要注意什么

单就营养价值而言，动物肝脏如猪肝、羊肝等营养价值是非常高的，比猪肉要高出一大截，蛋白质、维生素A、B族维生素以及铁、锌、硒等微量元素的含量都超过猪肉。猪肝甚至还含有维生素C，且含量比苹果还多！营养师会推荐准妈妈每周吃1～2次猪肝，以补充营养并预防缺铁性贫血。

然而，猪肝的胆固醇含量较高，另外现在市场上售卖的猪肝的安全隐患足以让人忧心，生猪养殖时随饲料、饮水和空气进入猪体内的污染物（如重金属、残留农药）、抗生素、激素、饲料添加剂、非法使用的物质（如"瘦肉精"——盐酸克伦特罗和莱克多巴胺等）等在肝脏（以及其他内脏）内积聚较多，远多于肌肉。

在食品安全上，大家对动物肝脏既爱又怕，既担心动物肝脏有过多毒素，又难以拒绝动物肝脏的美味和营养。专家建议，如果要食用动物肝脏，为了在安全和营养上做到平衡，不妨控制一下数量并注意烹饪方式。在数量上，不要天天吃，每次少吃一点儿，摄入量不超过25克。在烹饪方式上，首先应反复清洗和浸泡：用清水洗10分钟，再浸泡30分钟；其次在烹饪时要将肝脏做熟，哪怕是做凉拌的，也要先将肝脏煮熟煮透。大火爆炒的猪肝虽然口感嫩滑，但从安全角度来说存在一定隐患。另外还有个关键就是一定要买新鲜且无病变的肝脏。

● 妊娠期合并阴部湿疹的表现

女性在孕期身体的抵抗力较弱，在这种状况下，身体很容易会受到外界因素的影响而患上各种各样的疾病。阴部湿疹也是孕期较为常发的一种疾病。

阴部湿疹多发于以下4类准妈妈：

①过敏体质的准妈妈：过敏体质的准妈妈很容易在孕期出现湿疹等皮肤疾病。这类准妈妈生下的宝宝往往也容易遗传这种体质，易患婴儿湿疹、哮喘等过敏性疾病。

②有慢性感染病灶的准妈妈：如患有慢性胆囊炎、扁桃体炎、肠道寄生虫等。

③静脉曲张的准妈妈：由于子宫压迫，部分准妈妈出现阴部、阴道黏膜、

肛门、直肠和下肢浅表静脉怒张，血液瘀滞，形成静脉曲张，这与外阴部湿疹的发病有密切联系。

④精神紧张的准妈妈：由于精神因素的影响，如过分焦虑和担心等也会导致出现阴部湿疹。

阴部湿疹患者均有阴部剧烈痒感、局部灼热、弥漫性潮红，无明确界限，并可发展为丘疹状、水疱，甚至糜烂有渗出液。皮肤因搔抓致破损或感染，日久皮肤粗糙肥厚，有鳞屑。患者也可因阴道炎症分泌物增多而有排尿痛和性交痛。

治疗阴部湿疹首先应查明病因，然后对症用药，因为一些药物会对胎儿产生影响，所以应局部用药。此外，应注意饮食，别吃辛辣等刺激性食物。

● 如何防治妊娠期滴虫性阴道炎

滴虫性阴道炎是传染性疾病。一种传染病之所以能传播，必须具备传染源、传播途径和易感者三个条件。任何女性都有可能感染滴虫性阴道炎，而那些阴道酸碱度有改变或免疫力低下的人群（如准妈妈）则更易于感染。感染滴虫后患者能自愈者极少，即使治愈，还可能再次感染。

防治妊娠期滴虫性阴道炎应注意以下几点：

①尽量不要使用公共浴池、浴盆、游泳池、坐便式厕所等，减少间接传染。

②如果丈夫也受滴虫感染，应尽早彻底治愈。

③每晚睡前清洗外阴后，可用甲硝唑阴道栓剂，置入阴道内，10日为1个疗程。

④治疗期间应防止重复感染，内裤和洗涤用的毛巾等物应煮沸消毒5～10分钟，并在阳光下暴晒，以消灭病原菌。在妊娠早期，准妈妈不宜口服驱虫药，以免导致胎儿畸形。

下面是一道有助于治疗滴虫性阴道炎的药膳方，不妨一试。取鲜鸡冠花500克，鲜藕汁500毫升，白糖500克。先洗净鲜鸡冠花，加水适量，煎煮3次，每次20分钟。然后将3次煎液合并，再继续以文火煎煮浓缩，加入鲜藕汁，加热至黏稠时，倒入白糖，关火，混匀晒干，压碎，装瓶备用。每次10克以沸水冲化顿服，每日3次。

● 孕中期穿衣指南

怀孕5个月的时候，准妈妈腹部重量加大，脚部水肿，使准妈妈走起路来不稳当，所以准妈妈应穿平底鞋，鞋跟应该在2厘米以下，对于流行的松糕鞋、高跟鞋最好不要尝试。同时鞋子的透气性要好，还要便于穿脱。

内衣的选择对于准妈妈来说，有着很重要的作用。胸罩大小应符合怀孕时乳房发育的程度，并且布料以棉布、真丝料为宜，不要选择化纤的。内裤应选择前端能盖住肚脐，后边能兜住整个臀部的，布料还是选用吸湿、透气性好的棉布。内裤要选择肥大一些的，穿着以不压迫腹部为宜。内裤的松紧带不要太紧而勒住腹部和大腿根。内裤可选有带子的款式，可以根据腹部的变化，随时调整松紧。

袜子的选择也很重要，选择弹性好的，袜筒长一点的，以减轻小腿的静脉曲张，长度以达到膝盖为宜。准妈妈的袜子不论是长袜还是短袜，袜口都不要太紧，尤其是在孕晚期。如果小腿上出现一根根"青筋"且伴有局部肿痛，踝部明显肿胀，手往腿上一按就出现一个久久不消的"坑"，大多是因为袜口太紧，影响了静脉血回流所致。此时不妨选用一双合适的弹力袜。

市面上的准妈妈装琳琅满目，爱美的准妈妈会根据孕期不同阶段、不同季节采购时尚漂亮的孕妇装，让孕期的自己更美，且别有一番风韵。但从健康的角度来说，需要注意的是，新买来的衣服尤其是内衣，一定要清洗并经过太阳暴晒后再穿，这样可以减少接触有害染料的机会，发生细菌感染的可能性也小得多。

● 音乐胎教：为胎宝宝快乐歌唱

科学研究已表明，一个人的性格和气质特点有很多都取决于胎儿在母体里所获得的信息。除了听音乐外，准妈妈可通过自己的哼唱让腹中的小宝宝欣赏音乐，并进行"学习唱歌"。胎儿有听觉，但毕竟不能唱。准妈妈应充分合理地发挥自己的想象，让腹中的宝宝神奇地张开蓓蕾似的小嘴，跟着音律和谐地唱起来。准妈妈可先练音符的发音或简单的乐谱，这样可使胎儿易学易记，一教即会。比如1234567、7654321，反复轻唱若干遍。每唱完一个音符，等待几秒钟，这几秒钟即是胎儿唱的时间，而后依次进行。

准妈妈如能给胎儿哼唱一些优美的歌曲，或者跟着音乐哼哼曲调，胎儿的音乐素养及各方面的综合素质会得到更好的提高。准妈妈可以为宝宝唱唱摇篮曲，这是一种很好的胎教方法。摇篮曲是世界上许多民族都有的愉悦胎儿、安抚胎儿、催胎儿入眠的歌曲，经常给胎儿唱，有利于胎儿身心健康。

准爸爸、准妈妈给胎宝宝唱歌的胎教效果，是任何形式的音乐都无法取代的。

● 美育胎教：让胎宝宝接受美的教育

准妈妈学点儿美学知识，不仅能提高审美能力，培养审美情趣，美化内心世界，而且还能改善情绪，使胎儿置身于美好的母体内外环境中，受到美的熏陶。

准妈妈学习美学知识，不在于学到什么程度，关键是能从中得到美的享受。学习庭院布置，宝宝装和准妈妈装的设计、编织，烹调技术及美容护肤等，其中都不乏美学知识。有些准妈妈在怀孕初期就和丈夫一起在庭院里种上西红柿、黄瓜以及花草，在房间贴上可爱的婴儿照片；有的自己设计缝制宽松而优雅的孕妇装，穿着舒适而高雅；有的利用家里旧的针织物，给宝宝改做小背心，给宝宝织毛衣、毛袜；有的利用闲暇时间学习新的烹饪技术，做可口的饭菜，供全家享用；有的还学习一些美容知识，了解孕期皮肤特点及化妆品的种类等。

这些都是很容易做到的事，而且对母子的影响深远。准父母不要因为工作忙没时间而忽略了这些事情。

美育胎教主要包括三个方面：音乐美学、形体美学和自然美学。音乐美学要求乐曲安静、悠闲，同于音乐胎教；形体美学要求准妈妈的形体优美，要多注意保持外在美感。研究证实，孕期爱美的准妈妈生下的孩子更活泼聪明；自然美学则建议准妈妈多到大自然中饱览美景，陶冶情操，放松心情，使精神境界得以升华。

第06节
孕20周

● 膳食纤维有助于缓解便秘

准妈妈由于胃酸减少，体力活动减少，胃肠蠕动缓慢，加之胎宝宝挤压肠部，肠肌乏力，常出现便秘，严重时可发生痔疮。如果准妈妈进食大量高蛋白、高脂肪的食物，而忽视蔬菜的摄入，就会使胃肠道内纤维素含量不够，不利于食糜和大便的下滑。而粗纤维有刺激消化液分泌、促进肠蠕动、缩短食物在消化道通过的时间等作用。粗纤维在肠道内吸收水分，使粪便松软，容易排出。

健康的膳食模式应该是谷类食物、水果和蔬菜兼顾。全谷类食物是获取膳食纤维的重要途径，但不是唯一途径，蔬菜、水果、坚果和植物种子中也含有丰富的纤维。膳食纤维在这些食物中的含量因食物种类不同而存在差异，比如豆类、梅子、李子、无花果中纤维含量较高，而莴苣、芹菜、菜花中的含量很低。购买食物时应该选择成分标签上注明是全谷类的食物，标有"100%全谷类"的食物是最好的。需要提醒大家的是，不要被一些标签上的"多种谷类""6种谷类"所迷惑。准妈妈可在手边准备一些富含纤维素的小零食，既能解馋，又能随时随地补充纤维素。

准妈妈不要被"用无漂白面粉制造"等字样所误导，这些食品大多是精制谷类食物。另外，没有标明"全谷类"字样的黑麦和小麦面包同样也是以精制面粉为原料的。

● 怎样让工作餐更有营养

职场准妈妈几乎所有的午餐都要在外解决，如何才能让工作午餐达到胎宝宝的发育要求，准妈妈需要动一番心思。

准妈妈可以每天带一些营养食物作为工作餐的补充，如牛奶、酸奶、水果、面包等，也可以自制一些方便携带的营养面点，如豆奶饼和能量棒，可以增加维生素、蛋白质、不饱和脂肪酸等营养素的摄入，从而在一定程度上补充午餐中缺乏的营养。

饭前30分钟可以吃水果，以补充午餐中所缺乏的维生素；就餐时要少吃油炸食物，也不要吃太咸的食物，以免造成体内水钠潴留，引起水肿或高血压，其他调味太重的食物，也最好避免；饭后30分钟可以喝一杯酸奶，帮助消化，同时增加营养。

职场准妈妈工作繁忙，有时在外就餐是难免的事。因为外面的饮食不如家中的健康、卫生，在外就餐时一定要注意以下饮食原则：拒绝油炸食物，外面的油炸类食物，在制作过程中用到的油多是重复使用的，其中有很多有害物质；谨慎挑选饮料，饮料应挑选矿泉水和纯果汁一类的，含咖啡因或酒精的饮料对孕期不利，最好不要选择。

● 妊娠期瘙痒要引起重视

妊娠期可出现许多症状，瘙痒症即是其中的一种。妊娠期瘙痒常从腹部开始，遍及全身，尤以下腹、手心、足心为甚。皮肤上没有皮疹、皮损，只有抓痕。严重者可见巩膜、皮肤黄染，但无腹胀、腹泻、食欲减退等消化道症状。这是一种妊娠期特有的以瘙痒和黄疸为特征的并发症，医学上诊断为"妊娠期肝内胆汁淤积症"。

妊娠期肝内胆汁淤积症随妊娠进展而发生。可能是因为妊娠以后准妈妈体内产生大量的雌激素，影响了肝细胞的功能，造成了体内胆汁排泄的障碍，胆汁淤积在肝细胞的周围、皮肤下面、胎盘绒毛血管的周围。由于皮下组织的胆汁淤积刺激神经末梢，引起全身皮肤的瘙痒；胎盘绒毛血管周围的胆汁淤积，会引起准妈妈和胎儿之间的血液循环障碍，影响母体—胎儿之间的物质和气体交换，宫内胎儿处于低氧状态，容易发生胎儿生长发育缓慢，遇有"风吹草动"即可使胎儿死亡。因此，有瘙痒症状的准妈妈要化验检查肝功能和黄疸指数，及时发现异常，及早处理。

另外，轻症患者要密切监护宫内胎儿生存情况，每天数3次胎动，每次需1小时，把胎动数相加乘以4，达到或超过20次为正常。胎动是反映胎儿宫内存活的一个重要指标，如胎动减少或消失，应马上到医院做进一步的检查。

到目前为止，只有分娩后才能治愈妊娠期肝内胆汁淤积症。因为妊娠期肝内胆汁淤积症可能危及胎儿的生命，必要时需提前终止妊娠，使胎儿脱离不良的宫内环境。因此，被确诊为中、重度妊娠期肝内胆汁淤积症的准妈妈，应住院观察，直到分娩。

● 怎样防治妊娠期疱疹

一般在妊娠四五个月时，有些准妈妈会发生以水疱为主的疱疹性皮肤病，这种疱疹也可发生在妊娠早期或晚期，个别女性也会在分娩后发病。一般认为是由于妊娠期产生了过多的黄体酮或其他原因使皮肤过敏而发病，分娩后往往能自行消退。

此病易发于手、脚、胳膊、脐周、腹部、头及脸部等处。发疹前周身发热、畏寒、奇痒，以后会出现皮疹，表现为红斑水疱，呈环状排列，类似疱疹样皮炎，以后水疱融合成大疱，疱破后形成痂皮，痂皮脱落后留下色素沉着。一般间隔数周发作一次，之后渐渐缓解。每次发作引起剧烈瘙痒，可出现高热等症状。

妊娠期疱疹通常在分娩后数日内即可减轻症状，多数人在分娩后3个月可消退，也有个别的会再推迟几个月。分娩后第一次来月经时常有轻微发作，每次经期发作，可持续两年之久。

准妈妈如患疱疹应注意多加强营养，摄入含钙及维生素C、维生素B_6丰富的食物，并可用药治疗。采用炉甘石洗剂、土霉素锌氧油或龙胆紫锌氧油可局部止痒和预防感染。

● 如何锻炼腹部肌肉

进入孕中期后，妊娠反应消失，胎儿已较稳定，此时准妈妈应适当加大运动量，这对准妈妈和胎儿都是有利的。散步是准妈妈最基本、最简单的运动方式，几乎在怀孕的每个时期都应提倡进行；也可根据自己的身体情况做孕妇操或干些简单、安全的家务活。下面介绍一组安全有效的肌肉操，此时开始练习可增加腹肌的收缩能力，为分娩提供良好的保障。

肌肉操分为增强腹部肌肉、下蹲、盘腿和缩肛运动。

①增强腹部肌肉：准妈妈在床上或地毯上仰卧，双臂伸展并放在身体两侧，双腿并拢屈曲，膝部向左右画弧运动。同时活动骨盆并带动腰部，连做6～8次。注意做操时上身及双腿不能动，最后再仰卧，抬起双腿与地面呈90°后再放下。每天配合呼吸操同做6～8次。此运动能增强腹肌，加强会阴部肌肉弹性和骨关节的灵活性。

②下蹲：上身挺直后下蹲，手可扶住柜子或椅子，注意双脚掌要平贴地面，以保持平衡。

③盘腿：双腿交叉放在臀下平坐。

④缩肛运动：如憋大小便一样，一松一紧交替进行，每日3～4次，直至分娩。

● 准妈妈不宜染发

目前的染发剂，多是采用对苯二胺加过氧化氢为主要原料配制而成，其中含有铅化合物，有些染发剂还加入了合成香精。人体皮肤能吸收苯环类化合物，若长期接触对苯二胺之类的苯类衍生物，可能会造成人体细胞DNA（脱氧核糖核酸）的损伤，从而诱发细胞突变，发生癌症或导致胎儿畸形。此外，染发剂中掺入的合成香精，也会对人体造成潜在的隐患，尤其是含醛结构的合成香精对DNA损害最严重。

孕期最好不要烫发，因为烫发剂跟染发剂一样，对于准妈妈和胎儿而言是不利的。烫发剂中含有有害化学物质和有毒重金属，如苯、汞、铅等。这些物质易被头皮吸收，从而进入准妈妈的血液循环，并通过胎盘进入胎儿的血液循环中，对胎儿的生长发育产生影响。准妈妈烫发对于孕早期的胎儿而言更加有害，有可能导致未成形的胎儿发育畸形，也可能诱发胎儿患上慢性疾病。

● 音乐胎教：聆听《安睡吧，宝贝》

莫扎特（1756～1791年），生于奥地利萨尔茨堡一位宫廷乐师的家庭。他的父亲奥波德是宫廷大主教乐团的小提琴手，也是一个作曲家。他的母亲也酷爱音乐，会拉大提琴和小提琴。

莫扎特自小便显露出极高的音乐天赋，被誉为神童。后来成为音乐史上杰出的作曲家，也是欧洲维也纳古典乐派的代表人物之一。作为古典主义音乐的典范，他对欧洲音乐的发展起了巨大的作用。他无疑是一个天分极高的艺术家，谱出的协奏曲、交响曲、奏鸣曲、小夜曲、嬉游曲等成为后来古典音乐的主要形式。

莫扎特一生创作了549部作品，其中包括22部歌剧、41部交响乐、42部协奏曲、一部安魂曲以及奏鸣曲、室内乐、宗教音乐和歌曲等作品，留下的重要作品总括当时所有的音乐类型。莫扎特赋予音乐以歌唱优美欢乐性，然而，其中又深含着悲伤，这正反映了莫扎特时代知识分子的命运。

《安睡吧，宝贝》这首乐曲旋律轻柔甜美，节奏和伴奏常带有摇篮的动荡感，具有安静、温暖、亲切的特点，非常适合胎宝宝。

20世纪90年代初美国科学家的研究称：用莫扎特的音乐作为胎教音乐，可以提高孩子智商，并将这称为"莫扎特效应"。于是商家开始用此概念群起炒作，给人误导。事实上，莫扎特的创作主题丰富，风格多样，一些忧伤或狂热的音乐并不适合作为胎教音乐。

孕6月

准妈妈营养摄入应全面

第01节

准妈妈的身体变化

生理上的变化

宫底高22厘米～25厘米，下腹明显隆起。腹围的增长速度为整个怀孕期间最快的阶段。支撑子宫的腹部韧带被拉长，因此时常会感觉疼痛。

由于孕激素的作用，准妈妈的手指、脚趾和全身关节韧带变得松弛，这也会使准妈妈觉得有些不舒服。甲状腺的功能变得活跃，准妈妈容易流汗，感觉燥热。

准妈妈的体重大约每周增重225克。由于血液量的增加，阴道分泌物增多，血管扩张，脸及手都容易变红，严重时还会出现瘀血，不过通常分娩后就会消失。

出现不适感觉

增大的子宫会压迫周围的组织和器官，准妈妈出现心悸、气短、胃部胀满感、腹部下坠、尿频、便秘等症状，下半身也由于血液循环不畅而极易疲劳。

因为胎盘中分泌的激素影响肝脏，所以这个时期的准妈妈皮肤会出现瘙痒的感觉，严重时会长出水疱，甚至发展成湿疹。

第02节
胎宝宝的生长发育

● 第21周：体重明显增加

从这周开始胎宝宝的体重开始明显增加，到这个月的月末体重可达630克左右，身长约30厘米。肌肉和神经已经充分发育，具备了活动能力，加之羊水量不断增多，胎宝宝在羊水中的活动更加频繁了，准妈妈能够更多地感觉到胎动。

● 第22周：牙胚开始发育

胎宝宝已经长成一个微型的小人儿了：他嘴唇的轮廓越来越清晰，眼睛也发育完全了；尽管他的虹膜还没有颜色，不过眼眉和眼睑已经长好了。胰腺正在稳步地发育。在牙龈下面，恒牙的牙胚也开始发育了，此阶段准妈妈要注意维生素D和钙质的补充。

● 第23周：听觉已经形成

听觉已经形成，开始逐步适应各种声音。即使准妈妈的声音变了样，胎宝宝也能分辨得出。胎宝宝还能听出准妈妈的心跳声和胃蠕动的声音。子宫外大的响声他也能听到，如犬吠声和吸尘器的声音。在今后的日子里，他会对亲人的声音越来越熟悉。除了听觉有所发展外，视网膜也已形成，具备了微弱的视觉。

● **第24周：肺部已能工作**

胎宝宝肺部已有一定的功能，如果此时早产可有浅呼吸，在特殊的照顾下是可以存活下来的。

第03节

孕21周

● 海鲜营养价值高

相对其他食物，海鲜中所含脂肪和胆固醇要少一些，尤其是饱和脂肪酸更少，主要是不饱和脂肪酸。而且，鱼类和海鲜的脂肪中还含有在其他食物中难得一见的ω−3型长链多不饱和脂肪酸，即DHA和EPA。这些脂肪酸不但对降低血脂和防治心脑血管疾病有利，还会促进胎儿大脑和视神经的发育。很多权威机构给出的膳食指南都建议人们"首选鱼类等海鲜"。普通成年人鱼类等海鲜的每日推荐量为75克～100克。考虑到孕期需要更多的营养，特别是DHA和EPA，一般建议孕中期和孕晚期鱼类和海鲜的每日摄入量为100克和150克。然而，如今海鲜也可能存在较大的安全隐患，如重金属污染、养殖用药残留等。因此，准妈妈吃海鲜也要适可而止。

常见鱼类、海鲜主要营养素含量（以100克可食部计）

名称	水分（克）	能量（千卡）	蛋白质（克）	脂肪（克）	胆固醇（毫克）	维生素A（微克）	铁（毫克）	锌（毫克）
草鱼	77.3	113	16.6	5.2	86	11	0.8	0.87
鲤鱼	76.6	109	17.6	4.1	84	25	1.0	2.08
鲫鱼	75.4	108	17.1	2.7	130	17	1.3	1.94
带鱼	73.3	127	17.7	4.9	76	29	1.2	0.70

名称	水分（克）	能量（千卡）	蛋白质（克）	脂肪（克）	胆固醇（毫克）	维生素A（微克）	铁（毫克）	锌（毫克）
黄鱼（小）	77.9	99	17.9	3.0	74	—	1.2	0.70
鲅鱼	72.5	121	21.2	3.1	75	19	0.8	1.39
比目鱼（偏口）	75.9	112	20.8	3.2	81	—	1.0	0.53
海虾	79.3	79	16.8	0.6	117	—	3.0	1.44
海米	37.4	198	43.7	2.6	525	21	11	3.82
海蟹	77.1	95	13.8	2.3	125	30	1.6	3.32

注：数据引自《中国食物成分表2002》（中国疾病预防控制中心营养与食品安全所编制，北京大学医学出版社出版）。

● 准妈妈不宜偏食

有些准妈妈在孕前就有偏食的习惯，等到怀孕后就更加"变本加厉"了，往往只吃自己喜欢吃的食物，并认为只要多吃就有营养。其实，偏食和不合理的营养摄入都会影响胎儿的正常生长发育。

有些准妈妈为了保持体形而很少摄入主食，主食摄入过少会造成母体严重缺乏能量，进而导致胎儿停止发育。

有些准妈妈为了保障胎宝宝的营养而拼命摄入大量的动物性食物，结果孕期体重猛长，胎宝宝却营养不良。

有些准妈妈日日与蔬菜水果为伴，不吃其他食物，结果热量和蛋白质摄入均缺乏，胎儿生长缓慢。还有一些准妈妈每天吃大量的坚果类食物，过多的坚果类食物含有极高的热量和脂肪量，会影响其他营养素的吸收。

如果准妈妈食欲不好，不妨试试以下方法来改善一下食欲：

①想吃就吃，少食多餐：早孕反应严重的准妈妈只要想吃随时就吃。

②进食过程中保持心情愉快：听听轻音乐，餐桌上放鲜花等，让心情愉悦

起来，可有效解除孕吐，从而增强食欲。

③选择易消化、易吸收，同时能减轻呕吐的食物：如豆类食物中的豆腐、豆浆，大米粥、小米粥、烤面包、馒头等。

④烹调要符合口味：一些准妈妈孕后饮食习惯发生改变，烹调时可用柠檬汁、醋拌凉菜，让食物的味道变得丰富起来。

⑤选择促进食欲的食物：如番茄、黄瓜、香菇、苹果等，它们色彩鲜艳，营养丰富，易诱发人的食欲。

准妈妈要通过学习营养知识，端正自己的看法，尽量平衡膳食，才能保证自己和胎儿有更好的营养。

● 小腿抽筋是怎么回事

在孕期约有一半的准妈妈会发生腿部抽筋现象，一般多发生在晚上睡觉时。发生这种现象是因为准妈妈体重逐渐增加，双腿负担加重，腿部的肌肉经常处于疲劳状态及血液循环不畅。另外，怀孕后对钙的需求量明显增加，尤其在怀孕中晚期，如果膳食中钙及维生素D含量不足或缺乏日照，就会缺钙，从而增加了肌肉及神经的兴奋性。夜间血钙水平比白天要低，故小腿抽筋常在夜里发作。

为了防止出现腿部抽筋，准妈妈不要长时间站立或坐着，应每隔1小时左右就活动一会儿，不要使腿部肌肉过度疲劳，不要穿高跟鞋。每晚临睡前用温水洗脚，洗脚时对小腿进行2～5分钟的按摩。平时要多摄入一些含钙及维生素D丰富的食品，适当进行户外活动，接受日光照射，必要时可加服钙剂和维生素D。

缓解小腿抽筋的方法比较简单，发生抽筋时，只要将脚趾用力向上方扳或用力将脚跟向下蹬，使踝关节过度屈曲，腓肠肌拉紧即可。如仍不缓解时，可把脚放在温水盆内，同时热敷小腿，并扳动脚部，一般都能使抽筋缓解。

● 为什么有些检查要反复进行

从第一次产检开始，多项常规检查会反复进行，主要目的就是对怀孕女性的身体状况进行持续的检测，进而发现潜在问题。比如怀孕期间出现血压异常或是宫高、腹围的增长较孕期正常值快，这些都是很容易被忽略的细节。但是医生通过对准妈妈全方位的了解，能够及时发现隐藏的问题和异常情况，这也是每隔一段时间就要到医院检查的原因。也许上一次检查一切正常，但不要放松警惕，很多妊娠期的严重疾病，都是孕前非常健康的女性在怀孕到一定阶段时才出现的。从医生的角度而言，妊娠实际上是非常艰辛的过程，在这个过程中危险无处不在，每位准妈妈都要清楚地认识到这一点。

准妈妈尿常规检查注意以下事项：

①尿标本必须新鲜：尿液放置几小时后，白细胞即可破坏而脓尿消失，葡萄糖被细菌分解，管型破坏，细胞溶解等问题出现，会影响检查结果的准确性。

②提供的尿标本必须清洁：按排尿的先后次序，可将尿液分为前段、中段、后段。因前段尿和后段尿容易被污染，因此，准妈妈在做尿常规时，要留取中段尿，并使用清洁容器盛尿液，如医院提供的清洁尿杯。

③送检尿量：一般不少于10毫升（至少达到一半尿杯的量）。

④尿路感染者脓尿常呈间歇性，故宜多次反复检查才能下结论。

⑤准妈妈如果正在服用抗菌药物，尿液标本可影响检查的准确性。

准妈妈尿常规检查是从确定怀孕开始直至分娩期间应进行的一项常规体检项目，每位准妈妈在怀孕期间都要进行9～13次尿常规检查。

● 注意保持身体清洁

准妈妈在孕期里新陈代谢旺盛，皮脂腺、汗腺分泌增加，皮肤易脏。头部的油性分泌物增多，阴道的分泌物也会增加。因此，孕期应注意保持身体清洁。全身清洁还可促进血液循环和皮肤的排泄。

准妈妈洗澡不宜用浴盆，应该选择淋浴。女性怀孕之后，特别是怀孕7个月以后，盆浴可将细菌带入阴道，产后引起产褥感染。另外，准妈妈洗澡时要特别注意行走稳当，以免滑倒。孕晚期行动不便时，可以请人搓澡。洗澡时，应该有人陪在身边，以防不测。

准妈妈在清洁身体时要注意敏感部位的正确清洗方法。

①乳房：用温水冲洗乳房，动作要轻，不要用力牵拉，也不要用力搓揉，避免引起子宫收缩。准妈妈可在浴后抹些橄榄油。

②腋下：抬起胳膊用温水冲洗腋下，因腋下皮肤组织较松弛，可以把沐浴液揉出丰富泡沫后清洗，再以指腹按揉，不要用热水刺激，也不宜用力猛搓。

③肚脐：无须天天清洗，可在每次洗澡前，用棉花棒蘸点乳液来清洗污垢，等其软化后再洗净。

④腹股沟：用温水冲洗腹股沟，并用两个手指指腹从上向下轻搓。肥胖者则要拨开褶皱仔细搓洗。

⑤外阴：外阴部位要每天清洗，而且最好用清水清洗，避免坐浴。

女性在怀孕期间，外阴部会发生明显的变化，皮肤更娇嫩，皮脂腺及汗腺的分泌较体表其他部位更为旺盛。同时由于子宫颈腺体分泌的增多，更易发炎。所以，准妈妈要经常清洗外阴。准妈妈在清洗外阴时要注意不能用很烫的热水洗，不能用碱性肥皂水清洗，也不能用高锰酸钾溶液洗。

● 日光浴时间不宜太长

准妈妈要注意晒太阳，日光浴对母子均有益处。多晒太阳能促进皮肤在日光紫外线的照射下制造维生素D，而维生素D可促进人体对钙的吸收。但是，强度过大的日光可使皮肤受到紫外线的伤害，故晒太阳必须掌握适度的原则，不晒太阳不行，晒太阳过多也不好。准妈妈过多进行日光浴，可使脸上的色素斑点加深或增多，出现妊娠蝴蝶斑或使之加重。日光照射过多，还可发生日光性皮炎的皮肤损害。尤其是初夏季节，在皮肤尚无足够量黑色素起保护作用时更易发生皮炎。但是，长时间躺在太阳下，会令体温增高，容易使人发生脱水。还有些研究者认为，准妈妈体内叶酸不足与紫外线辐射之间存在着某种关联——强烈的日晒会破坏叶酸。在怀孕最初的几周里，叶酸是准妈妈体内的重要物质，有助于保护胎儿，避免神经中枢缺陷，如脊柱裂等。此外，由于日光对血管的作用，还会加重准妈妈静脉曲张。建议准妈妈有意识的日光浴每天不要超过1小时，最好分两次进行，且不要在中午日光直射时进行。

职场准妈妈没法天天在户外接受日光浴，可以在工作时间尽量争取座位调换到窗边，以保证每天都可以接收到阳光的照射。需要注意的是，在办公室座位上晒太阳要将玻璃窗打开，因为玻璃窗会阻挡紫外线进来。此外，准妈妈还可以在每天中午休息时到户外散步，进行日光浴，每次的时间都控制在1小时左右。

● 音乐胎教：听旋律柔和的《天鹅》

圣桑，法国作曲家。1835年10月9日出生于法国巴黎，父亲出身于诺曼底附近的贫苦农家，母亲是水彩画家。父亲在圣桑两个月时去世，圣桑由母亲和伯母共同抚养。伯母是音乐家，于圣桑两岁半时开始教他弹琴。

圣桑创作技巧纯熟，作品数量超过170部，几乎涉及每个音乐领域。他的作品旋律流畅，和声典雅，结构工整，配器华丽，色彩丰富，通俗易懂。其代表作有管弦乐组曲《动物狂欢节》、交响诗《骷髅之舞》《第一大提琴协奏曲》和小提琴与乐队的《引子与回旋随想曲》等。

《动物狂欢节》又称《动物园狂想曲》，是一部形象生动、充满幽默诙谐的管弦乐组曲。在这部新颖的组曲中，作者以漫画式的笔调，运用各种乐器的音色和表情特征，惟妙惟肖地描绘出动物们滑稽的动作和可爱的情态，其中的大提琴独奏《天鹅》尤为动人。

乐曲一开始，钢琴以清澈的和弦，清新而简洁地奏出犹如水波荡漾的引子。在此背景上，大提琴奏出舒展而优美的旋律，描绘了天鹅以高贵优雅的神情安详浮游的情景。中间部分由第一部分的主题因素发展构成，中间调性的变化为音乐增添了色彩，它所表现的感情更加内在而热切，犹如对天鹅端庄而高雅的形象的歌颂，把人带入一种纯净崇高的境界。

《动物狂欢节》暨《天鹅》特别适合准妈妈在孕中期和孕晚期时听，也适合给胎宝宝听，因为它描绘了各种动物的形象，能引发准妈妈很具体的想象。

欣赏时，准妈妈最好能给胎宝宝描述具体的动物形象，这对胎宝宝的感知和智力发育有很大好处。

第**04**节

孕22周

● 豆浆是适合准妈妈的饮品

蛋白质是构成脑细胞的主要成分之一，占脑比重的30%～35%，在促进语言中枢发育方面起着极其重要的作用。如果准妈妈蛋白质摄入不足，不仅影响胎儿大脑发育，还会影响到乳汁蛋白质含量，甚至可能导致乳汁减少。

大豆富含优质蛋白质（含量高达40%），是植物中唯一类似于动物蛋白质的完全蛋白质，并且大豆蛋白不含胆固醇，可降低人体血清中的胆固醇，这一点又优于动物蛋白。大豆蛋白中人体必需的8种氨基酸配比均衡，非常适合人体的需要。

因此，准妈妈每天喝一杯豆浆不失为摄取优质蛋白质的一个有效方法。

喝豆浆最好是早上喝，早上喝豆浆可以使人体更好地吸收；喝豆浆不要超量，一次喝豆浆过多容易引起蛋白质消化不良，出现腹胀、腹泻等不适症状。每天早上只需喝200毫升～300毫升；空腹时忌喝豆浆，喝豆浆的同时最好吃些面包、糕点、馒头等淀粉类食品，可使豆浆中的蛋白质等在淀粉的作用下，与胃液较充分地发生酶解，使营养物质被充分吸收；豆浆不能装在保温杯里保存，豆浆中的某种成分能除掉保温杯里的水垢，同时因为温度适宜，保温杯内细菌会大量繁殖，经过3～4个小时豆浆就会变质；忌喝未煮熟的豆浆，没煮熟的豆浆含有有毒物质，可能会引发中毒症状；豆浆里不能加红糖，红糖里的有机酸和豆浆中的蛋白质结合后，可产生变性沉淀物，破坏营养成分；忌在豆浆里打鸡蛋，鸡蛋中的黏液蛋白和豆浆中的胰蛋白酶结合后会产生一种不能被人体吸收的物质，从而大大降低了豆浆和鸡蛋中营养物质的吸收。

● 洗澡时注意水温

为了保证母体和胎儿的健康，准妈妈在孕期的衣、食、住、行等各个方面都要注意，孕期无小事，哪怕是吃饭、睡觉、走路甚至是洗澡都要格外小心。由于新陈代谢旺盛，身体易出汗，因此，准妈妈应坚持经常洗澡以保持身体清洁，但洗澡时水温不可过高，以免对胎儿发育不利，损害大脑。

如果准妈妈洗澡时水温过高，就会使母体体温暂时升高，羊水的温度也随之升高。研究表明，准妈妈体温比正常体温升高1.5℃时，胎儿脑细胞发育就可能受到影响；准妈妈体温上升3℃，对胎儿脑细胞会产生较严重的影响。

准妈妈最好用温热的水洗澡，水温应和体温差不多或者略比体温高一点儿就行。具体来说，水温应在38℃以下。而在孕后期更不能洗很烫的热水澡，洗澡的时间也不宜太长，否则准妈妈很容易出现缺氧、窒息的情况，还可能导致胎儿宫内缺氧。有的女性喜欢在淋浴时冷热水交替着洗，以此来促进皮肤的健康，但这种方法对准妈妈来说不利，容易刺激到子宫和胎儿，故准妈妈不宜采用。

● 准妈妈为什么要测量血压

孕中期血压正常值的标准和孕前一样，仍然不能超过140／90毫米汞柱。从妊娠20周后开始，医生更加注意准妈妈血压的变化，因为在20周之前发现血压升高的准妈妈属于原发高血压的范围，也就是说，这是准妈妈在孕前就已经存在的疾病，不是妊娠所诱发的。而20周之后出现的高血压则提示准妈妈罹患了一种新的妊娠期并发症，即妊娠期高血压疾病。单纯的妊娠期高血压症状不会给母儿带来太大的危害，但是妊娠期高血压症状带来的先兆子痫和子痫则完全不同。

"先兆子痫"是指准妈妈在妊娠20周到分娩后第1周之间发生的高血压、蛋白尿或水肿等一系列症状的总称。肥胖、高龄、患有高血压和肾病等慢性疾病的准妈妈更容易患上先兆子痫。疾病一旦发生，则会影响到准妈妈全身各个脏器，一旦机体器官先后出现问题，产妇就会有生命危险，严重的时候会并发胎盘早剥或引起子痫（由先兆子痫发展成的更为严重的症状），可引起孕产妇的抽搐或昏迷，甚至在很短时间内导致胎儿死亡。

轻度先兆子痫的准妈妈只需要在家卧床休息，但必须每周去医院检查，如果病情没有明显改善应当住院治疗。若住院期间病情仍在继续发展，应尽快终止妊娠。严重先兆子痫的准妈妈应住院治疗，卧床休息、静脉输液和使用硫酸镁可缓解症状，通常在用药后4~6小时血压能够得到控制。

先兆子痫和子痫不同于一般的高血压，治疗中不强调利尿剂及低盐饮食的作用。鼓励准妈妈正常摄入盐分，多饮水，多卧床休息。建议准妈妈在睡觉或卧床时采用左侧卧位，可减少下腔静脉的压力，增加回心血量，改善血液循环。

● 失眠的原因和改善方法

产科医生建议准妈妈最好每天睡足8小时，可事实上很多准妈妈做不到。这是为什么呢？原因主要有以下几点：

1. 腹部增大引起的失眠

一些准妈妈在孕初期睡眠较好，这是因为孕育和保护胎儿而感觉疲劳。但随着胎龄的增加，胎儿体积变大，腹部逐渐隆起，睡眠时就难以找到一个合适的姿势。

改善方法：不少医生建议准妈妈睡眠时应用左侧卧位。这是因为肝脏在腹部的右侧，左侧卧位使子宫避免压迫肝脏；或者借助于枕头保持侧卧位睡眠。有的准妈妈发现，将枕头放在腹部下方或夹在两腿中间比较舒服，将摞起来的枕头或叠起来的被子、毛毯垫在背后也会减轻腹部的压力。

2. 激素变化引起的失眠

在妊娠期间由于激素发生变化，准妈妈出现睡眠问题是十分常见的。而且怀孕的女性在精神和心理上都比较敏感，对压力的耐受力也会降低，常会忧郁和失眠。

改善方法：自己进行适度减压，再加上家人及时的关怀与照顾，对于稳定准妈妈的心情十分重要。

3. 尿频引起的失眠

很多准妈妈都会受到尿频的困扰，其原因是怀孕后准妈妈的肾脏负担增加，比孕前多过滤30%～50%的血液，所以尿液也就多了起来，并且由于增大的子宫会压迫到膀胱，从而也会引起尿频。

改善方法：除了自我调适、减轻心理压力外，准妈妈最好也要注意避免摄入刺激性饮食、避免使用化学药物，这些都会增加心理的不适，加重尿频。

● 胎教常识：不能把耳机放在腹部

许多人认为，对胎宝宝来说，准妈妈的子宫是一个不受外界干扰的理想环境。而事实并非如此，胎宝宝在子宫内也能深受外界噪声之害。

美国科学家实验发现，外界声音的基本音节能全部传入子宫，胎宝宝能清晰地听到3米外人们的讲话声、开门声和小车通过的声音，其所感受的声音只比外界低25～30分贝。

构成胎宝宝内耳一部分的耳蜗从准妈妈怀孕第20周起开始发育，其成熟过程在宝宝出生后30多天内仍在继续进行。由于胎宝宝的耳蜗正处于发育阶段，易遭受噪声损害，对2000赫兹以上的高音尤为敏感，所以胎教音乐中若出现2000赫兹以上高音时，会损害胎宝宝的听力。

令人吃惊的是，国家优生优育协会和中科院声学研究所曾对市面上出售的胎教音乐进行随机抽样调查，音频超过2000赫兹的不合格胎教音乐大量存在。有的包装盒上标明音频范围是500赫兹～2000赫兹，但实际检测结果音频最高者竟达5000赫兹。用这样不合规格的产品进行胎教，对胎宝宝听力造成的损害是可想而知的。

● 抚摩胎教：和胎宝宝一起嬉戏

　　妊娠的第6个月，可以在准妈妈腹部明显地触摸到胎宝宝的头、背和肢体，是进行抚摩胎教的好时机。抚摩胎教可以在起床后和睡觉前进行，应避免在饱食后进行。一般每天可进行3次，每次约5分钟。具体的方法是：准妈妈排空小便，平卧床上，下肢膝关节向腹部弯曲，双足平放于床上，全身放松。此时准妈妈腹部柔软，利于触摸。

　　抚摩胎教可由准妈妈进行，也可由准爸爸进行，还可由准爸爸、准妈妈轮流进行。先用手在腹部轻轻抚摩片刻，再用手指在胎宝宝的身体部位轻压一下，可交替进行。有的胎宝宝在刚开始接受抚摩或按压时就会做出反应，随着孕周的增加，胎宝宝的反应会越来越明显。当胎宝宝习惯指压后，他会主动迎上来。怀孕28周以后，轻轻地触摸配合轻轻地指压可区别出胎宝宝圆而硬的头部、平坦的背部、圆而软的臀部以及不规则且经常移动的四肢。当轻拍胎宝宝背部时胎宝宝有时会翻身，手足转动，此时可以用手轻轻抚摩以安抚胎宝宝。准父母在用手触摸胎宝宝的时候，别忘了还要同时轻轻地、充满柔情地对胎宝宝说话，让胎宝宝更强烈地感受到父母的爱意。

　　在进行抚摩胎教时，抚摩及按压的动作一定要轻柔，以免用力过度引起意外。有的准妈妈在怀孕中、后期经常有一阵阵的腹壁变硬，可能是不规则的子宫收缩，此时不宜进行抚摩胎教，以免引起早产。准妈妈如果有不良分娩史，如流产、早产、产前出血等，则不宜使用抚摩胎教。

● 美育胎教：欣赏唐诗《春夜喜雨》

春夜喜雨

好雨知时节，当春乃发生。

随风潜入夜，润物细无声。

野径云俱黑，江船火独明。

晓看红湿处，花重锦官城。

　　《春夜喜雨》是杜甫在公元761年春天，在成都浣花溪畔的草堂时写的。这首诗描写春夜降雨、润泽万物的美景。文章中虽没有一个"喜"字，但四处洋溢着诗人的喜悦心情。

诗中第一、二句"好"字含情，赞盛春雨。"知时节"赋予春雨以人的生命和情感，在作者看来，春雨体贴人意，知晓时节，在人们急需的时候飘然而至，催发生机。首联既言春雨的"发生"，又含蓄地传达出作者热切盼望春雨降临的焦急心绪。颔联显然是诗人的听觉感受。春雨来了，在苍茫的夜晚，随风而至，悄无声息，滋润万物，无意讨好，唯求奉献。听雨情景作者体察得很细致，就连春雨的静默无声也被诗人听出来了。颈联紧承颔联，诗人唯愿春雨下个通宵，又恐突然中止，亦喜亦忧，推门而出，伫立远眺，只见平日泾渭分明的田野小径也融入夜色，漆黑一片，可见夜有多黑，雨有多密。而江船渔火红艳夺目，又反衬出春夜的广漠幽黑，也从侧面烘托出春雨之繁密。尾联系想象之辞，诗人目睹春雨绵绵，欣慰地想到第二天天亮的时候，锦官城将是一片万紫千红的春色。花之红艳欲滴、生机盎然正是无声细雨滋润洗礼的结果。因此，写花实乃烘托春雨的无私奉献品格。

第05节
孕23周

● 为什么发芽的土豆不能吃

食入发芽、腐烂的土豆可导致人体中毒。因为土豆中含有一种叫龙葵素的毒素，而且较集中地分布在发芽、变绿和溃烂的部分。有人测定每千克土豆嫩芽中龙葵素的含量可高达5200毫克，高出土豆60～65倍。龙葵素被吸收进入血液后有溶血作用，还可麻痹运动、呼吸中枢，刺激胃黏膜，最终可致呼吸中枢麻痹而死亡。

此外，龙葵素的结构与人体的甾体激素如雄激素、雌激素、孕激素等性激素类似。准妈妈若长期大量食用含生物碱较高的土豆，蓄积在体内会产生致畸效应，而且土豆中的生物碱并不能因常规的水浸、蒸、煮等烹调而减少。鉴于此，准妈妈不宜吃发芽的土豆。

准妈妈选择食物尤其要注意，平时生活中碰到下面这些食物时一定要扔掉。

①烂姜：俗话说："烂姜不烂味。"这是错误的说法。因为腐烂后的生姜会产生一种毒性很强的毒素——黄樟素，吃后能引起肝细胞中毒、变性，损害肝功能等。

②储存过久的南瓜：南瓜营养丰富，有利于准妈妈补身，但储存过久的南瓜一定要弃掉。因为储存过久的瓜瓢含有较高的糖量并进行无氧酵解，产生酒精，从而改变南瓜的性质，吃后易中毒。吃时最好去尽瓜瓢，并检查有无酒精味。

③未熟的青色西红柿：未成熟的西红柿含有龙葵素，食后口腔有苦涩感，会出现恶心、呕吐、头晕、流涎等症状。

有些蔬菜如菠菜、莴苣、萝卜等含有硝酸盐，储藏过久，会发生腐烂变质，将硝酸盐还原成亚硝酸盐，人吃了可能会引起头痛、腹痛、腹泻、呕吐等症状。

● 如何预防妊娠期高血压疾病

妊娠期高血压疾病是怀孕中晚期常见的疾病，发病率为5%～10%，危害仅次于产科出血，是威胁产妇生命安全的第二大疾病。妊娠期高血压疾病大多发生在妊娠20周以及产后两周，主要症状为高血压、蛋白尿及水肿，并伴有头痛、眼花、恶心、呕吐等症状，严重的还会发生抽搐。全身肌肉抽搐时可引起子宫收缩，导致早产、胎宝宝窘迫甚至宫内死亡。患有妊娠期高血压疾病的准妈妈所怀的宝宝，宫内发育迟缓的发生率高，出生体重低于正常的标准，严重者可致胎宝宝死亡或新生儿死亡。营养不良、贫血、肥胖、有高血压病及糖尿病家族史的准妈妈是妊娠高血压疾病的高危人群。

已经患上妊娠期高血压疾病的准妈妈要注意营养，保证蛋白质、钙、钾、维生素的摄入，控制钠盐的摄入量。

①钙可以调节血管收缩和舒张能力，建议准妈妈每天吃3～4份奶制品，还有脆骨、带皮的小鱼和小虾、大豆之类，再加上适量补钙，从而保证每天钙元素的摄入量达1000毫克，同时每天晒1～2小时的太阳，以帮助钙的吸收。

②维生素，特别是抗氧化类维生素A、维生素C、维生素E，有助于增加血管弹性、降低血压。

按时进行产前检查是及早发现妊娠期高血压疾病的最好方法。每次检查时医生都会测量血压、验尿及称体重，并检查腿部水肿现象。

③每天食盐的摄入量应控制在3克～4克，还要警惕所有含钠高的"膳食杀手"，如酱油、酱类、浓肉汁、调味汁、腌熏制品、咸菜、酱菜、炖菜、罐头肉、罐头鱼、罐头菜、薯条、汉堡、香肠或火腿等熟食、含盐黄油、人造黄油、奶酪等。

● 准妈妈患妊娠期高血压疾病的饮食原则

妊娠期高血压疾病与营养密切相关，合理安排饮食能有效预防和控制妊娠期高血压疾病的发生、发展。热量摄入太多，蛋白质、维生素A、维生素C、钙、铁、锌、钾摄入不足，钠摄入过量都会诱发或加重妊娠期高血压疾病。因此，饮食方面要遵照"三高一低"原则，即高蛋白、高钙、高钾及低钠饮食，多吃鱼、肉、蛋、奶及新鲜蔬菜，适量补充铁和钙剂，减少钠盐摄入。

除了钙和钠以外，微量元素钾、锌也与血压有密切关系。钾能够促进钠的排出，锌能够提高机体免疫力，适量补充钾和锌有助于调节血压。绝大部分新鲜水果和蔬菜中钾含量丰富，如香蕉、苹果、芦笋、青豆等，坚果、奶制品等食物中钾含量也比较丰富。

锌含量丰富的食物有牡蛎、扇贝、动物肝脏、瘦肉、坚果等。钠与高血压的关系众所周知，因此患有妊娠期高血压疾病的准妈妈必须严格控制钠的摄入，每天吃盐不宜超过6克。

酱油摄入也不能过多，6毫升酱油约等于1克盐。同时，减少隐匿性高钠食品的摄入，如味精、调味汁、汤料、咸菜、火腿、酱菜、罐头制品等，更不宜吃用碱或苏打制作的食物。除此以外，口味较重的准妈妈可以适当吃一些酸甜口味的菜，在一定程度上改善口味、满足食欲。

● 怎样预防水肿

在怀孕期间，尤其是怀孕中期以后，很多准妈妈都会出现轻微的水肿现象。这是由于胎盘分泌的激素使体内水分大量囤积所造成的。准妈妈如果想知道自己是否有水肿情形，可在早晨检查一下脚部的状态：用手指按压胫骨前的部位，当手指离开以后，如果该部位仍然呈现凹陷状态的话，则表示有水肿。

一般情况下，在上午时脸部和双手会出现水肿，傍晚时双脚会出现水肿。经过一夜的睡眠以后，水分循环到全身，双脚的水肿会有所减轻。如果到了早上，脚部还有水肿未退，而在下午，脸部和手部又出现水肿，则表示水肿比较严重，也表明体内的水分比较多。出现严重的水肿状况，还往往预示着伴有其他疾病的可能，如心脏病、慢性肾盂肾炎、妊娠毒血症等疾病，有必要去医院检查并作出诊断。

通常来说，每人每日盐分的摄取标准是6克，有水肿的准妈妈则应相应降低摄入。除此之外，还应进食足够的蔬菜和水果。因为蔬菜和水果中含有人体必需的多种维生素和微量元素，可以提高机体的抵抗力，加强新陈代谢，而且还具有解毒利尿等作用。积极运动也很重要，因为适当的运动可以促进血液循环。

消除水肿的方法一般是控制水分的摄取。不过，最有效的方法还是减少盐分的摄入。人体的体液必须保持平衡，一旦摄入较多的盐分，相应地就要吸收更多的水分，以维持平衡。

● 运动胎教：适当增加运动量

对于准妈妈来说，运动可以减轻怀孕期间产生的各种不适症状，如背痛、便秘、四肢肿胀等，使自身更健康，从而为宝宝提供良好的内环境。

大多准妈妈孕中期妊娠反应消失，腹中的胎宝宝也比较稳定，可以适当增加运动量以增强体质，并为顺利分娩做准备。散步、妊娠体操、游泳等均是适宜准妈妈进行的运动，也可以进行适量的、安全的腹部肌肉锻炼，增强腹肌的收缩能力，以利于顺利分娩。

准妈妈要适量选择有氧运动。此外，在运动时一定要做好安全措施，避免会增加跌倒或受伤风险的运动，一些有肢体碰撞的运动如打篮球、打羽毛球之类都要避免。因为对于准妈妈来说，腹部即便是轻微的受伤，也可能造成严重的后果。孕12周后，最好避免长时间站立的运动。运动中，准妈妈如果突然发生严重的腹痛、阴道痛或出血、胸痛或严重的呼吸困难，或是停止运动后子宫仍然持续收缩30分钟以上，请立即就医。在炎热的夏天，准妈妈可以选择清晨或黄昏时运动，以避免体温过高。如果在室内运动，一定要开窗，确保通风透气，并且可以使用电风扇帮助散热。运动时，准妈妈即使不觉得口渴，也要适时补充大量的水分。

● 胎教再好也要适度

有的准妈妈对胎教的效果期望过高、心太切，结果适得其反。如有的准妈妈长时间将耳机放在腹部，容易使胎宝宝烦躁；有的准妈妈没完没了地听音乐，连本人都感到疲惫不堪，更不要说胎宝宝的感觉了；还有的准妈妈进行抚摩胎教过度。每种胎教都会使胎宝宝受益，但如果不能适度实施，恐怕胎宝宝不但不能获益，还会受到不良影响。

胎宝宝的自然需求是身体的生长发育，这是最基本的，不能受到太多的打扰。胎宝宝太稚嫩、太脆弱，他醒来时需要有自在的活动，睡着时需要有安宁的环境，这两点必须首先给予满足，否则就会影响胎宝宝的身体健康，而没有健康，胎教就会失去意义。

音乐能催人奋发向上，能给人带来愉快，能给人带来伤感，能给人带来心灵净化，如同涓涓细流，带给人无尽的温暖和慰藉。研究发现：给准妈妈听音乐，2分钟后准妈妈的心跳加快，如果在准妈妈的腹部子宫位置放音乐给胎儿听，5分钟后发现胎儿也出现心跳加快，而且对音乐的高调和低调都有不同的反应；胎儿比较喜欢接受低缓、委婉的音乐，不喜欢听尖、细、高调的音乐；当给6个月的胎儿播放用丝竹乐器演奏的欢畅、轻柔的乐曲时，可观察到胎儿在腹内安详、舒适地蠕动，出生后每次听到同类的乐曲时都会高兴得手舞足蹈。

● 美育胎教：欣赏名画《圣母子》

欣赏名画是提高准妈妈审美能力及个人修养的有效方法，也是实施美育胎教的一个主要途径。今天我们为准妈妈准备了意大利著名画家拉斐尔的一幅油画——《圣母子》。

拉斐尔（1483～1520年）是意大利杰出的画家，和达·芬奇、米开朗琪罗并称"文艺复兴三杰"，也是"三杰"中最年轻的一位。拉斐尔谢世时年仅

37岁，但由于他勤勉的创作，给世人留下了300多幅珍贵的艺术作品。他的作品博采众家之长，形成了自己独特的风格，代表了当时人们最崇尚的审美趣味，成为后世古典主义者不可企及的典范。其代表作有油画《西斯廷圣母》、壁画《雅典学院》等。

圣母、圣婴原本是典型的宗教题材，在中世纪的绘画作品中，为了强调圣母、圣婴的神灵身份，一直被描绘得冰冷呆板、毫无生气。拉斐尔在此幅作品中摒弃传统的创作思维，把圣母描绘成一位温柔秀美、洋溢着爱意、微微丰腴的人间母亲。三角形构图是拉斐尔惯用的手法，金黄、酒红、墨绿，华丽的色彩让画面洋溢着温暖欢快的调子，同时也是文艺复兴时期的画商、教堂等喜爱的颜色。圣母正在沉思，而膝上的圣婴则是活泼的、动态的，比例上稍大于人间男婴，胖胖的质感非常可爱逼真，激起观者的抚摩欲，与圣母一静一动、相映成趣。背景是拉斐尔的故乡——意大利托斯卡纳的美丽山地乡村。这是文艺复兴时期的杰出作品，也是人类美术史上的珍品之一。

第06节
孕24周

● 吃对食物，远离毒素

怀孕时的首要任务莫过于补充营养了，但大量摄入蛋白质和脂肪会产生生理垃圾，食物中的农药残留、激素滥用、空气污染、电脑辐射等也会造成体内的毒素堆积。因此建议准妈妈每周吃一次排毒餐，使身体保持健康状态，远离毒素。

 ## 鲜韭虾仁蛋

原料：韭菜150克，鸡蛋100克，鲜虾仁30克，色拉油20克，精盐3克。

做法：

韭菜洗净，切成3厘米长的段；虾仁用清水洗净，去掉虾肠线，鸡蛋打散；将锅用旺火加热，倒入色拉油，将打散的鸡蛋炒至八分熟后盛出；炒锅中倒入少量色拉油，烧至八成热后放入虾仁，用中火炒熟，然后放入韭菜翻炒片刻；最后放入鸡蛋炒熟，加一点盐调味。

特点：

韭菜中的粗纤维能促进胃肠蠕动，可预防习惯性便秘。

绿豆浆

原料：绿豆80克，花生仁15克，核桃仁10克，薏仁5克，黑芝麻5克，冰糖适量。

做法：

将绿豆洗净，浸泡6～16小时，花生仁、核桃仁、黑芝麻洗净；将泡好的绿豆、花生仁、核桃仁、黑芝麻、冰糖放入豆浆机中，加入适量清水，启动机器，十几分钟后豆浆就煮熟了。也可以添加糙米、黄豆、黑米甚至水果等成分，做出各种营养丰富的豆浆来满足身体需求。

特点：

绿豆有清热、解毒、祛火之功效，中医用之解毒，对重金属、农药以及各种食物中毒均有一定防治作用；绿豆还具有消暑止渴、利水消肿之功效，是准妈妈补锌及防治妊娠水肿的食疗佳品。

● 为什么会出现坐骨神经痛

大多数准妈妈在妊娠晚期会出现坐骨神经痛，这是由于增大的子宫压迫腰骶神经，从而引起神经周围组织充血、水肿；关节韧带松弛，增大的子宫向前突出，为了保持身体平衡，肩胸后仰、腰椎前突，所以造成下肢和腰部疼痛。随着子宫的增大，症状会逐渐加重。不过不必担心，一般症状在产后即可缓解。症状不严重者，不需要特殊处理。症状严重者，可采取以下措施适当缓解疼痛：

①当疼痛发生时，可用热毛巾、纱布和热水袋进行局部热敷。

②每天用温水泡脚。

③坐着时将椅子调到舒服的高度，并在腰部、背部或颈后放置舒服的靠垫。

④注意不要久坐或久站，工作约1小时就要休息一会儿，起来走动走动或活动一下四肢。

⑤采用较为舒服的睡眠姿势，可将枕头垫在两腿间或肚子下面。

⑥搬挪物品时，最好采用下蹲的姿势，不要弯腰。

⑦症状轻微者，可以做按摩操。

● 准妈妈患膀胱炎有哪些危害

由于女性尿道短，尿道口与肛门靠近，易受粪便污染，加上妊娠后准妈妈内分泌发生改变及增大的子宫的压迫，尿液引流不畅，膀胱易发生细菌感染。起初表现症状轻微，仅有膀胱刺激症状，如尿频、尿急、尿痛，此时如经治疗，症状会很快缓解。如果治疗不及时，细菌会经由膀胱上行到达肾盂，引起肾盂肾炎。

患肾盂肾炎的准妈妈会突然有寒战、高热、腰痛、膀胱刺激症状加重等状况，有时因高热还可造成抽搐，对胎儿不利。所以，突发高热的准妈妈要及时就医。

预防膀胱炎应注意保持外阴部清洁。每日用清水清洗外阴部，减少性生活刺激。因性生活可使尿道口受摩擦，细菌易侵入而发生上行性感染。最好的方法是性生活后立即坐起排空小便，并用清水冲洗外阴部。

准妈妈出现膀胱炎症状后应及早就医和治疗，以免发展成肾盂肾炎。

● 性生活要适度

孕中期时的子宫逐渐增大，胎膜里的羊水量增多，胎膜的张力逐渐增加，准妈妈的体重增加，且身体笨拙，皮肤弹性下降。这个时期最重要的是维护子宫的稳定，保护胎儿的正常环境。如果性交次数过多，用力比较大，压迫准妈妈腹部，胎膜就会早破。胎膜早破，脐带可能从破口处脱落到阴道里甚至阴道外面。而胎儿的营养都是通过脐带供应，这种状况势必影响胎儿的营养和氧气供应，胎儿甚至会因此而死亡，或者引起流产。即使胎膜不破，没有发生流产，也可能使子宫腔感染。重症感染会使胎儿死亡，轻度感染也会使胎儿智力和发育受到影响。因此，孕中期虽不严格限制性交，但也要有所节制。

为了不影响准妈妈和胎儿的健康，夫妻间要学会克制情感，有时最好分床睡，以免不必要的性刺激。

孕中期如果要进行性生活，宜用避孕套，以防准妈妈子宫收缩而引起腹痛或流产。这是因为男性精液中含有大量的前列腺素，性交时前列腺素可被女性阴道黏膜吸收。这种前列腺素会导致子宫发生剧烈收缩。如果性生活频繁，子宫经常处于收缩状态，就有可能发生流产。

● 语言胎教：故事《星孩子》

星孩子

天上住着很多很多星孩子。每天傍晚，他们都到银河去洗澡。这银河水洁白洁白的，就像牛奶一样，星孩子们跳进去一洗，身上就会发出光来，亮闪闪的，好看极了。

这天傍晚，星孩子们又到银河来洗澡。可他们走近一看，怎么？银河变成黑乎乎的了！原来一大片乌云把银河给盖住了。

"咦，咱们洗不成澡了！这么大块的乌云怎么搬得掉呢？"一个星孩子失望地摇摇头，走了。

其他的星孩子也说："对，还是回去吧，月亮姐姐马上要给大家讲故事了，迟了就听不成啦！"接着，他们也都走了。

只有一个小星孩子没有跟大家一起回去，他站在岸边，想把乌云拖上岸来。可是，乌云很大很大，有操场那么大，小星孩子怎么能拖得动它呢？

有办法了！小星孩子掏出小刀，一块一块把乌云割下来，割了好一会儿，终于割掉一大块乌云，露出一片河水来。现在，小星孩子可以跳到河水里去洗澡了，一洗，他的身上就变得亮闪闪了！

小星孩子累了，想回去听月亮姐姐讲故事。可他又想："不行，这么一小块地方，只够我一个人洗，我应当把乌云全部搬掉，让大伙儿都能洗澡。"于是，他又干了起来，干了整整一夜，终于把乌云全部搬走了。

第二天，天上的星星又发出了闪闪的亮光，因为星孩子们又可以在银河里洗澡了。

● 音乐胎教：听勃拉姆斯的《摇篮曲》

勃拉姆斯是19世纪后半叶德国最卓越的作曲家，也是古典乐派最后一位作曲家，他的这首《摇篮曲》作于1868年，是其代表作之一，为摇篮曲中最为出色的一首。乐曲深情而动听，表现了真挚的母爱，被广为传唱。

摇篮曲

快安睡，小宝贝，

夜幕已低垂，床头布满玫瑰，

陪伴你入睡，小宝贝，小宝贝，

歌声催你入睡，小宝贝，小宝贝，

歌声催你入睡；

快安睡，小宝贝，

夜幕已低垂，月光洒满大地，

微风轻轻吹，小宝贝，小宝贝，

歌声催你入睡，小宝贝，小宝贝，

歌声催你入睡。

此曲是一首民歌风格的歌曲，歌曲中摇摆的韵律，舒缓的叙事语气的旋律，再加上装饰音的运用，表现出充满无限温存慈祥的万千柔情，勾画出妈妈对孩子亲切祝福的动人画面，表达了人类最崇高的感情：妈妈对孩子的爱。演唱者克洛伊·安格纽像孩童一样柔嫩清澈、像糖果一般甜美的嗓音独树一帜，给人一种纯真的美感。

● 音乐胎教：欣赏《彼得与狼》

《彼得与狼》是苏联作曲家普罗科菲耶夫为儿童写的一部交响童话，完成于1936年春，同年5月2日在莫斯科的一次儿童音乐会上首次演出。该作品是普罗科菲耶夫的代表作品之一，由作者本人所构思的情节和撰写的朗诵词，具有生动活泼而又深刻的教育意义。

少先队员彼得与他的小朋友鸟儿一起玩耍，家中的小鸭在池塘嬉游，与小鸟争吵。小猫趁机要捕捉小鸟，被彼得阻拦。爷爷后来吓唬他们说狼要来了，把彼得带回家。不久，狼真的来了，吃掉了小鸭，还躲在树后要捉小鸟和小猫。彼得不顾个人安危，在小鸟的帮助下捉住狼尾巴，将它拴在树上，爷爷和猎人赶来把狼抓进了动物园。

　　故事寓意深刻，表现了少年彼得以勇敢和机智战胜了凶恶的狼。作曲家运用乐器来刻画人物和动物的性格、动作和神情，音乐技巧成熟，形式新颖活泼，旋律通俗易懂。全曲既有贯穿的情节，又不是干涩地平铺直叙，每一个角色、每一个段落形象鲜明，充满了迷人的艺术魅力。

　　音乐中用长笛、双簧管、单簧管、大管、弦乐四重奏、定音鼓和大鼓所奏出的具有特性的短小旋律和音响，分别代表小鸟、鸭子、猫、爷爷、少年彼得和猎人的射击声等。曲中采用长笛的高音区表现小鸟的灵活好动；弦乐奏出了彼得的神情，描绘了彼得的机智勇敢；鸭子的形象由双簧管模拟，生动地刻画出那蹒跚的步态；单簧管低音区的跳音演奏描绘了小猫捕捉猎物时的机警神情；爷爷老态龙钟的神态由大管浑厚、粗犷的声音来表现，节奏和音调模拟了老人的唠叨；狼阴森可怕的号叫用3只圆号来体现。

孕7月

准妈妈应积极防治妊娠合并疾病

第01节
准妈妈的身体变化

● 子宫增大带来各种不适

怀孕第7个月末时，宫底在脐上3横指处。准妈妈的腹部更大了，向前高高隆起，站立时必须胸部向后、颈部向前、肩部下垂、脊柱前凸才能使身体保持平衡，这会引起背部一些肌肉过度劳累，准妈妈会感到明显的腰部酸痛。增大的子宫压迫下半身的静脉，使下半身出现静脉曲张。下肢承担体重并被子宫压迫而影响回流，容易出现水肿。子宫压迫骨盆底部，容易发生便秘和痔疮。

● 有时会出现假性宫缩

子宫肌肉对外界的刺激越来越敏感，如果用手稍用力刺激腹部，腹部可能会出现较微弱的收缩。收缩时子宫内的压力不是很大，所以不会引起疼痛，也不会使子宫颈扩张。一般持续数秒即会消失，不必紧张。

● 色素沉着更加明显

随着腹部的不断增大，这时准妈妈的肚子、乳房会出现一些暗红色的妊娠纹，脸上的妊娠斑也明显起来。有的准妈妈还会觉得眼睛发干、发涩、怕光，这些都是正常现象，不必过于担心。

● 乳房可能会有分泌物

乳房的乳腺管和腺泡增生，脂肪沉积，乳头增大变黑、易勃起，乳晕变黑。孕28周前后，乳房可能分泌初乳，是真正乳汁产生之前的分泌物。

第02节
胎宝宝的生长发育

● 第25周：皮肤开始变得光滑

　　胎宝宝身长约34.6厘米，体重将近660克。胎宝宝的肺里还没有空气，只有羊水，但是他已经会做出像呼吸一样的动作了。胎宝宝的皮肤上长出了一些胎脂，皱皱巴巴的皮肤开始变得平滑。

● 第26周：眼睛能完全睁开了

　　胎宝宝的眼睛已经能完全睁开了，对于声音的反应也更为持久。此时，他从头顶至脚跟的长度已达到35.6厘米左右，体重为760克左右。他仍旧在微微地呼吸，尽管吸进去的还只是羊水而非空气，对将来出生后的自主呼吸而言，这不失为一种不错的练习。

● 第27周：大脑活动十分活跃

　　从头部到脚跟的长度为36.6厘米，体重将近875克。大脑表面开始出现沟回，随着更多脑组织的发育，胎宝宝的大脑活动变得十分活跃。此时胎宝宝的眼睛能够开合，睡眠也有规律了。胎宝宝开始有喜怒哀乐的表情和动作，也开始有小脾气了。这个时候，小家伙对外界刺激更容易接受，出现记忆和意识的萌芽。

● **第28周：胎动更加频繁有力**

　　胎宝宝身长约为38厘米，体重达到1千克多一点儿。胎宝宝会眨眼了，睫毛忽闪忽闪的。当胎宝宝注意到从准妈妈的子宫壁透进来的光亮时，他会转向光源。

　　此时，他体内的脂肪层开始形成，为他出生后的生活做准备。骨骼、关节及肌肉继续不断发育生长，动作能够自控，手脚可自由地伸展、摆动。此时胎宝宝可以在子宫内自由活动，胎动更加频繁，并且非常有力。

　　有些专家认为，到了28周胎宝宝就开始有梦境了。

第03节

第25周

● 服用鱼肝油的利与弊

　　鱼肝油不是高级滋补品，是用来预防维生素缺乏。适量服鱼肝油有利于胎儿的发育，可促进准妈妈血钙增多，防止发生因缺钙导致的抽筋；如果准妈妈过多地服用鱼肝油或长期服用，也是有害的。准妈妈维生素D摄入过多可能会导致将来婴儿高钙血症，表现为囟门过早关闭、腭骨变宽而突出、鼻梁前倾、主动脉缩窄等畸形，严重的还伴有智商减退。平时常晒太阳的准妈妈可不必补充维生素D和鱼肝油。准妈妈过量服用维生素A可能会影响胎儿大脑和心脏的发育，诱发先天性心脏病和脑积水。

　　很多准妈妈热衷于在孕期补充鱼肝油，认为鱼肝油能够补充二十二碳六烯酸（DHA，俗称脑黄金，是一种对人体非常重要的多不饱和脂肪酸），让宝宝脑部发育得更好。这是一个认识的误区，这些准妈妈把鱼肝油和鱼油的主要成分和作用混淆了。鱼肝油的主要成分是维生素A和维生素D，如果生产商没有额外添加DHA成分进去，鱼肝油是不能补充DHA的。鱼油和鱼肝油只有一字之差，但鱼油却含有丰富的DHA。

小贴士

　　准妈妈在购买鱼肝油之前，最好先明确自己的购买需求，再进行选购。此外，由于认识上的误区，许多准妈妈认为鱼肝油是补品，常常导致过量补充。

● 过量服用维生素的不良影响

对于准妈妈来说，孕期摄入充足的维生素至关重要，因为维生素不仅关系着准妈妈自身健康，而且也影响着宝宝的生长发育，维生素在宝宝的生长、代谢、发育过程中发挥着重要的作用。但是，过量服用维生素则会带来不良影响。

①维生素A：其功效主要是防止夜盲症和视力减退，并有提高免疫力、抗呼吸系统感染等作用。准妈妈若超量服用维生素A，可能会影响胎儿神经和心血管发育。

②维生素B_6：准妈妈有妊娠反应时适量服用维生素B_6来镇静、止吐是必要的，但不宜服用过多。有研究发现，准妈妈长期服用维生素B_6可能会致使胎儿产生依赖性，当孩子出生后，维生素B_6来源不像在母体内那样充分，结果出现一系列异常表现，如容易兴奋、哭闹不安、容易受惊、眼球震颤、反复惊厥，还会出现1~6个月体重不增，如诊断不及时，将会留下智力低下的后遗症。

③维生素C：如果准妈妈过多地长期服用维生素C，胎儿可能发生维生素C缺乏性坏血症，并可降低口服抗凝剂的效应。

④维生素D：准妈妈在孕期如果过量服用维生素D，则会引起胎儿的高钙血症、主动脉和肾动脉狭窄、高血压和智力发育迟缓等。

⑤维生素E：这是一种重要的抗氧化剂，但如果准妈妈过量服用可能会造成未来新生儿腹痛、腹泻和乏力。

⑥维生素K：准妈妈在怀孕期间过多服用维生素K，可能会使新生儿发生生理性黄疸，还可降低口服抗凝血药的作用。

任何营养素的补充要适度，千万不能过量，否则会对身体产生不良的影响。

● 祛除妊娠纹有妙招

怀孕末期，准妈妈肚子不但变大、变松，而且会出现一条条花纹。条纹处的皮肤看上去很薄，有时还能隐约见到下面的小血管。分娩后这种条纹虽然依然存在，但颜色从淡红色变为白色，或者有些色素沉着。妊娠时的皮肤条纹不只发生在腹部，有时乳房区及大腿也可发生，也是因为妊娠后局部膨胀而形成的，这种花纹就是"妊娠纹"。

妊娠纹的发生原因可能是怀孕期间内分泌的改变，这时肾上腺皮质分泌的激素增加，它抑制了成纤维细胞的功能，使构成弹力纤维的成分——弹力纤维蛋白分解、变性，弹力纤维就容易断裂。加上怀孕时增大的子宫撑的力量，腹部等处的皮肤的弹力纤维就更容易断裂，破坏了正常皮肤的完整性，所以就产生了肚子皮肤上的花纹。妊娠纹是不必治疗的，也没有特效的疗法。

对于减少妊娠纹的建议：

孕期进行适当的锻炼，增加皮肤对牵拉的抗力；对局部皮肤使用祛纹油进行适当的按摩，促进局部血液循环，增加皮下弹力纤维的弹性；怀孕中避免体重增加过快或过多，体重的增长控制在12千克左右。

用鸡蛋清涂抹腹部，可以有效消除或者减轻妊娠纹。具体做法如下：洗净腹部后按摩10分钟，然后敷上蛋清，10分钟左右擦掉，再做一下腹部按摩，这样可以让皮肤吸收更好一些。腹部敷好鸡蛋清后，还可以用纯棉的白布条轻轻裹在腰腹部，一定不要裹得太紧，而且晚上睡觉时要解开，第二天更换。

● 准妈妈如何做好自我监护

准妈妈的自我监护，就是在医生的指导下，准妈妈及其家属每天对胎儿生长和发育情况进行检查。开展自我监护既可消除思想上的顾虑，又可协助医生及时发现异常，有利于母子的健康。

自我监护的方法简便易学，经医生指导后很容易掌握。常用的监护内容有胎心、胎动、胎位及准妈妈体重等项目。

胎心监护妊娠6个月以后即可在腹部听到胎儿的心跳声，犹如钟表的"嘀嗒"声，正常每分钟110～160次。胎心直接反映胎儿的生命情况，过快、过慢或不规则，都说明胎儿在宫内有缺氧情况，可危及胎儿生命，应及时就医。

胎动监护胎儿蜷缩在子宫内，经常会伸手蹬腿，这就是所谓的胎动。正常胎动每小时4～5次。测胎动时，准妈妈取侧卧位或半坐位，两手轻放腹壁上。每日测3次（早、中、晚各1次），每次1小时。如3小时胎动次数相加乘4（等于

12小时的胎动次数）不足20次，或比以前减少一半，或胎动频繁，结合胎心异常变化，表示胎儿有危险，应赶快就医。

准妈妈体重每周约增加500克。如数周体重不增加，表示胎儿生长缓慢；如体重增加过快则可能是准妈妈发生了水肿，或因食量过大，身体迅速肥胖。如发现体重不增加或增加过快，均应寻找和确定原因，采取相应措施。

准妈妈的体重也可间接反映胎儿的生长发育状况，一般可每周测量1次，妊娠后期胎儿生长较快。

● 高危妊娠的准妈妈如何做好自我监护

高危妊娠是指高度危及母婴健康和安全的妊娠，包括高龄初产妇、胎位不正、母婴血型不合、胎儿在宫内发育迟缓、妊娠期高血压疾病、胎膜早破、羊水过少和过期妊娠等。

首先，高危妊娠的准妈妈不要紧张，因为紧张有害无益。只有有了良好的心境，才有利于母婴的身心健康。

其次，要学会计数胎动。每日计数胎动3次，胎动过频或过少，提示胎儿缺氧；胎动消失，则是求救信号。

最后，睡姿应取左侧卧位。这种睡姿有几大优点：

①避免子宫压迫下腔静脉，增加血液排出量，减少水肿，增加子宫、胎盘和绒毛的血流量。

②使右旋子宫转向直位，有利于胎儿发育，减少胎儿窘迫和发育迟缓的发生率。

③避免子宫对肾脏的压迫，使肾脏保持充足的血流量，有利于预防和治疗妊娠期高血压疾病。

高危准妈妈只有做好自我监护，密切配合医生的观察、处理，才能顺利度过怀孕期，迎接小天使的降临。

● 怀孕后如何洗发护发

准妈妈洗发、护发时应注意以下几个方面：

1. 洗发水的选择

准妈妈的皮肤比原来更敏感，为了防止刺激头皮，影响胎儿，准妈妈要选择适合自己发质且性质比较温和的洗发水。如果原来使用的品牌性质温和，最好能沿用，不要突然更换洗发水，特别是不要使用以前从未使用过的品牌，防止皮肤过敏。发质变干的准妈妈可以对头发进行营养护理，同时按摩头皮来促进头部血液循环。

2. 洗发姿势

短发的准妈妈头发比较好洗，可坐在高度适宜，膝盖能弯成90°的椅子上，头往前倾，慢慢地清洗。

长发的准妈妈最好坐在有靠背的椅子上，请家人帮忙冲洗。若嫌这样太麻烦，干脆将头发剪短，等生完孩子之后再留长。

3. 洗头后湿发的处理

洗头后可以用干发帽、干发巾，由于干发帽的吸水性强、透气性佳，所以很快就能弄干头发，以免感冒。不过要注意选用抑菌又卫生、质地柔软的干发帽、干发巾。

准妈妈护理头发时要注意，除了要选择适合自己的洗发水之外，还可以通过合理的饮食调节，使得头发保持健康亮泽。鱼类、肉类、蛋类、海带、花生、核桃、黑芝麻等食物都是养发护发的佳品，准妈妈可以适当增加这些食物的摄入。一般来说，在怀孕期间，准妈妈的头发受雌激素的影响，要比孕前更浓密，更有光泽，很少有头垢或头屑。但也有的准妈妈在孕期会大把大把地掉头发，这是什么原因呢？一方面是受激素变化的影响，另一方面可能跟怀孕期间抑郁、情绪低落有关。

● 美育胎教：欣赏雕塑《断臂的维纳斯》

雕像《断臂的维纳斯》也称《米洛的维纳斯》，是一尊大理石雕塑，高

2.14米。作为一座圆雕，这座雕像可四面欣赏，无论从哪个角度看，都有统一而富于变化的美。

维纳斯是罗马神话中爱和美的女神，即希腊神话中的阿佛洛狄忒。大约公元前4世纪时，希腊著名的雕刻家阿海山纳在神话的基础上加以想象和创造，用大理石雕成了这一艺术珍品，但后来遗失了。1820年在密罗斯岛上，一个叫尤尔赫斯的农民在翻挖菜地时发现了一个神龛，里面有个半裸美女的雕像。尤尔赫斯非常惊奇，但并不知道是维纳斯雕像，便把它搬到家里。这时有两个法国海员刚巧来到该岛考察水文。他们看到这个雕像，但没有购买。几天后，他们的船到了伊斯坦布尔，在应邀到法国大使馆赴宴席间，讲起了尤尔赫斯的发现。法国驻土耳其大使立刻派大使馆秘书马采留斯前去收买。然而在这期间，尤尔赫斯已把雕像廉价卖给了当地的一位神甫，神甫又打算把它献给君士坦丁总督的翻译员。正当神甫准备把雕像装船起运时，马采留斯刚巧赶到。马采留斯向神甫交涉出让，被神甫断然拒绝。于是双方展开激烈的争夺。在混战中，维纳斯雕像被抛在泥泞里，双臂被摔断了。官司打到米洛当局，米洛当局以8000银币将雕像卖给了法国人。法国人把它看作国宝，收藏在卢浮宫里，成为卢浮宫的"镇馆之宝"。

这座雕像自从被发现以后，100多年来一直被公认为希腊女性雕像中最美的一尊。她像一座纪念碑，给人以崇高的感觉，庄重典雅，貌美婀娜，仪态万方。丰满的胸脯，浑圆的双肩、柔韧的腰肢，都呈现出一种成熟的女性美。她既有女性的丰腴妩媚和温柔，又有人类母亲的纯洁、庄严和慈爱，体现了充实的内在生命力和人的精神智慧。

第**04**节

第26周

● 准妈妈怎么吃糖

脑是消耗能量的器官，虽然脑重只占体重的2%左右，但脑所消耗的能量却占全身总热量的20%。糖是大脑活动能量的来源，具有刺激大脑活动能力的作用。其原因是大量的糖能刺激胰岛素分泌增加，使血液中色氨酸含量提高，那么色氨酸又可刺激5-羟色胺的产生而增强大脑神经元的活动，提高智力。有人称糖为"慢性糖"，是因为它能将能量细水长流地提供给大脑，是大脑供能的最佳源泉，但是如果摄入过多又会损害脑的功能，容易造成神经敏感和神经衰弱等问题。所以，女性在妊娠期间摄入糖量要适度。糖的正常摄入要根据体力劳动强度来定。

准妈妈摄入糖过多，除了对大脑和神经的影响，还会影响到胎儿的视力发育。对于一个正常人来讲，摄入过多的糖分时，糖分会在体内大量堆积，而糖分在新陈代谢时需要大量的维生素，因此维生素就会因消耗过大而不足。眼部视细胞发育同样也需要大量的维生素参与，对准妈妈来说更是如此，如果摄入糖分过多，会导致晶体发育环境异常，眼轴发育过快，加快近视发生。

准妈妈如果孕中期、孕晚期吃糖过多，还容易导致准妈妈糖尿病或者胎儿过大，不利于分娩。另外，准妈妈摄入过多的糖分还会削弱机体免疫力，使抗病力降低，易受细菌、病毒感染，不利优生。

● 准妈妈要适量摄入脂肪

脂肪被人体摄入后，经代谢转换，可以为机体提供热量，而且还能提供必需脂肪酸，供胎儿生长发育所用，其中的成分参与细胞膜与神经髓鞘组成，对胎儿中枢神经系统发育尤为重要。如果准妈妈脂肪摄入减少，将不利于免疫系统与神经系统的发育。

在妊娠期，准妈妈对脂类的需要增多，从孕初期开始准妈妈某些部位就有脂肪存积，整个妊娠期准妈妈平均增加体脂2千克～4千克。孕晚期要供给胎儿脂肪储备，胎儿储备的脂肪可为其体重的5%～15%。

除食用油脂外，动物性食品和坚果类食品中脂肪含量较高。各种油类种子以及坚果类食品中亚油酸类油脂脂肪酸含量较高，如花生仁、黄豆、芝麻、核桃等，多为不饱和脂肪酸，更有利于胎儿的发育。

对准妈妈来说，任何营养的摄入都应该以适量为原则。孕期每日以摄入60克脂肪为宜。如果脂肪摄入过多会导致肥胖，并引起一系列相关病症。最严重的后果是，长期高脂肪的饮食，会诱发癌症。因为高脂肪饮食会使大肠内的胆酸和中性胆固醇浓度增加，从而诱发结肠癌。同时，高脂肪食物能增加催乳素的合成，提高发生乳腺癌概率。所以准妈妈不宜过多食用脂肪类物质。

准妈妈也不能单一地摄取植物性脂肪，造成植物性脂肪过多，而是应该与动物性脂肪均衡地摄入。

● 准妈妈为什么会心慌气短

从怀孕中期到临产前的一段时间，由于增大的子宫向上压迫膈肌，会使准妈妈心肺受压迫而感到心慌、气短。另外，循环血量增加，心脏负担增大，脉搏加速，也是心慌的原因之一。再就是孕期体内的激素失去平衡，使母体血液循环和血压发生变化，也可引起心慌。

准妈妈如果感到胸闷或心慌时，不妨试着做深呼吸，有意识地放松一下，或者停下来休息休息。如果心慌症状仍不能缓解，说明可能有贫血、高血压疾病、心脏病等疾病，应该去医院检查。

血液中红细胞减少、血红蛋白降低，有时也会引起心慌，这些症状通过血常规检查很容易发现。如果贫血应该多进食富含铁的食物，或者口服铁剂。

孕期还可能会出现低血压症状，这是由于增大的子宫压迫大静脉，使血液难以回到心脏，结果造成血压下降所致。准妈妈仰躺着睡觉的时候，会觉得憋气，有时还会出冷汗。这时最好换成左侧卧位。

虽然孕期心慌气短是比较普遍的症状，在分娩后会自行消失，但如果准妈妈孕前就患有呼吸道疾病，如哮喘、肺炎等，在孕期需要格外留心。如果出现以下症状，一定要及时就医：原呼吸道疾病加重；胸闷气短时伴有心悸或眩晕感；呼吸时伴有疼痛感；嘴唇、手指或脚趾附近发绀；感觉缺氧、呼吸困难。

为了缓解心慌气短的症状，准妈妈可以尝试以下做法。站立的时候上身尽量挺直，向后展肩，以展开胸肺部，以利于肺部的呼吸，防止缺氧；坐着的时候，不要弓背弯腰，避免心肺受压。

● 头部按摩可改善脱发

洗发的时候，把头发弄湿后做做头部皮肤舒缓按摩操，只是简单的轻柔按压，也会让人感受到前所未有的舒缓与松弛。

①十指合拢，指尖先轻按在太阳穴上，以顺时针方向打圈6次，再以逆时针方向打圈10次。

②将双手并放在额头上，以指腹从眉心中线开始按压。从额头中线开始，至头顶中线。

③双手指腹从眉心中线开始轻轻地往两侧按压，一直到达太阳穴为止，重复10次。

④双手盖住两耳，手指放在脑后，左右两手的手指要尽量靠拢，接着用四

指轻轻弹打后脑勺，心里默数49下。

⑤手指插入头发，用力将手掌紧闭握拳，轻拉头发。持续动作至整个头皮都拉撑过为止。

⑥十指微屈做徒手梳头的动作。双手由前额发际将头发梳往脑后，这个动作至少做20次。

准妈妈脱发有多方面原因。从心理方面原因分析，一些准妈妈怀孕后，精神上会有较大的压力，导致准妈妈出现焦虑情绪，使大脑皮层功能失调，自主神经功能紊乱，控制头皮血管的神经失调，头皮供血减少，以致毛发营养不良而脱落。因为焦虑和担心，往往还会导致睡眠和饮食受到影响，这样会加重准妈妈脱发症状。当头发脱落后，准妈妈会忧虑不安，形成新的精神刺激，如此恶性循环，脱发会变得越来越严重。

● 准妈妈坐、站、走时要注意什么

妊娠早期，准妈妈身体没有明显的变化，随着妊娠周数增加，腹部逐渐向前凸出，身体重心位置发生变化，骨盆韧带出现生理性松弛，容易形成腰椎前倾，给背部肌肉增加了负担，易引起疲劳或发生腰痛。准妈妈若于坐、站立、行走时保持正确的姿势，可以减少这些不舒服症状的发生，故应采取如下的正确姿势：

1. 坐的姿势

坐椅子时先稍靠前边坐下，然后移臀部于椅后部，背笔直靠椅背，臀部和膝关节成直角，大腿成水平状，这样不易发生腰背痛。准妈妈一定要纠正平时坐姿中的小毛病，如跷二郎腿。准妈妈在孕期时，腹中的胎儿会加重腰椎的压迫力，如果再有跷二郎腿的习惯，腰椎就会承受双重的压力，从而使得腰痛变得更加严重。

2. 站立姿势

站立时将两腿平行，两脚稍微分开。这样，重心落在两脚之间，不易疲劳。但若站立时间较长，则将两脚一前一后并每隔几分钟变换前后位置，使重心落在伸出的前腿上，可以减少疲劳。

3. 行走姿势

行走时不弯腰，不驼背，不过分挺胸，不用脚尖走路，背要直，抬头，紧收臀部，保持全身平衡，稳步行走，可能时扶着扶手或栏杆行走。

孕中期的准妈妈从坐姿或睡姿变成站姿时，也有一些注意事项。起身时应该缓慢有序地去做，以免腹肌过分紧张。如果是仰躺着，那么准妈妈在起身前就要先变成侧身的姿势，然后肩部前倾、屈膝，再用肘关节支撑起整个身体，盘腿，这样慢慢地将腿部从床边移开并且坐起来。

● 情绪胎教：做一做情绪养胎心灵操

当产生不良情绪时，准妈妈可学做以下情绪养胎心灵操：

第一节：在椅子上端坐，微闭眼睛，把注意力集中到自己身上，先深深地吸一口气，然后控制住稍停一会儿，再慢慢地呼气，要又细又柔和地呼气。

第二节：暗示自己放松下来："放松——慢慢地放松——我的头部放松了——脑袋内部放松了——脑袋外部也放松了——我的颈部放松了——肩部也放松了——我的胸部开始放松了——后背部也放松了——我的腰部放松了——腹部也放松了——我浑身都放松了——我内心的结已经解开了——我放松极了——全身很舒服——非常舒服——啊，真好——没什么可忧愁烦恼或不安的了。"

第三节：继续暗示自己："我的气已经平息下来了——它不再往头上冲了——不再往上冲了——也不再聚集在心头了——它开始往下走，回到腹部了——它已经平静下来了——它现在已经像清澈的泉水在我全身均匀地流动，使我感觉很舒服——真的很舒服。"

第四节：慢慢睁开眼睛，内心保持微笑，然后站起来去干别的事。

● 语言胎教：给宝宝讲《企鹅爸爸爱孩子》

讲故事时，准妈妈应取一个自己感到舒服的姿势，精力要集中，吐字要清楚，声音要和缓，既要避免尖声尖气地喊叫，又要防止平淡无味地照本宣科，而应以极大的兴趣绘声绘色地讲述故事的内容，一定要注意把感情倾注于故事情节中去，通过语气声调的变化，将喜怒哀乐传递给胎儿，使胎儿受到感染。

企鹅爸爸爱孩子

南极洲是一片白茫茫的冰雪世界。在那里，有一群矮矮胖胖的企鹅，不管风吹雪打，它们都一动也不动地站着。

一天过去了，又一天过去了，它们还是那样站着，不吃一条鱼，不喝一口水。狂风呼呼地吹，它们不怕；肚子咕噜咕噜地叫，它们忍着。它们站在那里干什么呀？

告诉你吧，它们都是企鹅爸爸，在它们厚厚的、肥肥的肚子底下，双脚捧着一只蛋，它们要用自己温暖的身体孵出可爱的企鹅宝宝。

宝宝可能要问：企鹅妈妈到哪儿去啦？

企鹅妈妈生下蛋，就到海里去找鱼吃了，吃饱了，来接企鹅爸爸的班。这不，你瞧，企鹅妈妈摇摇晃晃地回来了，嘴里流出像奶汁一样的东西，喂着刚出生的宝宝。企鹅爸爸这才拖着疲惫的身体，跌跌撞撞地跑向大海，去找吃的东西。它们实在太饿了。

所以说，世上不只是妈妈好，爸爸也好，你说是吗？

第 05 节

第27周

● 阴道出血小心胎盘早剥

胎盘早剥是胎盘早期剥离的简称。正常情况下，胎盘要等到胎儿娩出后，才会从子宫壁上剥落下来。如果正常位置的胎盘，在妊娠20周后至胎儿娩出前从子宫壁剥离脱落，就称为胎盘早剥。在我国，此症的发生率约为1.2%。

发生胎盘早期剥落时，胎盘可能部分剥落或完全从子宫壁剥离，后者最危险。因为胎儿与母亲之间的循环完全依靠胎盘，如果胎盘与子宫剥离，胎儿就无法从脐带得到充足的营养。

胎盘早剥，如果是轻型的，主要表现为突然发生轻度腹痛，同时有少量出血，多见于分娩期；重型的胎盘早剥，表现为突然发生难以忍受的持续性剧烈腹痛和腹胀，子宫收缩与间歇交替不明显，阴道可能无出血或有少量流血，但贫血程度与外出血的数量不成比例。

造成胎盘早期剥离的原因至今仍不明确，但下列因素可能会增加胎盘早剥的概率。血管病变：重度妊娠期高血压疾病是并发胎盘早剥的最常见原因，此外，慢性肾炎和慢性高血压病也易导致胎盘早剥；宫腔内压力突然改变：如羊水过多突然破膜，或者双胞胎第一个胎儿娩出过快，使准妈妈宫腔内压力突然降低，宫腔体积缩小；准妈妈外伤：如车祸或是腹部受到猛烈撞击；全身性疾病：如血液凝固功能异常；子宫畸形：如子宫壁部分组织粘连，使胎盘无法顺利着床；饮食失调，营养不良：叶酸或维生素缺乏对胎盘早剥有影响。

● 什么是胎盘前置

受精卵一般都着床在子宫上部，但有时因卵子发育较慢、子宫内膜炎或人工流产次数过多等因素，受精卵就会移到子宫下部，即子宫口附近着床。

在短期内施行多次人工流产手术，超过3次以上的女性，下次怀孕时发生前置胎盘的概率比从未流产的女性要高2%。因为胎盘是以着床部位为中心而发育完成的，所以形成前置胎盘后不久，胎盘就会堵塞部分或整个子宫口，给分娩造成阻碍。

因为在怀孕约5个月时子宫下方子宫壁的肌肉会迅速发育，之后随着怀孕月数的增加，只是加以伸展而已。如果胎盘附着在此附近，不久胎盘与子宫壁之间就会产生裂缝，造成部分胎盘脱落，因此会出血，但准妈妈并不会感到腹部胀痛。不过，如果胎盘脱落的面积太大，出血量增多，就会导致胎儿血液循环不良，使母子陷入危险的状态中。

胎盘前置可分为几种不同的情况，当子宫口只开到可容一指的程度时，由于出血量少，且不容易触及胎盘，仅靠内诊很难断定，因此必须借助超声波断层扫描或照射X光的膀胱造影法来诊断。

当子宫口开到可容3指的程度时，按照内诊的情形，可将前置胎盘分为以下4类：

①全前置胎盘：胎盘堵塞整个子宫口。
②部分前置胎盘：胎盘堵塞部分子宫口。
③边缘前置胎盘：只有胎盘的边缘堵塞了一小部分的子宫口。
④低置胎盘：胎盘虽然没有堵塞子宫口，但它比一般正常的位置要低。

● 体重不能增长得太快

体重增长是反映准妈妈健康与营养状况的一项综合指标。虽然整个孕期和产后哺乳阶段准妈妈都需要加强营养，但并不是吃得越多越好。吃得太多会造成营养过剩，表现为体重增长过多、过快。

虽然准妈妈体重的增长不仅仅是脂肪储备增加造成的，但体重的过多或过快增长则主要是体内脂肪增加的结果。

除脂肪储备过多外，准妈妈体重过多或过快增长有时候还可能与异常情况或疾病有关。一个常见的问题是妊娠水肿。妊娠水肿可使体重显著增加。正常妊娠的准妈妈约60%会有不同程度的水肿，是由于增大的子宫阻碍下肢血液循环而产生水肿，但一般不会太严重，且经过侧卧位休息后可逐渐减轻。如果体重突然显著增长（每周超过0.5千克）或出现下肢水肿、全身凹陷性水肿等，应及时就医诊治。

羊水过多也会导致准妈妈体重增长异常。在子宫里，胎儿实际上是在羊膜囊的"水晶宫"内生长，有一定量的羊水保护着胎儿。如羊水量达到2000毫升或更多，则称"羊水过多"。羊水过多的原因还没有完全搞清楚，但已经发现与血糖偏高、胎儿畸形、双胎、多胎等因素有关，也应引起高度重视，需及时就医诊治。

● 准妈妈适当运动好处多

事实证明，准妈妈进行体育锻炼（或身体活动）不仅有利于自身的健康，而且有利于胎儿的生长发育。

①身体活动或锻炼能增加能量消耗，有助于控制孕期体重的异常增长。

②适度的身体活动能解除准妈妈的疲劳，改善睡眠，缓解紧张的情绪，减轻下肢水肿、静脉曲张、便秘等症状，有效地调节神经系统的平衡，保持精神饱满、心情舒畅。

③适当的身体活动能够促进准妈妈的血液循环，增加氧的吸入量，提高血氧含量，加速羊水的循环，从而有助于胎儿大脑、感觉器官以及循环、呼吸系统的发育，增强胎儿的免疫功能，使腹中的胎儿处于最佳的状态。

④身体活动能增进体力，增强耐力，训练分娩时要使用的肌肉，能帮助顺产。

推荐的常见运动类型主要包括步行、游泳、固定自行车和有氧健身操等。对于出行不便的准妈妈而言，日常活动或简单家务也可以达到怀孕期间适量运动的目的。

整体而言，孕期的运动方式可以遵循自己的习惯进行，只要不是太剧烈的运动都可以。尤其是那些孕前即有良好运动习惯的女性，更不必对运动多加限制，只要避免动作较剧烈的跑、跳、仰卧起坐之类的动作即可。

对于孕前没有养成规律运动习惯的女性，一般不鼓励在孕期开展或尝试专门的、需要一定技巧并具有一定风险的运动项目。这时，日常活动和家务劳动可以达到控制体重的目的，因为它们也是消耗能量的有效方式。日常活动和家务劳动虽然强度不大，但可以因地制宜、随时随地地进行，反倒容易消耗较多的能量。

● 准妈妈应避免接触铅

环境中铅污染可使准妈妈体内的胎儿神经系统受到损伤，从而对胎儿后天发育造成不良影响。准妈妈摄入的铅会通过胎盘的血液循环进入胎儿体内，胎儿出生后其视觉、听觉定向能力普遍低于未受铅污染的新生儿，而且胎儿神经系统受到铅污染可对后天的智力发育造成不良影响。因此，建议准妈妈要做到以下几点：

①少去车多拥挤的场所，如马路两旁；少去铅污染地区，如电池厂、油漆厂附近。

②不吃含铅食品，如含铅的皮蛋、爆米花及有色食物。

③防止蛋白质、钙、铁、锌的缺乏，因为微量元素的缺乏可增加肠道对铅的吸收，使血铅水平增高。

④生活在铅污染严重地区的准妈妈，应定期测定血铅。

以下几种食物是"排铅高手"，准妈妈在日常饮食中不妨多摄入一些。

①虾皮：虾皮的含钙量非常高，而钙有助于铅的排泄。

②牛奶：所含的蛋白质成分能与体内的铅结合成一种可溶性的化合物，从而阻止人体对铅的吸收。

③豆制品：含有大量优质的蛋白质成分，可起到与牛奶相同的排铅作用。

④大蒜：具有化解铅毒的作用，能减轻铅对人体的危害。

⑤牛肉：其中所含的蛋白质和钙，都可阻止人体对铅的吸收。

⑥木耳：具有清除铅毒的功能，经常食用，可有效地清除体内的铅毒及其他有害物质。

⑦猕猴桃：富含维生素C，可阻止铅吸收、降低铅毒性。

● 美育胎教：欣赏雕塑《抱鹅的少年》

《抱鹅的少年》又称《戏鹅的儿童》，创作于约公元前200年，高约84厘米，出自希腊雕刻家波厄多斯之手，现收藏于德国慕尼黑国家博物馆。波厄多斯擅长以风俗题材进行雕塑，是当时因专门雕刻儿童形象而闻名的艺术家。

波厄多斯生活在公元前3世纪，正是希腊化风俗性雕塑发展的时代。雕塑题材几乎涉及生活的方方面面，从超凡脱俗的神性表达最普遍的人性，特别重视真实地塑造人物形象，注重人的内在精神表现。《抱鹅的少年》反映的是一个天真活泼的小孩和一只大鹅一起嬉戏的情景。儿童形象的刻画十分有趣，他使劲想把往前走的鹅扳回来，而这只鹅则直蹬着叉开的双腿，张开嘴拼命与小孩抗衡。孩子的体态、动作和细腻的皮肤雕刻得十分真实、自然，那顽皮的微笑和执拗的动作充分表现了儿童固有的天真活泼的本性，富有极其浓厚的生活气息。孩子头部的发型有很强的韵律节奏感，头顶上的小发卷则更显得可爱逗人。整个雕像刀法细腻，动感十足，小孩与鹅的姿态优美动人，使观赏者们看到了那蓓蕾初放的生命力，仿佛又回到了色彩斑斓的童年时代。

欣赏完这件作品后，准妈妈是否感觉回到了童年时代？是否幻想过自己的宝宝长大后也能像这个孩子一样活泼可爱、充满活力呢？

第06节
第28周

● 羊水过多或过少都不好

1. 羊水过多怎么办

正常足月妊娠时，羊水量约1000毫升，羊水量超过2000毫升称为羊水过多。如果羊水量在数天内急剧增加，超过正常量，称为"急性羊水过多"，不过大多数都是在较长时间内缓慢增加形成羊水过多，称为"慢性羊水过多"。

羊水过多的原因现在尚未完全搞清楚，临床观察到的原因主要有：胎宝宝畸形（无脑儿、脊柱裂等神经管畸形为多）最常见，其次为胎宝宝大脑发育不全、多胎妊娠，准妈妈患糖尿病、妊娠期高血压疾病和肾功能不全也常合并有羊水过多。

一般羊水超过3000毫升，准妈妈会有不适感觉。急性羊水过多可引起准妈妈腹痛、腹胀、气短、不能平卧等不适，也可出现下肢、外阴部水肿及腹水。慢性羊水过多由于羊水量是逐渐增加的，上述症状较轻，准妈妈一般能够适应。如准妈妈发现腹部增大明显应及时到医院就诊。

2. 羊水过少怎么办

羊水量少于300毫升称为羊水过少，最少的只有几十毫升或几毫升。此时胎宝宝紧贴羊膜，B超检查羊水平段小于3厘米。羊水过少与胎宝宝泌尿系统畸形同时存在，如先天肾缺陷、肾发育不全。孕晚期羊水过少常与过期妊娠、胎盘功能不全并存。

羊水过少对准妈妈的影响较小，但对胎宝宝的威胁较大；围产儿死亡比正常妊娠高出5倍以上。羊水过少的产妇在分娩时子宫收缩疼痛剧烈，收缩不协调，宫口扩张缓慢，分娩时间长。

定期产前检查及B超检查可以发现羊水量的情况。如果出现羊水过少应及时到医院检查。

● 如何预防尿路感染

妊娠期尿路感染的发生率较高，发病率高达11%。这主要是由于妊娠期内分泌改变及增大的子宫引起输尿管功能性和机械性阻塞所致，若不及时治疗可能导致流产、早产或胎儿发育不良，甚至胎儿畸形的发生。准妈妈尿路感染可在整个妊娠期的任何月份发生，因为大多数患者无症状或症状较轻，很容易被忽视，所以要特别引起重视。

预防妊娠期尿路感染应注意以下几点：

①注意个人和环境卫生，保持居室良好的通风和日光照射。准妈妈平时要注意外阴部清洁，保持局部干爽，减少细菌滋生。在妊娠后期如胎儿压迫尿路，出现排尿不畅时，应及时治疗。应每月或两周至少去医院检查一次小便，以便及时发现和治疗尿路感染。

②妊娠期间增加营养是必要的，但很多准妈妈常有"上火"现象，可能与雌激素水平有关，这也是尿路感染的重要诱因。因此，易上火的准妈妈饮食宜清淡，可吃些冬瓜、西瓜、青菜等清热利湿之品；也可用莲子、赤小豆、绿豆煮汤喝。这不但有利于减少尿路感染的发生，还对胎宝宝有益。

● 如何安全享受性爱

孕中期是可以适度进行性生活的。夫妻间的性爱不仅可以让准妈妈感受到丈夫的爱，也能拥有安定的好心情，这样胎儿的心情也会跟着变得更好。由于胎儿在这个时期具有听力，所以，有的准妈妈甚至担心性生活的情形被胎儿听见。其实，这是杞人忧天。有的准妈妈也会在孕期对性生活过于紧张，这种精神方面的焦虑会传达给胎儿，并给胎儿带来情绪上的不良影响。

　　此期间的性生活应该注意一些方法。要避免压迫腹部，采用合适的性交姿势，力度不要太大，以免使得胎膜受损，从而伤及胎儿和发生严重的危害胎儿生命的事故。由于性高潮会导致子宫收缩，因而准妈妈不可过于兴奋，控制进入性高潮状态。丈夫也要注意不要过分刺激妻子的乳头。

　　关于怀孕期间肛交问题，有人误以为肛交可以避免感染，但实际情况是，肛交的途径和损伤能促进细菌扩散，引起羊膜炎、胎膜早破和宫内感染等，应当禁止。另外，有人为了避免怀孕期间性交，而采用自慰，其实自慰引起的宫缩比性交更为强烈、持久，所以怀孕期间不应频繁自慰，以防止早产发生。

● 适合准妈妈的综合运动操

　　孕7月的准妈妈应坚持活动，但不要进行剧烈运动，避免频繁上、下楼梯。不应长时间站立，尤其是有腿抽筋和静脉曲张的准妈妈。此外，做孕妇操也是比较好的锻炼。下面介绍一套适合怀孕中、晚期做的孕妇操。

　　①伸展运动：站立后，缓慢地蹲下，动作不宜过快，蹲的幅度视准妈妈所能及的程度。双腿盘坐，上肢交替上举下落。上肢及腰部向左右侧伸展。双腿平伸，左腿向左侧方伸直，用左手触摸左腿，尽量能伸得更远一些。然后，右腿向右侧方伸直，用右手触摸右腿。直坐，小腿向腹内同时收拢，双手分别扶在左右膝盖上，然后小腿同时向外伸直。

　　②四肢运动：站立，双臂向两侧平伸，肢体与肩平，用整个上肢前后摇晃画圈，大小幅度交替进行。站立，用一条腿支撑全身，另一条腿尽量抬起。然后用另一条腿做，可反复几次。

　　③骨盆运动：平卧在床上，屈膝、抬起臀部，尽量抬高一些，然后徐徐下落。

　　④腹肌运动：半仰卧起坐，平卧屈膝，从平仰到半坐，不完全坐起，这节运动最好视准妈妈的体力情况而定。

　　⑤盆底肌练习：收缩肛门、阴道，再放松。

　　重复上述各节运动，每次做此操以5～10分钟为宜。运动量、频度、幅度可根据准妈妈的自身情况合理掌握。

● 美育胎教：欣赏童谣《小白船》

小白船

蓝蓝的天空银河里

有只小白船

船上有棵桂花树

白兔在游玩

桨儿桨儿看不见

船上也没帆

飘呀飘呀飘向云天

渡过那条银河水

走向云彩国

走过那个云彩国

再向哪儿去

在那遥远的地方

闪着金光

晨星是灯塔

照呀照得亮

晨星是灯塔

照呀照得亮

这首《小白船》大家耳熟能详，承载着童年时许多美好的回忆。也许很多准妈妈都不知道，这其实是一首朝鲜童谣。《小白船》原名《半月》，由朝鲜作曲家尹克荣于1924年创作，1950年被译为中文，并在中国广为流传。

尹克荣生于汉城（今首尔），出身书香门第，自幼聪慧，4岁时已经会读朝鲜文的《千字文》。年轻时被送到日本读书（当时朝鲜是日本的殖民地），学习声乐。1923年时，他在东京偶遇了方定焕（韩国著名的少年运动先驱者，韩国5月5日的儿童节便是由他所定），二人一起弹琴聊天，方定焕向尹克荣说不应只为自己创作，建议他应为儿童创作，因为儿童才是明天的希望，况且那时候的朝鲜并没有什么儿歌。这番话启发了尹克荣，于是他便开始努力创作儿歌。1935年，尹克荣来到中国东北教书，20世纪40年代历经曲折回到自己的祖国，创作了许多著名童谣。1924年9月，尹克荣的姐夫去世。尹克荣看见姐姐常在白天时孤寂地望向天空已出现的半月，便以此为题材创作了《半月》，一方面描绘了姐姐失去爱人后的寂寥，另一方面也暗喻痛失国土的痛苦（朝鲜此时正被日本侵占）。尹克荣曾在访问中谈到，创作《半月》的困难在于最后一句。于是他写下了"晨星是灯塔"的歌词，以表示希望永远都存在。此曲旋律优美，在韩国一般都当作安魂曲使用，而在中国则是著名儿歌，被誉为"东方圣歌"。

● 情绪胎教：接受即将到来的胎宝宝

研究发现，胎宝宝能对妈妈相当细微的情绪、情感差异做出敏感的反应。胎宝宝在母腹之中，母子之间不但血脉相连、休戚相关，而且情感相通、心灵呼应，妈妈与胎宝宝在彼此传递着情感。因此，在胎教过程中，最为关键的莫过于妈妈的爱心——这就是我们所提倡的"无为而治"。

研究发现，妊娠6个月以后，胎宝宝不断接收妈妈传递的信息，最初他只能接收极简单的内容，但是随着记忆和体验的加深，胎宝宝的性格变得越来越复杂。胎宝宝的精神世界由无意识的存在发展为能够记忆和理解复杂情感与情绪的存在。所以，准妈妈每一天都应保持良好的心态和豁达开朗的心境。

胎宝宝喜欢的是轻松、温馨、平和、愉快和幸福的内外环境，准父母首先要在情感上接受胎宝宝，并且为胎宝宝的即将到来感到欣喜。相反，当一个准妈妈还没有在情感上做好接受即将出世的胎宝宝的时候，内心肯定会充满矛盾和不快，她不愿意承担起做妈妈的责任，或者是持模棱两可的态度，准爸爸也对此漠不关心，这种心理状态，在精神上对胎宝宝而言，无疑是痛苦的经历和沉重的压力，会对胎宝宝出生后的成长不利。

孕8月

准妈妈要学会科学的胎教方法

第01节
准妈妈的身体变化

● 身体越发沉重

现在胎宝宝的生长发育相当快，这个月准妈妈的体重可增加1.3千克～1.8千克。最后这个时期，体重每周增加0.5千克是很正常的，因为胎宝宝正在为出生做最后的冲刺。因为肚子变得很大，以至于准妈妈看不到自己的脚，行动越来越吃力，长时间走动会感到下腹部或脚跟疼痛。

● 心口胀闷

随着胎宝宝的生长，子宫位置上移压迫腹部和心脏，会产生胸闷，也会有类似于因食物堵噎而引起的心口胀闷。

● 排尿次数增多

由于子宫压迫血管，会伴有腰痛、水肿、痔疮等现象。阴道分泌物增多，排尿次数也增多了。一般子宫每天收缩4～5次，这个时期要保持绝对的安定，一旦发生不规则宫缩应立刻停下来休息，最好中午睡个午觉。

第02节
胎宝宝的生长发育

● 第29周：性别特征更加明显

胎宝宝身长约为38厘米，体重约为1.1千克。如果是男孩，那么现在他的睾丸会从肾脏附近经过腹股沟降至阴囊内；如果是女孩，那么她的阴蒂会十分突出，但尚未被小小的阴唇覆盖，阴唇要在她出生前几周才会覆盖阴蒂。

● 第30周：已能分辨光明与黑暗

胎宝宝从头顶到脚趾的长度约为40厘米，体重会继续稳步增加。在这个时候，通常认为胎宝宝已经能分辨光明与黑暗了。如果用手电筒照准妈妈腹部，专家们发现，光线适中时，胎儿会有转过头来、眨眼等积极反应；光线太强时，胎儿会有皱眉、扭头避开光线等反应。此时，包裹着胎宝宝的羊水约有1000毫升，不过，随着胎宝宝逐渐长大，羊水的量也越来越少。

● 第31周：四肢与身体继续生长

胎宝宝从头部到脚跟的长度约为41厘米，体重约为1.5千克。胳膊、腿和身躯还在生长，最终将长得与头的大小成比例。事实上，他看上去更像一个新生婴儿了。如果胎宝宝现在动得很厉害，不必担心，是因为他觉得空间太狭小了！

● 第32周：皮下脂肪更加丰富

胎宝宝从头顶到脚跟的长度约为42厘米，体重大约为1.7千克。皮下脂肪更加丰富，皱纹减少，看起来更像一个婴儿了。虽然他的肺要到临产前才能发育完全，但是他已经在不停地吸入羊水了，这是他在锻炼肺部功能并练习呼吸，为出生后的生活做准备。

第03节
第29周

● 对钙的需求量明显增加

虽然准妈妈在怀孕的整个过程中都需要补钙，但怀孕晚期的准妈妈对钙质的需求量明显增加。同时，胎宝宝对钙的需求量也在增加。胎宝宝体内一半的钙质都是在怀孕的最后2个月储存的。这一时期，胎宝宝骨骼、牙齿的钙化速度明显加快，至出生时，全部乳牙均在牙床内形成，第一恒磨牙也已钙化。胎儿时期钙、磷的摄入量对其一生牙齿的整齐、坚固起着很大的决定作用。

如果孕晚期钙、磷供给不足，胎宝宝就会从母体的骨骼、牙齿中争夺大量的钙、磷以满足自身的需要，很可能导致准妈妈产生骨质软化症。同时，胎宝宝也可能产生先天性佝偻病或缺钙抽搐。中国营养学会建议孕晚期准妈妈每日应该摄入钙1500毫克。而且，补充钙质有助于预防准妈妈发生妊娠期高血压疾病。

维生素D缺乏会引起血钙下降，不仅准妈妈发生骨质软化，胎宝宝也可发生骨骼钙化障碍和牙齿发育缺陷，甚至引起先天性佝偻病。

● 铁的需求量达到高峰

胎宝宝的肝脏在孕晚期以每天5毫克的速度储存铁，直至出生时达到300毫克～400毫克的铁质。孕30～34周对铁的需求量达到高峰，准妈妈每日应保证摄入29毫克的铁。动物肝脏、动物血、瘦肉是铁的良好来源，含量丰富、吸收率高。此外，蛋黄，豆类，某些蔬菜，如油菜、芥菜、菠菜、莴笋叶等也能提供部分铁。水果和蔬菜不仅能够补铁，所含的维生素C还可以促进铁在肠道的吸收。因此，在吃富铁食物的同时，最好多吃一些水果和蔬菜，也有很好的补铁作用。例如，鸡蛋和肉同时食用，可提高鸡蛋中铁的利用率；或者鸡蛋和番茄同时食用，番茄中的维生素C可以提高铁的吸收率。

下面推荐一道适合孕晚期补铁的食谱，供准妈妈参考。

胡萝卜牛腩饭

原料：米饭100克，牛肉100克，胡萝卜50克，南瓜50克，高汤适量。

做法：

①将南瓜洗净，去皮，切块。胡萝卜洗净，切块备用。

②将牛肉洗净，切块，焯去血水。

③倒入高汤，加入牛肉，煮至牛肉八分熟时，将胡萝卜块和南瓜块倒入锅中，调味，煮至南瓜和胡萝卜酥烂。

④将米饭装盘打底，浇上炒好的牛肉即可。

特点：

牛肉含有丰富的铁，是准妈妈补铁的良好选择。南瓜也是补血佳品。

● 增加蛋白质摄入量

准妈妈在孕28～40周时，由于胎儿体重增长加快，要从1000克增加到3000克左右，同时胎盘、子宫和乳房也要增大。因此孕晚期是蛋白质吸收最多的一个时期。对于准妈妈来说，如果蛋白质不足，会导致个人的代谢功能下降，体质变差。对于胎儿来说，蛋白质是人的大脑复杂智力活动中不可缺少的基本物质，如果在胎儿期蛋白质供应严重不足会引起胎儿大脑发育障碍，将严重影响出生后的智力水平。

蛋白质如此重要，可是人体自身却不能合成，必须通过饮食来补充。食物中的蛋白质可以分为植物性蛋白质和动物性蛋白质两大类。

肉类是蛋白质含量最为丰富的食物，蛋类排第二，接着才是豆类、蔬菜类。但是肉类蛋白质如果摄入过多的话，容易引起脂肪堆积，会增加肾脏功能的负担，导致妊娠期水肿。蛋类的蛋白质含量也很丰富，但因为蛋类含大量胆固醇，所以很多准妈妈觉得植物性蛋白质更好，应该说，植物性蛋白质从成分上属于优质蛋白质，多吃也不用担心发胖或带来其他副作用，但是其蛋白质的含量相对于肉类、蛋类都是较少的。

从营养学的角度来说，只要日常均衡饮食的话，就能补充充足的蛋白质了。对于准妈妈来说，因为蛋白质的需求比一般人大，所以在补充蛋白质的时候应注意以下几个方面。

均衡摄入蛋白质，不能只吃一种蛋白质，不管植物性蛋白质还是动物性蛋白质都要摄入，注意荤素搭配。尽量选择优质的蛋白质，特别要注意不要选择可能含有人工激素或者其他对人体有害的物质的蛋白质，尽量选择天然食品。

● 每2周产检1次

妊娠28～36周，孕期检查时间应做到每2周1次，36周以后应1周1次。2周1次的复诊内容包括测量血压、称体重、检查尿蛋白，以了解准妈妈是否会出现妊娠期高血压疾病。宫高、腹围的检查可了解胎儿的生长速度是否正常。在妊娠28～34周，如果没有特殊情况，应做骨盆的测量，了解骨产道是否正常。在这个阶段，如发现胎位异常，可以进行纠正。在这期间，准妈妈的血流量增大，易发生贫血，所以准妈妈的血色素至少要每月检查1次，以便及时发现异常并治疗。准妈妈应学会自我监护胎儿的方法，如数胎动、听胎心。孕36周以后，应坚持每周用电子胎心监护仪至少做1次监护，以及时发现胎儿异常。孕

36周的B超检查也是必需的，它可帮助了解胎儿的位置、胎儿的大小、胎盘的位置及状况、羊水量的多少，对医生判断胎儿存在的问题、进行进一步的治疗、选择分娩方式有帮助。在整个产前检查的过程中，准妈妈如出现头痛、腹痛、阴道出血、流水、胎动异常，都应及时告诉医生，以免延误病情的诊治。

准妈妈应坚持进行定期产前检查，注意有无妊娠合并症发生，有无异常分娩出现。这个时期要特别注意有无阴道出血现象。如果发现阴道流血，即使只有少量的出血，也应立即就诊，尽早接受诊治，因为可能会出现早产、前置胎盘等现象。另外，准妈妈容易出现妊娠期高血压疾病，其表现为水肿、高血压、尿中出现蛋白，该病是引起早产和胎儿、婴儿、产妇死亡的重要原因之一。准妈妈应注意血压情况，如发现异常应引起高度重视，并及时就诊。这时，还要继续观察胎儿胎位，如有可能纠正的胎位，应及时进行人工纠正。分娩方式应尽早确定，以便准妈妈能稳定情绪，并早作准备。

● 洗澡尽量避免盆浴

淋病、艾滋病、梅毒、生殖道病毒感染、真菌和滴虫性阴道炎等，其主要传播途径为直接接触如性交，间接传播途径为输血、注射器及浴盆等。因此，为防止性传播疾病和生殖道感染的发生，应避免盆浴或池浴，尤其是准妈妈，尽量避免到公共浴池去洗澡。因为妊娠以后，胎盘可产生大量雌激素和孕激素，后者多于前者，阴道上皮细胞通透性增强，脱落细胞增多，宫颈腺体分泌功能增强，造成孕期阴道分泌物增多，改变了阴道正常的酸碱性，易导致感染。

妊娠晚期，宫颈短而松，也是造成宫内感染的因素之一，增加围产儿发病率和死亡率。胎膜感染者可造成胎膜早破而使早产可能性增加，有些病毒感染还可引起胎儿畸形。梅毒与艾滋病病毒还可通过胎盘感染胎儿，造成先天性梅毒或艾滋病。淋病患者经阴道分娩易引起新生儿淋菌性眼炎，治疗不及时还会造成失明。因此，为确保母婴健康，孕期尤其在妊娠晚期应避免坐浴。

● 准妈妈缓解疲劳的有效方法

妊娠使准妈妈的身体承受着额外的负担，特别容易疲倦，大白天就想睡觉，夜晚也要比平常睡得更长些。经常感到头晕乏力，这种疲倦感在孕早期和孕晚期尤为明显。专家的建议是，想睡就睡，不要做太多事，尽可能多休息，早睡觉。

以下介绍6种减轻疲倦、恢复精力的方法，供准妈妈参考：

1. 想象

想象自己喜欢且常去的地方，如公园、自家小院、海边、小溪、高山、平原等，把思绪集中在美好的景色上，可以使人精神饱满、心旷神怡。

2. 聊天

因为聊天是一种排解烦恼、交流体会的好方法，不仅可以释放和减轻心中的种种忧虑，而且可获得最新信息。所以说，聊天是一种有益心理健康的好方法，同时，在轻松愉快的聊天中也许准妈妈就忘却了身体的不适。

3. 按摩

先闭目养神片刻，然后用手指尖按摩前额、双侧太阳穴及后脖颈，每处16拍，可健脑养颜。

4. 听音乐

选择一些优美抒情的音乐或胎教音乐来听，以调节情绪。

5. 发展兴趣

动手制作一些小玩具、小动物、小娃娃或学习插花艺术，以自寻乐趣，有能力的话可以为即将出生的宝宝做一些小衣服。

6. 散步

去洁净、安全、鸟语花香的公园或其他场所散步。

● **胎教方法：音乐胎教应该怎么做**

最好每天能定时给胎儿做音乐胎教，一般每天早、晚各一次，或在上午、下午空闲时各做一次。每次20分钟左右，最好按固定程序来做。

1. 选好音乐

音乐的音量调好，要以听着舒服为度。为了让胎儿熟悉所听音乐，可以将一段音乐反复播放多天；最好一段时间内放同一种旋律的音乐，不要过于杂乱。

2. 选择一个舒适的姿势

准妈妈最好取半坐姿势，或者靠在沙发上，最好不要平躺下，以免胎儿活动不方便。然后轻轻拍拍肚子，说一声："宝宝，我们听音乐啦！"让胎儿做好准备，这样也可让熟睡的胎儿醒来，一般养成了习惯，胎儿在这个时间就不会睡着。准妈妈要注意放松全身，让呼吸保持通畅。

3. 静静地、安适地、内心愉悦地听音乐

准妈妈最好能摒除杂念，也不要受周围声音的干扰，让自己完全沉浸在音乐所表达的意境和音乐的节奏之中，然后随音乐充分发挥想象，如随音乐走进宁静的山谷、随音乐呼吸着清晨山间清新的空气、随音乐想象开满鲜花的原野、随音乐感受欢快的舞蹈。听音乐时还要关注胎儿，想象带着爱意与胎儿一同徜徉在美丽的大自然中，欣赏着美景等。

如果有可能，建议准妈妈在外出郊游时，也能配合所见的郊外风光听相应的音乐，这样准妈妈能更加心旷神怡、气血畅快。让胎儿在空气清新的环境中感受音乐的美，效果也会更好。

第**04**节

第30周

● **孕晚期每日各类食物推荐量**

实践表明，孕晚期是最容易发生体重增长过多、过快的阶段，也是妊娠合并疾病容易发生或加重的时期。坚持合理的膳食结构，保证体重正常增速，并对高血压、高血糖、贫血等常见问题采取针对性措施，是非常重要的。

孕晚期每日合理膳食结构的组成		
食物类别	推荐数量（克）	相关说明
谷类	300~450	粗粮应占30%以上，包括薯类和杂豆类
蔬菜	300~500	绿叶菜等深色蔬菜占50%以上
水果	200~400	相当于1~2个苹果的重量
鱼类和海鲜	100~150	摄入不足时，可用畜禽肉类或蛋类代替
畜禽肉类	100	选择脂肪较少的品种，如瘦肉
蛋类	50	大致相当于1个鸡蛋的重量
大豆和坚果	40~60	大豆主要指黄豆，不包括绿豆、红豆、扁豆等杂豆
奶类	500	宜选用低脂或脱脂牛奶
油脂	30	选择包括亚麻油、橄榄油或油茶籽油在内的多种植物油
食盐	6	包括咸菜、酱油等酱类调味品中的盐

● 需增加能量摄入

除了母体代谢加快、组织增大和胎宝宝快速生长发育外，胎宝宝开始在皮下和肝脏储存糖原和脂肪。因此，准妈妈需要增加热量的摄入。2013年《中国居民膳食营养素参考摄入量》建议孕晚期能量的摄入应在非孕的基础上增加836焦耳（200千卡）/日，即每日摄入能量9614焦耳（2300千卡）。

在各类营养素中，碳水化合物、脂类和蛋白质经体内代谢可释放能量，统称为"产能营养素"。一般来说，人体所需能量的50%以上是由食物中的碳水化合物提供的，特别是脑组织消耗的能量，均来自碳水化合物在有氧条件下的氧化。脂肪也是重要的能源物质，在短期饥饿情况下，能量主要由体内的脂肪供给。在某些特殊情况下，如长期不能进食或消耗量过大时，将依靠组织蛋白质分解产生氨基酸来获得能量。

孕晚期准妈妈在增加能量的同时要注意：饮食要以量少、丰富、多样为主，一般采取少吃多餐的方式进餐，要适当控制进食的数量，特别是高蛋白、高脂肪食物，如果此时不加限制，过多地吃这类食品，可能会使胎儿生长过大，给分娩带来一定困难。

根据我国的饮食特点，成人以碳水化合物供给的能量占总能量的55%～65%、脂肪占20%～30%、蛋白质占10%～15%为宜。成人脂肪摄入量一般不宜超过总能量的30%。

● 准妈妈如何预防痔疮

痔疮是孕期常见疾病，准妈妈的患病率高达66%。发病的原因是，女性怀孕后为了保证胎儿的营养供应，盆腔内血流量会增多；随着胎儿的发育，增大的子宫又会压迫盆腔，使直肠黏膜下及肛门皮肤下血管血液回流受阻；另外，准妈妈常有便秘、排便困难，使静脉血管血液淤积，易形成痔疮或使原有痔疮加重。

孕期痔疮重在预防，应在以下几个方面多加注意：

1. 保持大便通畅，防止和治疗便秘

准妈妈应适量进食含纤维素较多的蔬菜，如韭菜、芹菜、白菜、菠菜等，以促进肠蠕动；每天早晨空腹饮适量温开水，吃好早餐，可有助于排便；平时避免久坐久站；有排便感时应立即排便，不要忍着；排便时不要蹲得太久或过分用力。大便难以排出时，适当应吃些蜂蜜、香蕉、麻油或口服液状石蜡等润肠药物，不可用芒硝、番泻叶、大黄等攻下的药物，以防引起流产。

2. 适量运动

运动太少也是导致便秘的原因之一，所以准妈妈应适当参加一些体育活动，避免久坐久站。

3. 改善肛门部位的血液循环

每日可用温热的1∶5000高锰酸钾（PP粉）溶液坐浴，还可做提肛动作以锻炼肛提肌，也可在临睡前按摩尾骨尖的穴位。

4. 减少对直肠、肛门的不良刺激

不饮酒，少吃辣椒、芥末等刺激性食物；手纸宜柔软洁净；内痔脱出时应及时慢慢送回。内裤应常洗常换，保持清洁。

痔疮肿痛时可用痔疮膏外敷，如症状较为严重时应及时去医院诊治。

● 准妈妈为什么会头晕眼花

妊娠使女性身体出现不同程度的生理变化，以及多种多样的症状，头晕眼花就是其中之一。造成头晕眼花往往有以下几个原因：

①妊娠后准妈妈的自主神经系统失调，调节血管的运动神经不稳定，可在体位突然发生变化时，因一过性脑缺血出现头晕状况。

②妊娠使准妈妈体内血容量增加，以适应胎儿的生长需要。此时准妈妈的血循环量可增加20%～30%，其中血浆增加40%、红细胞增加20%左右，血液相应的稀释，形成生理性贫血，这会使准妈妈感到头晕或站立时眼花等。

③妊娠中期由于胎盘的动静脉间形成短路，周围血管扩张阻力下降，使准妈妈的舒张压较妊娠前降低，以及孕期整个盆腔范围的血管显著增加，高度扩

张，使血液较多地集中在下腹部，加之增大的子宫又压迫下腔静脉的回流，使回心血量减少，致使心血排出量下降，引起低血压及暂时性脑缺血。

④有些准妈妈由于妊娠反应影响进食，因而血糖低，所以容易出现头晕和眼花状况。在长时间站立、突然站起、澡堂洗澡或在拥挤的人流中更易发生这种状况。

 为预防头晕眼花现象的发生，准妈妈在孕中期和孕晚期应避免长时间站立。在站起时速度要慢，如感不适，稍稍休息一下就可有所缓解。

● 孕晚期不宜长途旅行

旅行，尤其是长途旅行，是一件十分辛苦的事情，人的身体容易因气候、地点的变化而出现不适。正常人均有可能发生旅途生病的事情，对于准妈妈，特别是孕晚期的准妈妈来说，旅行就更为辛苦。妊娠晚期，由于身体的变化，准妈妈活动能力会明显下降，适应环境的能力也远远不如从前，加上此时已临近分娩，如果进行长途旅行，长时间的颠簸、作息时间被打乱、环境的变化无常等因素，极易使准妈妈精神紧张、不安，身体疲惫；由于旅途条件有限，车船中人员高度集中，准妈妈免不了受到碰撞或拥挤。

另外，由于交通工具内人员杂聚，空气相对浑浊，各种致病细菌比其他环境要多，准妈妈清洗洁身比较困难，容易感染疾病。在这种条件下，准妈妈往往还易发生早产、急产等意外情况。旅途中的医疗条件不一定理想，当地的医务人员也不了解准妈妈的情况，在处理紧急情况时难免会有所偏差。因此，妊娠晚期旅行对准妈妈来说是不可取的，最好能避免。

如果由于特殊情况，准妈妈一定要外出旅行，也应该从以下几方面做好准备：

①不要临近预产期才开始动身，一般最好提前1~2个月，以防途中早产。

②为防万一，最好随身带些临产的物品，如纱布、酒精、止血药品以及婴儿衣被等。

③交通工具以乘火车为宜，一定要购买卧铺车票。

④考虑目的地的气候条件，带好必要的衣物。

⑤旅途中注意饮食卫生，不要吃生冷、变味的食品，不喝生水，以预防肠道传染病。

⑥准妈妈如果晕车，应在医生的指导下，备好准妈妈可以服用的防晕车的药物，千万别自己乱服晕车药，以免造成对胎儿的伤害。

⑦万一途中出现腹部阵痛、阴道出血等情况，应及时报告车上的工作人员，最好能争取在沿途大站下车，及早到当地医院分娩。

● 音乐胎教：欣赏名曲《雪花飞舞》

阿希尔·克劳德·德彪西是19世纪末20世纪初欧洲音乐界颇具影响的作曲家、革新家，同时也是近代印象主义音乐的鼻祖，对欧美各国的音乐产生了深远的影响。德彪西的代表作品有管弦乐《大海》《牧神午后前奏曲》，钢琴曲《前奏曲》和《练习曲》，而他的创作最高峰则是歌剧《佩利亚斯与梅丽桑德》。

《雪花飞舞》这首乐曲是根据法国作曲家德彪西创作的钢琴组曲《儿童园地》中的第四首改编的。乐曲开始，高音区奏出一小节柔和而清淡的旋律，接着第二小节模仿雪花在逐渐变大，随着音乐节奏的加快、密集音型在快速地流动和不断重复中游离，惟妙惟肖地模仿了漫天飞雪的景象，同时，乐曲弥漫着一丝淡淡的忧郁。第二部分，连续的三连音、丰富的和声色彩、多变的节奏与音色、渐强的力度变化，仿佛漫天大雪、刺骨的寒风，也使人隐约感到狂躁与不安。第三部分减弱力度、逐渐上行音区，仿佛漫天大雪、刺骨的寒风已逐渐变为纷纷扬扬的雪花。最后，大地变得一片沉寂。

阿尔法音乐是一种灵感音乐，这种音乐的节拍在每分钟60～70拍，频率在8赫兹～14赫兹。有研究发现，孕期常听阿尔法脑波音乐，不仅可以促进胎儿出生后右脑潜能开发，而且可以提高宝宝记忆力、专注力，促进宝宝食欲，提高宝宝睡眠质量和促进宝宝情商发展，同时可以帮助准妈妈安胎顺产、调节情绪和消除压力。

● 语言胎教：准爸爸讲故事

胎宝宝最喜欢准爸爸的声音了，除了跟宝宝对话、给宝宝唱歌外，今天，准爸爸就来为胎宝宝讲个有趣的故事吧。

鼹鼠的第一场夏雨

春天过去了，小鼹鼠盼望着第一场夏雨的到来。他天天盼。

一个闷热的午后，小鼹鼠在洞里睡熟了。一声低沉的雷声，没有能惊醒它；一阵沙沙的大风，也没有惊醒它。紧接着，小鼹鼠盼望了好久的夏雨淅沥沙啦地来了。

等到小鼹鼠睡醒了，它听到洞外仿佛有雨声，便一阵风似的冲了出去。

可是，晚了。雨停了，风停了，太阳公公从一朵云后面探出脸来，朝小鼹鼠笑着。

小鼹鼠笑不出来，它快要哭了，他好伤心。

这时，一只小黑熊走了过来，当它问清了小鼹鼠为什么不高兴时就笑了。它领着小鼹鼠来到一棵梧桐树下，说：

"准备着吧，鼹鼠先生，今年的第一场夏雨来了！"说完，就使劲儿地摇着梧桐树。停在树叶上的水珠儿淅沥沙啦地落下来，就跟密密麻麻的雨点儿一样。

小鼹鼠抬着头，张开双臂欢快地喊了起来：

"哦，第一场夏雨来了，真凉快，真舒服啊！"雨点儿把小鼹鼠淋了个痛快，小黑熊自己也湿透了。

小鼹鼠对小黑熊说："谢谢你，小黑熊。你送给了我一场雨，一场躲在树上的夏雨！"

第05节
第31周

● 准妈妈怎样吃水果

关于水果的选择，准妈妈有时会太纠结某种水果到底是凉性还是热性。在此提醒准妈妈，大多数水果都是可以吃的，只有少数水果应少吃，如荔枝、桂圆易引起大便干燥，柿子易引起胃石，白兰瓜、哈密瓜、桃子易引起腹泻，榴莲桫易引起食欲不振，新鲜杨梅易引起胃酸过多。对于准妈妈来讲，最有益的水果有苹果、樱桃、草莓、葡萄、秋梨和西柚等。但任何一种水果吃得太多，无论体质再好，身体都会受不了。准妈妈对于水果的选择原则和通常人并没有什么太大不同，热性体质的准妈妈不可以吃太容易上火的水果，不过也不要拼命吃生冷的水果，若引起腹泻，则会影响自身和胎儿的健康，应当更加谨慎。

● 患妊娠期糖尿病的准妈妈应该怎么吃

1. 调整总热量摄入

糖尿病患者在妊娠期间，血糖、尿糖浓度虽然高，但机体对热量的利用率则较低，机体仍需要更多的热量，以弥补尿糖的损失和供给胎儿的需要。对于肥胖患者，不应过分限制饮食，但总热量的摄入也不宜过多，以保持正常体重增长为度；对于体重较轻或体质虚弱的病人，应提供足够的热量。

2. 增加蛋白质摄入量

患糖尿病的准妈妈，体内蛋白质分解增加，氮丢失增多，因此，蛋白质供给量应较正常准妈妈多，每日以100克～110克为宜，蛋白质供热应占总热量的15%～20%。

3. 适当控制碳水化合物的摄入

碳水化合物所供热量应占总热量的60%。在碳水化合物总摄入量既定的情况下，增加餐次，减少每餐进食量；严格限制单糖及双糖的使用量，最好选用多糖如米、面、玉米面等，同时加入一些土豆、山药等根茎类蔬菜混合食用。

4. 增加膳食纤维的摄入量

膳食纤维具有良好的降低血糖作用。蔬菜、水果、海藻和豆类富含膳食纤维，尤其果胶在各种水果中占食物纤维的40%，其具有很强的吸水性，在肠道形成凝胶过滤系统，可减缓某些营养素排出，延长食物在胃肠道排空时间，减轻饥饿感。同时，果胶能延缓葡萄糖的吸收，使饭后血糖及血清胰岛素水平下降。因此，患糖尿病的准妈妈应多吃蔬菜、水果。

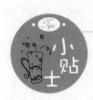

患妊娠期糖尿病的准妈妈应补充充足的维生素和微量元素维生素，尤其是维生素B$_1$、维生素B$_2$和烟酸在糖代谢中起重要作用。糖尿病患者因排尿过多，易使钾、钠、钙、磷等无机盐丢失而影响体液酸碱平衡。微量元素中的锌、铬、镁参与体内胰岛素生物合成和体内能量代谢。

● 准妈妈出现耻骨痛怎么办

骨盆是由骶骨、尾骨、髂骨、坐骨、耻骨融合而成的。左右耻骨在骨盆前方连接，形成耻骨联合，其间有纤维软骨，上下附有耻骨韧带。

怀孕后由于激素的作用，骨盆关节的韧带变得松弛，耻骨联合之间的缝隙可加宽0.3厘米～0.4厘米，使骨盆容积在分娩时略有增加，以利于胎头通过，这是正常的生理现象。但如果韧带过于松弛，骨盆就不稳定了，准妈妈坐、立或卧床翻身等均会感到不适和困难，走路时迈不开腿，用不上劲儿。如果耻骨间隙能够插进指尖，则说明耻骨联合分离，就不正常了。有时属合并纤维软骨炎，往往痛得很厉害，这种现象一般在怀孕最后两个月出现。

准妈妈如出现耻骨痛症状应减少活动，或者卧床休息直到分娩。产前应估计胎儿大小，如胎儿小于4千克一般可从阴道分娩，但要避免使用产钳、胎头吸引器等助产手术，以免耻骨联合组织在胎头娩出时承受过大的压力而加重分离；胎儿如超过4千克或骨盆狭窄者则应考虑做剖宫产手术。产后激素作用会慢慢消退，韧带张力便逐渐恢复，但有的耻骨联合分离的产妇仍需卧床一两个月才能正常活动。

此外，弹性腹带或弹性绷带对固定骨盆可有所帮助。轻微症状的耻骨疼痛，一般不会影响生活和工作，不必治疗。

日常生活的一些细节中，多加注意会起到缓解耻骨疼痛的作用：疼痛时可以将冰袋放在耻骨处进行冷敷；日常做动作的幅度要小；睡觉起来，尽量坐着穿衣，不要站着抬腿穿裤子或裙子。睡觉时在两腿之间放一个小枕头；避免跨坐，如果是每天坐办公室的职场准妈妈，则需要在背后放置靠垫。

● 适合孕晚期做的呼吸操

孕晚期的准妈妈身体沉重，行动不便，易于疲劳，但不可因此而不活动，要坚持适度的活动，以散步和做些简单、安全的家务为宜。准妈妈在进行活动时如感到疲乏、劳累，应立即休息。即将面临分娩，准妈妈应该学习一些分娩辅助动作和减轻疼痛的姿势，如呼吸操，以保证顺利分娩。

呼吸操是专为怀孕女性设计的一种运动方式，可增强体质和促进分娩。

呼吸操分为胸式呼吸、轻快呼吸、屏气和哈气。

1. 胸式呼吸

先用鼻子深吸一口气，待胸部鼓起后再张嘴慢慢吐气，如此交替进行多次。

2. 轻快呼吸

有节奏地快速吸气、呼气交替进行，大约每2秒钟一次。注意不要吸气太深。这种呼吸方式有利于子宫口开大以及强烈宫缩时的胎儿娩出。

3. 屏气

先吸气至最深时再屏住气，过会儿后再吐气。反复练习，直至屏气时间能达30秒钟以上。屏气特别适用于胎儿娩出时使用。

4. 哈气

呼吸节奏加快，大约1秒钟呼吸一次，嘴呈半开状。这项练习在胎儿娩出末期特别有帮助。

掌握这4种呼吸方式后，可采取分娩期在产床上的姿势再次练习，背靠垫子或枕头，抬高上身，屈起双腿，分开大腿。

做操之前，可以轻轻地告诉宝宝："妈妈现在开始做操，把新鲜空气传送给你！"以一种平静的心情练习，可以达到事半功倍的效果。

● 语言胎教：品读小诗《开始》

做母亲的感觉是怎样的？是期盼，是幸福，还是有些激动或者是有些莫名地感到不安？那复杂的情绪涌上来，一时间竟无法说清自己的心情。一起来分享印度著名诗人泰戈尔的一首诗吧，也许你能从中找到答案。

开始

"我是从哪儿来的，你，在哪儿把我捡起来的？"孩子问他的妈妈。她把孩子紧紧地搂在胸前，含泪微笑着回答——

"你曾被我当作心愿藏在心里，我的宝贝。"

"你曾存在于我孩童时代玩的泥娃娃身上，每天早晨我用泥土塑造我的神像，那时我反复地塑了又捏碎了的就是你。"

"你曾活在我所有的希望和爱情里，活在我的生命里，我母亲的生命里。"

"当我做女孩子的时候,我的心的花瓣儿张开,你就像一股花香似的散发出来。"

"你的软软的温柔,在我的青春的肢体上开花了,像太阳出来之前的天空上的一片曙光。"

"上天的第一宠儿,晨曦的孪生兄弟,你从世界的生命的溪流浮泛而下,终于停泊在我的心头。"

"当我凝视你的脸蛋儿的时候,神秘之感淹没了我,你这属于一切人的,竟成了我的。"

"为了怕失掉你,我把你紧紧地搂在胸前。是什么魔术把这世界的宝贝引到我的手臂里来呢?"

● 语言胎教:故事《3只小猪盖房子》

3只小猪盖房子

猪妈妈有3个孩子,一个叫小黑猪,一个叫小白猪,还有一个叫小花猪。

有一天,猪妈妈让小猪们各自去盖一间房子。3只小猪高兴地接受了任务走了,走着,走着,看见前面有一堆稻草。小黑猪忙说:"我就用这稻草盖草房吧。"小白猪和小花猪继续向前走,走着,走着,看见前面有一堆木头。小白猪连忙说:"我就用这木头盖间木房吧。"小花猪还是向前走,走着,走着,看见前面有一堆砖头。小花猪高兴地说:"我就用这堆砖盖间砖房吧。"于是,小花猪一块砖一块砖地盖起来。不一会儿,汗出来了,胳膊也酸了,小花猪还不肯歇一下。终于,砖房盖好啦!小花猪乐得直笑。

山后边的大灰狼听说来了3只小猪,便来到草房前,叫小黑猪开门。小黑猪不肯开,大灰狼用力撞一下,草房就倒了。小黑猪急忙逃向木房,木房里的小白猪听见呼救,连忙打开门,让小黑猪进来,又把门紧紧地关上。大灰狼来到木房前,叫小白猪开门。小白猪不肯开。大灰狼用力撞一下,小木房摇一摇。大灰狼又用力撞了一下,木房就倒了,小黑猪、小白猪急忙逃向砖房,砖房里的小花猪听了,连忙打开门,让小黑猪和小白猪进来,又紧紧地把门关上。

大灰狼来到砖房前，叫小花猪开门。小花猪不肯开。大灰狼用力撞一下，砖房一动也不动，又撞一下，砖房仍然是一动也不动。大灰狼用尽全身力气，对砖房重重地撞了一下，砖房还是一动也不动。大灰狼头上却撞出了3个疙瘩，四脚朝天地跌倒在地上。大灰狼看到房顶上有一个大烟囱，就爬上房顶，想从烟囱里钻进去。3只小猪忙在炉膛里添了许多柴，把炉火烧得旺旺的。大灰狼从烟囱里钻进去后跌进了大炉膛，被炉火烧死了。

第06节
第32周

● 准妈妈吃火锅有讲究

很多准妈妈都喜欢吃火锅涮肉，尤其在天气寒冷时。然而，大多数的牛羊体内均有寄生虫，但人们肉眼看不见。吃火锅时只是把肉片在热汤里烫一下就捞出来，这样不可能将寄生虫烫死。准妈妈吃后若感染疾病，可引起流产、早产、胎儿畸形甚至死胎，因此准妈妈最好少吃火锅涮肉，如果要吃，也应切记所有食物要煮至熟透才进食，尤其是牛、羊肉。

准妈妈并非不能吃火锅，但要注意吃火锅的方式以及火锅的安全卫生。孕期吃火锅要注意下面几点：

1. 加双筷子免沾染细菌

准妈妈应尽量避免用同一双筷子取生食和熟食，否则容易将生食上沾染的细菌带进肚子里，从而造成腹泻及其他疾病。

2. 自家火锅最卫生

准妈妈喜爱吃火锅，最好自己在家准备，材料由自己安排，食物卫生就可以保证，汤底可以购买现成品调制，味道不逊于酒楼。

3. 先后顺序很重要

涮火锅的顺序很有讲究，最好吃前先喝小半杯新鲜果汁，接着吃蔬菜，然后是肉。这样，既可以减少胃肠负担，又可以合理利用食物的营养，达到健康饮食的目的。

● 准妈妈为何易患胆囊炎

　　胆囊炎一般是由于胆囊结石引起的，女性怀孕后，由于血液和胆汁中的胆固醇增高，加之胆囊排空迟缓，易导致胆固醇与胆盐的比例改变，致胆固醇沉积而形成结石，所以在妊娠期女性容易罹患胆囊炎。胆囊炎可发生于妊娠的各个时期，于妊娠晚期和产褥期多见。该病的主要临床表现为发热、黄疸（有的则没有）、白细胞升高、胆囊部位有压痛以及放射性疼痛等。胆囊炎常因消化不良而被误认为胃炎或胃溃疡发作。

　　准妈妈患了胆囊炎后一般不宜手术，但如果经内科处理后，仍反复出现胆绞痛，有胆囊穿孔或弥漫性腹膜炎等征兆时，就应及时做手术处理。

　　如患有胆囊炎，在饮食上应多加注意，如果食物摄入不当，会加重胆囊负担，使病情加重。具体应注意以下几点：

　　①要摄入充足的蛋白质、糖类和维生素。

　　②宜少吃多餐，以减轻胆囊的负担。

　　③在发病时进食的食物宜少渣，以避免多渣食物对胆囊造成刺激。

　　④忌刺激性食物和油腻食物。

● 准妈妈要积极调节不良情绪

　　怀孕到这一阶段，准妈妈挺着大肚子，身体笨重，活动不便，甚至走路都困难。增大的子宫向下压迫肠及膀胱，向上压迫胃、心脏等，使得准妈妈消化不好，又开始出现厌食、尿频等症状，面部妊娠斑、腹部妊娠线也越来越明显，这些会加重准妈妈生理和心理负担，使得有些准妈妈会因此担心体形和容貌变化等，并感到忧心忡忡，经常烦躁不安和紧张，情绪波动非常明显。这些不良心理状态对母婴双方危害是很大的，照此发展下去会影响正常分娩。

　　所以，准妈妈在此期间积极调节情绪是非常重要的。从准妈妈自身来说，应该认识到怀孕带来的这些情况都是暂时的，分娩的痛苦也是可以减轻的，应消除恐惧，调节情绪，学习分娩知识，练习分娩辅助动作和技巧，使自己理智而自信地面对分娩。同时，家人要对准妈妈宽容、谅解，并且帮助其排除紧张不安的情绪。

　　分娩近在眼前，准妈妈应积极调节自己的情绪，可从以下几个方面做些努力。要调整自己的作息时间，保证充足的睡眠，这样可以缓解自身情绪；学会释放来自生活、工作、家庭等各方面的压力，不要去想太多的事情，这样才能保证母子的安全；做一些适当的运动，加强胃肠道的消化功能，以缓解腹胀的现象。另外，经常按摩，加快腿部的血液循环，减轻腹部的压力，也有助于调整准妈妈的情绪。

● 孕晚期能过性生活吗

　　经历了好几个月的孕育，妊娠到了最后的关键时刻，这个时期也是宝宝容易发生危险的时期。怀孕晚期能不能过性生活，以及该注意什么也成了一个值得关注的问题。

　　在孕8个月以后，孕妈妈会出现腰痛、身体懒得动弹、性欲减退。此阶段胎儿生长迅速，子宫增大很明显，对任何外来刺激都非常敏感。夫妻间应尽可能停止性生活，以免发生意外。若一定要有性生活，必须节制，并注意体位，还要控制性生活的频率及时间，动作不宜粗暴。这个时期最好采用丈夫从背后抱住准妈妈的后侧位，这样不会压迫腹部，也可使准妈妈的运动量减少。

　　在临产前1个月最好不要过性生活。因为这个时期胎儿已经成熟。为了迎接胎儿的出生，子宫已经下降，子宫口逐渐张开。如果这时性交，羊水感染的可能性更大。有人做到调查后证实，在产褥期发生感染的女性中，有50%的人在妊娠的最后1个月性交过。如果在分娩前3天性交，20%的女性可能发生严重感染。感染不但威胁着即将分娩的产妇安全，也威胁着胎儿的安全，可使胎儿早产。

　　对于丈夫来说，怀孕晚期尤其是妻子临产前1个月是应该忍耐的时期，夫妻间只限于温柔地拥抱和亲吻，禁止具有强烈刺激的性行为。为了不影响准妈妈和胎儿的健康，夫妻间不但要学会克制情感，而且最好分床睡，以免不必要的性刺激。

● 美育胎教：欣赏名画《哺乳圣母》

列奥纳多·达·芬奇，意大利"文艺复兴三杰"之一，也是整个欧洲文艺复兴时期最完美的代表。他是一位思想深邃、学识渊博、多才多艺的画家、寓言家、雕塑家、发明家、哲学家、音乐家、医学家、生物学家、地理学家、建筑工程师和军事工程师。他是一位天才，他一方面热心于艺术创作和理论研究，研究如何用线条与立体造型去表现形体的各种问题；另一方面他研究自然科学，为了真实感人的艺术形象，他广泛地研究与绘画有关的光学、数学、地质学、生物学等多种学科。他的艺术实践和科学探索精神对后代产生了重大而深远的影响。

《哺乳圣母》这幅圣母像完成于1490年，是达·芬奇前期肖像艺术的一个范例，现藏于俄罗斯艾尔米塔日博物馆。在这幅画中，画家更多强调的是一种母爱的普遍人性。圣母形象丰满，神态恬静，洋溢着一种年轻母亲的温柔的爱子之情。圣母怀里的婴儿形象也被画得很生动。

据说油画《哺乳圣母》是继《班瓦圣母》之后达·芬奇在米兰创作的又一幅圣母题材的油画作品。这幅油画与《班瓦圣母》形成鲜明的对比，给人以非常稳重的感觉。

● 语言胎教：故事《龟兔赛跑》

今天可以给胎宝宝讲《龟兔赛跑》的故事，故事里小白兔和小乌龟活泼可爱的形象，与童趣十足的对话，一定会让胎宝宝感到有趣极了。这里提醒准妈妈，不要只将故事的表面内容讲给胎宝宝听，还要透过现象看本质，将故事中小白兔和小乌龟各自的性格分析一下，告诉胎宝宝一些做人的道理，这对胎宝宝性格的培养与长大后的为人处世都有着非常好的教育意义。

龟兔赛跑

从前，乌龟与兔子之间发生了争论，它们都说自己跑得比对方快。于是它们决定通过比赛来一决雌雄，确定了路线之后，它们就开始跑了起来。

兔子一个箭步冲到了前面，并且一路领先。看到乌龟被远远抛在了后面，兔子得意地想，跟乌龟比赛完全没必要拼命去跑，实力的差距是明摆着的，自己不妨在树下先休息一会儿，然后再继续比赛也不迟。

于是，它在树下坐了下来，并且很快睡着了。乌龟慢慢地超过了它，并且完成了整个赛程，无可争辩地当上了冠军。兔子醒过来时，发现自己已经输了。

兔子因为输掉了比赛而感到失望，它做了一些失利原因的分析。兔子发现，自己失败只是因为过于自信而导致粗心大意、疏于防范。如果自己不那么自以为是，乌龟根本没有获胜的可能。于是兔子向乌龟提出挑战：再比一次。乌龟同意了。

在这一次比赛中，兔子全力以赴，毫不停歇地从起点跑到了终点，把乌龟远远地甩在了几公里之后。

孕9月

准妈妈适当做妊娠体操有利于分娩

第01节
准妈妈的身体变化

● 体重增长迅速

准妈妈体重大约以每周250克的速度增长，主要是因为胎宝宝在出生前的最后几周内体重猛增，这段时间胎宝宝增长的体重大约是此前共增体重的2倍还要多。

准妈妈会发现肚脐变得又大又突出，睡觉时翻身会不便。变大的子宫压迫膀胱，出现尿频，打喷嚏、咳嗽时会有小便漏出。

● 胸闷现象加重

子宫上升至心口附近，压迫胃、心脏、肺，胸口疼痛、呼吸困难现象加重。但是光明即将出现，情况很快会有所缓解。大约36周时，胎宝宝的头部将开始下降，进入骨盆，到达子宫颈，这是在为即将到来的分娩作准备。那时准妈妈会觉得呼吸顺畅多了。

● 胎宝宝在逐渐下降

由于胎宝宝增大，并且逐渐下降，相当多的准妈妈此时会觉得腹坠腰酸，骨盆后部附近的肌肉和韧带变得麻木，甚至有一种牵拉式的疼痛，使行动变得更为艰难。此外，还会感到骨盆和耻骨联合处酸疼不适，不规则宫缩的次数增多，这些都标志着胎宝宝在逐渐下降。

第02节
胎宝宝的生长发育

● 第33周：体重迅速增长

胎宝宝从头顶到脚跟的长度约为44厘米，体重约为2千克。从这个月开始一直到出生，体重的增长特别明显，出生时的体重有近半数都是在这两个月增加的。此时他可能已经在调整自己的胎位，变成头下脚上，为出生做准备了。

● 第34周：变得丰满而圆润

胎宝宝身长约为45厘米，体重已经超过2.2千克。脂肪层开始长出，胎宝宝逐渐变得丰满而圆润。脂肪层能够帮助胎宝宝保持正常的体温，还能够在胎宝宝出生后帮助他调节体温。

● 第35周：长出满头胎发

胎宝宝身长45厘米左右，体重大约为2.4千克。这个时候，手指甲和脚指甲正在逐渐长成，肾脏已经发育完全。有的胎宝宝已长出了一头胎发，也有的头发稀少。

子宫里的空间已显得很拥挤，胎宝宝的活动余地小多了。这时每当胎宝宝在准妈妈腹中活动时，他的手肘、小脚丫和头部可能会清楚地在准妈妈的腹部凸显出来。

● 第36周：开始进入妈妈的骨盆

　　胎宝宝身长约为47.4厘米，体重为2.7千克左右。此时，准妈妈可能会感到下腹部的压力持续增加，因为胎宝宝正在入盆，准备出生了。到了这周末胎宝宝就算足月了。胎宝宝的头骨现在还很柔软，而且每块头骨之间还留有空间，这是为了在分娩时使胎宝宝的头部能够顺利通过狭窄的产道。但是现在身体其他部分的骨骼已经变得结实起来，皮肤也不再那么又红又皱了，皮下脂肪明显增加，身体开始变得圆润。

　　如果是个男孩，他的睾丸很可能已经从腹腔降入了阴囊，但是也有的胎宝宝的一个或两个睾丸在出生后当天才降入阴囊。如果是个女孩，她的大阴唇已明显隆起，左右紧贴。这说明胎宝宝的生殖器官发育也已近成熟。

第03节
孕33周

● 一日三餐都应有蔬菜

蔬菜是人体所需维生素C、β-胡萝卜素、叶酸、钾和膳食纤维的良好来源，是维生素B$_2$、铁、钙、镁等营养素的较好来源。研究表明，多吃蔬菜具有防癌作用，可以降低心血管疾病的发病风险，可以降低发生Ⅱ型糖尿病的危险性，有助于控制体重，促进排便，缓解便秘。

1. 蔬菜要吃够量

《中国居民膳食指南（2016）》建议，成年人每天吃蔬菜300克～500克，准妈妈的蔬菜推荐摄入量与此相同。准妈妈一日三餐食谱都要有蔬菜。当准妈妈出现体重增长过快或血糖异常时，控制谷类、油脂和肉类摄入的同时，要加大蔬菜摄入量，每天500克～750克。

2. 增加绿叶蔬菜

不同种类的蔬菜，营养价值有差异。其中，深色蔬菜营养价值比浅色的更高，所以《中国居民膳食指南（2016）》建议，每天蔬菜中要有一半是深色蔬菜。在孕期膳食结构中，绿色叶菜应该占50%，达到每天250克。

3. 增加菌藻类和薯芋类

除深色蔬菜，尤其是绿色叶菜之外，菌藻类蔬菜（如蘑菇、香菇、木耳、银耳、海带、紫菜、裙带菜等）、十字花科蔬菜（如甘蓝、西蓝花、油菜、大白菜、萝卜等）也因营养价值较高和有特殊保健价值而被《中国居民膳食指南

（2016）》推荐。

　　还有一类蔬菜值得强调——薯芋类。薯芋类主要包括马铃薯（土豆、洋芋）、红薯（甘薯、地瓜）、芋头、山药、莲藕、荸荠等。它们具有蔬菜的一般特点，但又与其他类蔬菜明显不同——含较多淀粉。对那些体重增长过快的准妈妈而言，薯芋类应该作为主食，代替谷类来食用。当然，对那些体重增长正常的准妈妈，薯芋类完全可以作为蔬菜食用。此时，推荐量是每周250克～400克。

● 每周进行一次产前检查

　　越到临产，检查越频繁，大约1周1次。这时准妈妈的心要细致再细致，密切观察，随时注意自己的身体是否有"风吹草动"。

　　从怀孕37周开始，准妈妈每周要做一次胎心监护，借助仪器记录下瞬间胎儿心率的变化，这是了解胎动、宫缩时胎心反应的依据，同时可以推测出宫内胎儿有无缺氧。如果准妈妈有合并症或并发症，最好从怀孕28周开始做胎心监护。

　　在提供了静脉血、指血之后，准妈妈有时还得提供一点儿耳血，以检测其体内激素水平是否在正常范围内，从而间接地了解胎盘功能是否正常。

　　在38周以前，阴道有流水现象，哪怕是一点点的水也不正常，这说明羊膜破裂羊水流出，就是俗称的"早破水"。通常，"早破水"后胎儿在12～24小时内就会出生。如果阴道断断续续地有少量的水流出，持续几天或更长时间，胎儿在失去了完整的羊膜保护的状态下，受感染机会较多，脐带也容易脱垂，死亡率较高。所以，一旦出现这种情况，要平躺并立即去医院。

　　确认胎位是临产前很重要的一项检查，医生会告诉准妈妈胎儿是头位（头先露）还是臀位（臀先露），或是其他异常胎位。这是确定准妈妈自然分娩还是手术助产的重要依据。

● 准妈妈做家务要适度

准妈妈在怀孕期间，也没有必要与家务完全说再见，做些强度适当的家务还有助于准妈妈活动身体，利于分娩，同时也能带来良好的心情。当然，为了安全起见，准妈妈做家务还是要讲究一些原则。

1. 缓慢原则

随着妊娠周数的增加，准妈妈的腹部越来越大，身子越来越笨重，所以准妈妈做家务时，应以缓慢为原则，以不直接压迫到肚子的姿势作为最基本的原则。如果家务活儿很多，准妈妈千万不要想着一口气来做完，最好将家务分成几部分，一点一点地做。

2. 做家务时不要长时间站立

由于准妈妈身体的原因，不要像孕前那样长久地站立。所以，建议准妈妈在做15分钟左右的家务后，一定要停下来休息10分钟。

3. 降低清洁标准

有些追求完美的准妈妈平时对家中卫生的要求非常严格。在孕期如果仍是准妈妈来打扫卫生的话，建议准妈妈不妨降低一下清洁的标准，以免劳累过度。

4. 安全原则

做家务时，千万不要影响准妈妈身体的安全。如果突然出现腹部阵痛，这表示子宫收缩，也就是活动量已超过准妈妈身体可以承受的程度，此时要赶紧停止做家务，并躺下休息。如果还不能缓解不适，就要赶紧就医了。

● 准妈妈上下楼梯要小心

有些准妈妈住在楼上，一天内几次反复上下楼梯。上下楼梯对准妈妈而言是有危险的，因为稍不注意就会摔倒，所以准妈妈应尽量减少上下楼的次数，有电梯的一定要乘电梯。而不能盲目听信关于"爬楼有助于顺产"的说法。事实上，有很多好的运动方式都可以起到促进顺产的作用，无须通过爬楼来锻炼。

　　准妈妈上下楼时不要猫腰或过于挺胸凸腹，只要伸直背就行。要手扶楼梯栏杆，不要被隆起的大肚子遮住视线，要看清楼梯台阶，将整个脚踏在楼梯台阶上，一步一步地慢慢上下。不要只用脚尖踩台阶，否则容易摔跤。

　　一些准妈妈担心乘坐电梯会对宝宝有影响。事实上，只要能承受超重感和失重感，准妈妈不会产生头晕、心悸等强烈反应，也就不会对胎儿造成危害。但是，准妈妈乘坐电梯时，要注意以下事项：不要一个人乘坐电梯，如果遇到突发事件，这可能会给救助带来困难。此时一定要保持冷静，及时寻求救助；不要乘坐拥挤的电梯，电梯内人群拥挤时，难免会有碰撞，空气也会很浑浊，这对准妈妈来说，是极其危险的一件事；乘坐电梯时，准妈妈应尽量站在角落里，不要站在电梯门口。这样既不会妨碍别人进出电梯，又能尽量减少与别人发生身体接触的机会。

● 孕晚期应坚持进行胎教

　　怀孕晚期，准妈妈常常动作笨拙、行动不便，许多准妈妈因此而放弃妊娠晚期的胎教训练，这样不仅影响前期训练的效果，而且影响准妈妈的身体为分娩作准备。因此，准妈妈在妊娠晚期最好不要轻易放弃运动以及对胎儿的胎教训练。适当的运动可以给胎儿躯体和前庭感觉系统自然的刺激，促进胎儿的运动平衡功能。为了巩固胎儿在怀孕早期和怀孕中期对各种刺激已形成的条件反射，怀孕晚期更应坚持各项胎教内容。

　　此期胎教的内容主要是继续巩固妊娠中期的各种训练。此阶段，胎儿各器官和各系统发育逐渐成熟，对外界的各种刺激反应更为积极。例如，当用光源经腹壁照射胎儿头部时，胎头可转向光照方向，并出现胎心的改变，定时定量的光照刺激是这个时期的一个胎教内容。

　　十月怀胎，孕期漫长而艰辛，从始至终坚持胎教对夫妻双方或准妈妈而言都不是一件容易的事情，但这种付出都是值得的。相信每个准爸爸、准妈妈，都会乐意为了自己的孩子付出爱、耐心与时间，从而孕育一个聪明而优秀的宝宝。

● 音乐胎教：欣赏名曲《牧童短笛》

19世纪上半叶，随着教堂和新学堂在中国的兴起，钢琴逐渐被中国人接受并在中国得到推广和应用。在当时还没有出现能独立举办钢琴独奏会的中国钢琴家之前，一些音乐家却已开始创作中国自己的钢琴音乐作品了。

1927年，萧友梅在上海创办的"上海国立音乐院"为中国钢琴艺术的发展奠定了基础，同时他以校长名义高薪特聘俄籍钢琴家主持钢琴教学工作，更是对中国钢琴艺术发展产生了重要的深远影响。而1931年考入上海国立音专的贺绿汀也正是边学作曲，边学钢琴。在名师的指导下，经过不断的刻苦学习，贺绿汀在作曲和钢琴方面都有了长足的进步。在1934年由俄罗斯著名作曲家亚历山大·车列浦宁个人出资创办的中国音乐史上首次"征求中国风格钢琴曲"的创作评奖活动中，贺绿汀创作的《牧童短笛》以其美妙的旋律、新颖的手法一举夺得引人注目的一等奖。以《牧童短笛》为首的六首中国钢琴风味作品的诞生，立刻引起世人关注，成为人们研究、借鉴的成功典范。这次比赛对于当时尚处于起步状态的中国钢琴音乐创作和后来钢琴音乐的发展，具有深远的意义。

《牧童短笛》是一首标题音乐的三段式小曲，从写实出发，描写了中国20世纪30年代的农村风光，远处的山、近处的田、弯曲的池塘边柳枝飘动，两个穿背心短裤的小牧童坐在牛背上，悠闲自得地吹着竹笛。这首乐曲没有用中国任何一首民间音调的乐曲作素材，完全是作者植根于中国民间，由心底自然流出的一支充满中国泥土芳香，带有浓郁中国特色的乐曲。

● 音乐胎教：欣赏名曲《献给爱丽丝》

贝多芬一生没有结婚，但是，他一直盼望着能得到一位理想的伴侣。据说1808～1810年，贝多芬教了一个名叫特蕾泽·玛尔法蒂的女学生，并为她写了一首《A小调巴加泰勒》的小曲。"巴加泰勒"（Bagatelle）意思是小玩意儿。贝多芬还在乐谱上题上了"献给特蕾泽"这样几个字。以后，这份乐谱一直留在特蕾泽那里。贝多芬逝世以后，在他的作品目录里也没有这支曲子。直到19世纪60年代，德国音乐家诺尔为写贝多芬传记，在特蕾泽·玛尔法蒂的遗物中，才发现了这首乐曲的手稿。1867年，在斯图加特出版这首曲子的乐谱时，诺尔把曲名错写成《献给爱丽丝》。从此，人们反而忘记了《献给特蕾泽》的原名，而称之为《献给爱丽丝》了。

《献给爱丽丝》基于一个淳朴而亲切的主题，这个主题把特蕾泽温柔、美丽的形象作了概括的描绘。它在这支曲子里先后出现了16次，因此，给人以极为深刻的印象。好似贝多芬有许多亲切的话语正向特蕾泽诉说。后半部分左右手交替演奏分解和弦，犹如二人亲切地交谈。

《献给爱丽丝》全曲由5段组成。A段用的是A小调，显得温柔而亲切。然后，转到C大调，它是A小调的关系大调，情调顿时明朗起来。B段转到F大调上，出现一个新的曲调。

这个曲调，感情更加明朗。经过一连串快速音的过渡，又回到A段。C段多用和弦，气氛有了转换。情绪显得严肃而稳重，好似作者在沉思。接下去，出现了一个由三连音组成的乐句，表现热烈的情感。经过一段下行半音阶的过渡，又把乐曲引回到A段。

最终，乐曲在非常优美和温柔的气氛中结束。

第04节
孕34周

● 如何吃才能保证蔬菜的营养不流失

选好蔬菜品种后，在烹调食用的过程中还要注意下列问题，以确保蔬菜的营养。

①蔬菜所含维生素、矿物质大部分是水溶性的，有些还对热不稳定，很容易在烹调过程中流失或破坏。所以在烹调蔬菜的过程中，采取措施以保护它们是非常重要的。

②蔬菜要先洗后切（改刀），以避免水溶性物质从"伤口"大量流失。

③急火快炒，缩短加热时间，有助于减少维生素的破坏。勾芡，即在炒菜出锅前调入少量水淀粉，对营养素有保护作用。

④加醋可以提高维生素C、B族维生素的稳定性，减少其破坏。

⑤不要加碱（小苏打），因为碱会破坏多种维生素。

⑥现做现吃，少吃剩菜，剩菜随放置时间延长，营养破坏增加。在确保安全、卫生的前提下，生吃蔬菜能获得更多营养。

烹调前蔬菜要用流水冲洗，以去除其表面可能存在的农药残留。所谓农药残留是指施用农药后，在食品表面及食品内部残存的农药及其代谢产物、降解物或衍生物。食入残留农药对准妈妈和胎儿有双重危害。除流水冲洗外，去皮或去壳，简单清洗后再浸泡20分钟左右，烫漂或焯水，用专门的果蔬洗涤剂清洗等，也是去除农药残留的有效方法。

● 孕晚期乘坐飞机的一些建议

准妈妈在孕晚期尤其是34周后，最好不要外出旅行，无论哪种交通工具，都可能会给准妈妈带来风险。准妈妈如有合并症或并发症，如妊娠期高血压疾病、先兆流产、先兆早产、前置胎盘、胎膜早破等，则更不适合外出旅行，应就地治疗。

准妈妈如果因为有事一定要乘飞机，最好选择离通道最近的座位，每1小时起来走动一下，也可以不时伸展双脚，避免因屈曲过久导致肿胀。

此外，准妈妈穿着要宽松、舒适，一定要穿平底鞋，并选择式样简单的衣服以方便上厕所，衣服可多带几件，以适应机舱内温度变化。安全带要系在腰部以下，不要系在腹部，以防伤及胎儿。最好要一个靠枕放在背后，以免背部长时间承受太大压力而导致疲劳或拉伤。把孕期体检报告携带好，便于必要时让医生了解情况，查好目的地的医院以防万一。临产前4～6周最好不要乘坐飞机，因为随时可能进入临产状态，而在医护人员及医疗设备不足的情况下，飞机上分娩是很危险的。

● 进行胎心监护的重要性

使用电子监护仪连续监测胎心率的变化，可以了解胎儿在子宫内的情况。这种监护是在没有宫缩的情况下，连续监护胎心20～40分钟，在监护的同时准妈妈将自己感觉到的胎动记录在监护仪上，以观察胎心基线本身的变化及胎心在胎动后的反应。如果是健康的胎儿，胎心基线应在110次/分钟～160次/分钟范围内波动，胎动以后胎心率加快15次/分钟，这样的胎动及胎动后的变化20分钟内不应少于3次。

一般来说，当准妈妈伴有妊娠期高血压疾病、糖尿病、心脏病等合并症时，胎心监护应自33～34周开始，每周监护1～2次。正常准妈妈应在37周时开始，每周监护1～2次。如果胎动后胎心没有加快，就需要进一步检查，行催产素点滴，使子宫出现宫缩后再进行监护，这个试验叫作"催产素激惹试验"，主要是在监测胎心的同时，监测宫缩，当宫缩出现或宫缩消失后，胎心没有减速，这就说明胎盘功能良好，胎儿在子宫内没有发生缺氧情况。

　　胎心监护其实是一个很简单的检查项目，对准妈妈没有任何损伤，所以不用担心。做胎心监护时准妈妈要注意以下事项：在做胎心监护前30分钟~1个小时最好吃一些食物，准妈妈不要选择饱食后或饥饿状态下时进行胎心监护，因为这时宝宝不喜欢动，最好在进食30分钟后再进行；最好选择一天中胎动最为频繁的时刻做胎心监护；在做胎心监护的过程中，宝宝不愿意动，有可能是睡着了，准妈妈可以轻轻摇晃或拍打腹部将宝宝唤醒；准妈妈在做胎心监护时最好选择一个让自己舒服的姿势，但要避免平卧位。

● 孕晚期不宜长时间坐车和开车

　　怀孕晚期，准妈妈的生理变化很大，对环境的适应能力降低，长时间坐车会给准妈妈带来诸多不便。首先，长时间坐车，车里的汽油味会使准妈妈出现恶心、呕吐等现象，影响食欲；其次，长时间颠簸影响准妈妈休息，可引起疲劳和精神烦躁；再次，长时间坐车，下肢静脉血液回流减少，会引起或加重下肢水肿，行动更加不便；最后，乘车时多较拥挤，而怀孕晚期准妈妈腹部突出，易受到挤压或颠簸。因此，准妈妈在怀孕晚期应尽量避免长时间坐车。

　　同时，准妈妈也忌长时间开车，长时间开车和长时间坐车一样，可能会导致准妈妈身体各部位的血液运行不畅，严重者会造成胎盘和子宫供血不足，导致不良后果。与坐车不同的是，准妈妈开车还会处于高度紧张状态，这样更容易疲劳，不利于驾驶的安全。

　　对此，如果准妈妈需要长时间开车，每次连续开车的时间最好不要超过1小时，建议准妈妈最好在中途多休息几次，下车做一些简单舒缓的活动，让身体的血液保持畅通，这样就会缓解驾驶途中的疲劳状态。

● 假性宫缩别紧张

　　在孕晚期，如果准妈妈长时间用同一个姿势站或坐，会感到腹部一阵阵地变硬，这就是假宫缩。假宫缩，也叫迁延宫缩，宫缩间隔的时间不等，可能10多分钟一次，也可能1小时以上一次，没规律，每次持续的时间也不尽相同，几分钟到10多分钟都有可能。尤其在准妈妈感觉疲劳或兴奋时，更易出现这种现象，是临近分娩的征兆之一，但与真正的产前有规律的宫缩不同，所以也称之为假宫缩，在产前2～3周内会时常出现。而在临产前，由于子宫下段受胎头下降的牵拉刺激，假宫缩的情况会越来越频繁。如果上述症状仅是偶尔出现，并且持续时间也不长，也没有阴道流血的现象，就不必紧张，多为正常。如果上述现象频繁出现，间隔时间较短，并且出现明显的腹痛、阴道流血等现象，就要及时到医院就诊，以免发生意外。

处于孕晚期的准妈妈，要注意避免走太远的路，站立的时间不要过长。有时间的话，认真记录下每一次有规律的胎动。此外，适当地参加些分娩课程，多了解些相关的内容，会让自己踏实些，心情会舒展些。

怀孕28周后阴道有出血现象叫妊娠晚期阴道出血，其发生的原因一般为前置胎盘和胎盘早期剥离。妊娠晚期无原因、无腹痛、反复发生的阴道出血是前置胎盘的主要特征。此外，引起妊娠晚期阴道出血的原因还有子宫颈癌、宫颈息肉和糜烂等子宫病变。如妊娠晚期出现阴道出血，应及时去医院检查、治疗，以防不测。

● 能否对胎儿进行习惯培养

每个人都有着各自的生活习惯，有的人习惯于早睡早起，而有的人喜欢晚睡晚起，养成一种良好的生活习惯是不容易的，有的人可能一辈子生活都是没有规律的。俗话说，"江山易改，本性难移"。习惯一旦养成，想要改变是比较困难的。

那么一个人的习惯是什么时候养成的呢？有人说是儿童时期养成的，也有人说是出生后开始逐渐养成的。实验证明，早在胎儿时期，一个人的某些习惯就在母亲本身习惯影响下，潜移默化地继承下来。

瑞典医生舒蒂尔曼曾对新生儿的睡眠类型进行了实验，结果证明：新生儿的睡眠类型是在怀孕后几个月内由母亲的睡眠所决定的。他把准妈妈分为早起型和晚睡型两种，然后对这些准妈妈进行追踪调查，结果发现，早起型的母亲所生的孩子天生就有同妈妈一样的早起习惯，而晚睡型母亲所生的孩子也同妈妈一样喜欢晚睡。

通过实验我们可以发现：胎儿在出生前几个月内，可能和母亲在某些方面就有着共同的节律了，母亲的习惯将直接影响到胎儿的习惯。

孕期马上就要终止，在这孕期的最后一段日子，准妈妈可以教一教胎宝宝出生后该做的事，给胎儿讲一讲他所能看到的这个大千世界。然后告诉胎宝宝，爸爸妈妈会爱他，保护他，会给他以安全和保障，爸爸妈妈在热切地等待他的安全降生，给胎儿以信心，这同时也在增强准妈妈自身的分娩信心。

● 语言胎教：朗读《家》

泰戈尔，印度诗人、哲学家和印度民族主义者。他的诗中含有深刻的宗教和哲学的见解。对泰戈尔来说，他的诗是他奉献给神的礼物，而他本人是神的求婚者。

《家》是泰戈尔诗集《新月集》中的一首小诗，这个"孩子的天使"怀着初探世界的神秘期待，以纯粹的儿童眼光，为我们展示了一个更为浪漫、理想的诗之世界。大声朗读出来，宝宝会与你一同高唱的。

家

我独自在田野间的小路上走着，

夕阳像吝啬的财主，正收藏起它最后一点金黄。

日光渐渐地沉入深深的黑暗之中，

那收割后的田地孤寂沉默地躺着。

突然，一个男孩尖锐的声音划破了天际，

穿越了黑暗，留下他的歌声在静谧的黄昏里回荡。

他的家就在荒地边缘的村落里，

穿过甘蔗园，隐约在香蕉和直直的槟榔树，

以及椰子树和深绿色榴梿的浓阴里。

星光下我在独自行走的途中停留片刻，

看着在我面前展开的幽暗大地，

正用双臂拥抱着无数的家庭，
那里有摇篮和床铺，有妈妈们的心和夜晚的灯光，
还有那年幼的生命自然而愉悦，
全然不知这样的欢愉对于世界的价值。

第05节

孕35周

● 孕晚期适合的睡姿

妊娠晚期，子宫增大，仰卧时就压迫了其后方的下腔静脉。因下腔静脉受压，血液不能回流心脏，心脏得不到充盈，搏出血量突然减少，对全身各器官供血量就明显减少，从而引起胸闷、头晕、恶心呕吐、血压下降等症状。准妈妈仰卧时，增大的子宫还可压迫子宫后腹主动脉，影响子宫动脉的血流量，使胎盘供血不足，直接影响胎儿的生长发育。如果准妈妈患妊娠中毒症，本身已有胎盘血管痉挛和供血不足，再行仰卧位时就会进一步加重影响，甚至使腹中胎儿死亡。

准妈妈仰卧还能引起下肢和外阴部的静脉曲张。大约有80%的准妈妈子宫向右侧旋转倾斜，使右侧输尿管受到挤压，以致尿液积滞。由于右侧的肾脏与临近的升结肠和盲肠之间有淋巴管相通，因而肠道细菌侵入右肾的机会也较左肾为多，这样就容易发生右侧肾盂肾炎。所以，准妈妈不宜右侧卧。

从以上情况可以看出，准妈妈以左侧卧位为好。

如果较长时间的左侧卧位感到不舒服，可暂改为右侧卧位。

● 什么是胎位不正

胎位不正主要有以下几种类型：

1. 单臀位（只有臀部先出来）

胎儿的臀部在下，身体好像折成两半似的，双脚高举至头部附近。分娩时，由臀部先出来。这种分娩方式，是逆产中最安全的一种。如果子宫口开得够大，足够让胎儿臀部出来，就不必担心头部会被卡住了。

2. 复臀位（臀部和脚一起先出来）

胎儿有如呈蹲下的姿势，臀部（为主）和一只脚一起先出来。这是胎位不正类型中较为安全的一种。有时臀部和脚不会一起出来，而只有脚先出来，也就是下面所说的不全足位。

3. 不全足位

不全足位就是只有一只脚先出来。这种类型与前两种情形不同，它容易提早破水，因此有时脐带会脱落至子宫口外。因此，脐带便会被压迫在子宫壁与胎儿之间，危及胎儿生命。

此外，这种分娩方式即使臀部已经出来，但由于子宫口不一定会全开，所以有时胎儿的头部会被卡住，容易造成难产。

4. 全足位

全足位就是胎儿的两只脚先出来。它是胎位不正类型中最危险的一种，比不全足位更容易造成脐带脱落，因而危及胎儿生命。

胎位不正会给准妈妈的分娩造成很大的危害。胎位不正的分娩顺序和正常分娩不同，当胎儿的头部还滞留在产道时，腹部、胸部却已露出母体外，由于此时胎儿已开始呼吸，使得堵塞在胎儿口、鼻中的产道分泌物、羊水等，被吸入气管内，因此会造成许多新生儿呈假死状态。

● 每天坚持做妊娠体操（一）

1. 坐椅子运动

①尽可能坐靠背椅。

②两脚并拢，左脚平稳地向后挪动，平稳地坐在椅子中央。

③挪动臀部，后背自然地靠在椅背上，稳稳坐定，脊背伸展放松。

2. 脚部运动

①活动踝骨和脚尖的关节。

②脚心不离地面，脚尖向上跷，呼吸一次把脚放平一次。

③把脚搭起来，以上面一只脚尖和脚踝为中心点，慢慢地上下活动。

3. 鼓胸呼吸运动

①先将身体保持放松状态，把两手放于胸前。

②慢慢吸气，将胸部向两侧扩展，再轻轻把气呼出。

4. 从站到坐的姿势

①上身垂直站立，单膝跪地取得平衡。

②双膝着地，脊背伸直，身体保持垂直。

③两膝直立，姿态放松，慢慢变成横坐。

5. 使乳腺发达的动作

①放松地坐在椅子上。

②将两手放于双肩上，边画圈边转动，直至肩部酸痛为止。

6. 盘腿坐运动

①盘腿坐定，两手交叉放于膝盖上。

②两手轻轻向下推。

③每呼吸一次，将手放松收回一次；早晚各做一次，每次2～3分钟。

● 每天坚持做妊娠体操（二）

1. 从侧坐到就寝的姿势

①改变姿势应缓慢。

②由侧坐使上身慢慢躺下，以胳膊支撑，将头部缓缓放于枕上。

③取右侧姿势躺着，以减轻胃肠负担，有利于消化。

2. 肌肉松弛法

①防止肌肉持续紧张引起的疲劳，应注意放松，每次1～2分钟即可。

②头部枕于枕上，微微侧卧，将手脚弯曲，充分放松。

3. 按摩和压迫运动

①感到疲劳时可进行，应与呼吸练习结合进行。

②按摩腹部进行鼓腹深呼吸，吸气时手向上抚摩，边呼气边向下抚摩。

③以拇指按压腰骨内侧，呼气时用力按压，吸气时放松。

4. 鼓腹呼吸

①仰卧，身体放松，嘴微闭，呼气时要发出"扑扑"的声音。

②鼓动腹部，身体一上一下慢慢地做深呼吸，一次10秒钟左右。

5. 骨盆振动运动

①把腰贴于床上，将腹部轻轻挺起，使脊背与床之间出现空隙，慢慢做10次，放松休息。

②膝盖着床，头下垂，脊背向上弓，支撑住上半身的重心。

③抬头，将腰向前移动，使重心前移，再恢复原姿势。

6. 短促呼吸运动

①将嘴轻轻张开。

②用鼻子短促反复呼吸5～6次，再慢慢把气呼出。

● 美育胎教：欣赏唐诗《鹿柴》

鹿柴

空山不见人，但闻人语响。

返景入深林，复照青苔上。

这首诗是王维五言绝句组诗《辋川集》二十首中的第五首。

第一句"空山不见人"，先正面描写空山的杳无人迹。由于杳无人迹，这山在诗人的感觉中显得空阔虚无，宛如太古之境。

在"空山不见人"之后紧接"但闻人语响"，境界顿出。"但闻"二字颇可玩味。通常情况下，寂静的空山尽管"不见人"，却非一片静默死寂。啾啾鸟语，唧唧虫鸣，瑟瑟风声，潺潺水响，相互交织，大自然的声音其实是非常丰富多彩的。然而此刻，这一切都杳无声息，只是偶尔传来一阵人语声，却看不到人影（由于山深林密）。这"人语响"，似乎是破"寂"的，实际上是以局部的、暂时的"响"反衬出全局的、长久的空寂。空谷传音，愈见空谷之空；空山人语，愈见空山之寂。人语响过，空山复归于万籁俱寂的境界；而且由于刚才那一阵人语响，这时的空寂感就更加突出。

三、四句由描写空山中传语进而描写深林返照，由声而色。深林，本来就幽暗，林间树下的青苔，更突出了深林的不见阳光。寂静与幽暗，虽分别诉之于听觉与视觉，但它们在人们的印象中，却常属于一类，因此幽与静往往连类而及。按照常情，写深林的幽暗，应该着力描绘它不见阳光，这两句却特意写一抹余晖射入深林，照映的青苔上。这"返景"微弱而短暂，一抹余晖转瞬逝去，接踵而来的便是漫长的幽暗。

● 音乐胎教：欣赏名曲《春之歌》

《春之歌》选自门德尔松的钢琴独奏曲集《无词歌集》。门德尔松是德国作曲家，与舒曼同为德国浪漫主义音乐的杰出代表。这支曲子是门德尔松创作的所有无词歌中最为著名的曲子，不仅用于钢琴独奏，还被改编成管弦乐曲以及小提琴和其他乐器的独奏曲而广为流传，深受世界人民喜爱。

这首被冠以《春之歌》标题的曲子具有流水般轻柔的浪漫旋律，使听众沉醉于快乐的气氛中。曲式虽单纯，但十分巧妙地运用了装饰音，从而利用钢琴创下了前所未有的漂亮效果，由此我们不得不对门德尔松的天才发出赞叹。在伴奏与踏板的关系中，也显示出浪漫主义时代的钢琴音乐特色。

它们与传统奏鸣曲完全不同，都是即兴式的、无拘无束的短曲，最短的不到1分钟，最长的也不过4分钟。它们集中体现了门德尔松的浪漫主义气质，首首精致典雅、隽永含蓄，旋律清新优美，手法简洁精练，充满诗情画意，像一朵朵月光下盛开的小花，清香怡人，完全可以当作小品听。

孕8月时，胎儿的脑发育更趋成熟，和大脑连接的神经回路更发达，这时母亲的腹壁和子宫壁会变薄，所以胎儿更容易听到外界的声音，而且此时胎儿可以区别声音的差异，对声音的强弱和旋律的变化都能做出不同的反应。音乐三要素为旋律、节奏、和音；此时胎儿虽然能听见声音，但只能听懂节奏，要到出生3个月后才能听懂旋律与和音。

● 美育胎教：欣赏名画《草地上的圣母》

拉斐尔对圣母有着很深的信仰感情，通过手中的笔，他画出的圣母总是圣洁、高雅、端庄。在他的圣母画像中，比较著名的作品有《圣母的婚礼》《草地上的圣母》《圣母加冕》《大公爵圣母》《椅中圣母》和《西斯廷圣母》等。

在这些圣母题材的作品中，他运用达·芬奇的明暗处理技法来表现人物和场景，体现了单纯而诚挚的感情。他的风格代表了当时人们所崇尚的审美情趣。拉斐尔吸取其他人的长处再加以自己的意志，而后综合创造出最合乎当时人们审美趣味的形象。他的这种"秀美"的风格，不仅使当时人倾倒，并且延续了400年，成为后世古典主义不可企及的典范。

《草地上的圣母》是意大利文艺复兴绘画的杰出代表之一。拉斐尔借助宗教主题表现现实与理想相结合的完美女性形象，以颂扬人性中的至善、至美。画面中的人物画得令人赞叹不已，圣母俯视着两个孩子，她的表情使人难以忘怀。在画中圣母子呈三角形构图，两个可爱的孩子又构成另一个三角形。圣母侧身而坐，她照看着两个正在嬉戏的孩子。图中两个孩子明亮的肤色在圣母深蓝的外衣及绿色的草原之前明显地浮现出来，圣婴耶稣正玩弄着施洗约翰谨慎交出的十字架，这使圣母表情慈爱静谧又微妙，笼罩着预感儿子未来命运的忧郁。

画面线条柔和，远景优美，近景是鲜花遍地，天空有几朵轻盈的白云，映着柔和的微光。情与景富有浓郁的诗意，洋溢着人世间天伦之乐的幸福、美好的情调。由于拉斐尔与达·芬奇的密切接触，从这幅画中我们很容易联想到《蒙娜丽莎》那静谧冥想微妙心理的表现方式。

第06节

孕36周

● 能增强准妈妈体质的水果

准妈妈适当吃些水果，不仅能增加营养，帮助消化，补充维生素和矿物质，而且水果还有一些特殊的医疗作用，对准妈妈的身体健康很有帮助作用。

1. 猕猴桃——提高免疫力

猕猴桃是一种特殊的水果，绿似翡翠的果肉，清香诱人；口味甜中带酸，爽口怡人。猕猴桃对育龄女性来说是很好的营养食品，但也并非人人皆宜。由于猕猴桃性寒，故脾胃虚寒者应慎食，经常性腹泻和尿频者不宜食用，有先兆流产的人也应忌食。

2. 柑橘——维生素的宝库

柑橘品种繁多，有甜橙、南橘、无核蜜橘等。它们的共同优点是营养丰富、通身是宝。但准妈妈每天吃柑橘不应该超过3个，总重量在250克以内。

3. 香蕉——含有丰富的钾

营养学家新近指出，准妈妈特别应在日常饮食中加上香蕉，因为香蕉是钾的极好来源，并含有丰富的叶酸；而体内叶酸及亚叶酸和维生素B_6的储存是保证胎儿神经管正常发育，避免无脑、脊柱裂严重畸形发生的关键性物质。

此外，钾尚有降压、保护心脏与血管内皮的作用，这对于准妈妈是十分有利的。

4. 杧果——有效缓解孕吐

杧果果实营养价值极高，有益胃、止呕、止晕的功效，对于眩晕症、梅尼埃综合征、高血压晕眩、恶心呕吐等均有疗效。对杧果过敏的准妈妈则不可食用。

● 几种有特殊功效的水果

1. 梨——清热降压良药

古人称梨为"果宗"，即"百果之宗"。因其鲜嫩多汁、酸甜适口，所以又有"天然矿泉水"之称。梨性味甘寒，具有清心润肺的作用，对肺结核、气管炎、上呼吸道感染的患者所出现的咽干、痒痛、痰稠等症皆有效；具有降低血压、养阴清热的功效。患高血压疾病、心脏病、肝硬化的病人，经常吃些梨大有益处；能促进食欲，帮助消化，并有利尿通便和解热作用，可用于高热时补充水分和营养；煮熟的梨有助于肾脏排泄尿酸和预防痛风、风湿病和关节炎。

2. 柿子——对付妊娠期高血压疾病

柿子，汁多味甘，是一种物美价廉的水果。柿子性寒，有清热、润肺、生津、止渴、镇咳、祛痰等功效，适用于预防高血压疾病、慢性支气管炎、动脉硬化等症。其营养及药用价值均适宜准妈妈适量食用，尤其适合患有妊娠期高血压疾病的准妈妈。

柿子虽然有很好的营养及医疗作用，但是它有涩味，吃多了会感到口涩舌麻，收敛作用很强，引起大便干燥，因此不宜多吃。

3. 柚子——预防妊娠糖尿病

柚子外皮很厚，大多在10～11月采摘。柚子多见于南方，以福建漳州、厦门所产柚子最为著名。其果实甘酸可口，沁人心脾，令人赞不绝口；其果皮、花皆可入药，有"天然水果罐头"之称。

柚子营养价值很高，含有非常丰富的蛋白质、有机酸、维生素以及钙、磷、镁、钠等人体必需的元素。

怀孕期间的准妈妈能吃柚子，但不能太贪。柚子一天只能吃1/4个，最好不要多吃。

● 避免食物中的激素、抗生素污染

使用激素可以缩短蔬菜的生长期，提前上市取得经济效益。激素与抗生素就这样通过食品转移至人体中，以致人们防不胜防。

生活中我们对激素与抗生素的防范还是比较被动的。一方面靠猜想：这个鸡肉里可能有激素、西红柿里可能有激素，这个牛肉里可能含有抗生素，只能尽量地不吃或者少吃。比如，没到蔬菜瓜果收获季节不买反季节食品，尽量回避激素催熟的食品。另一方面靠人本身的排毒能力，如果免疫力强，能产生抗性，少量毒素能自行排出。

那么，如何尽可能避免激素、抗生素对胎儿的影响呢？

在怀孕的时候，甚至在怀孕以前，保证母体没有受到毒素的影响和污染。曾有6个多月大的男婴被诊断为农药中毒，原来是其母亲在地上洒农药，经呼吸道及皮肤接触，使她的乳汁含有农药并经哺乳传给婴儿。由于激素抗体、农药都可通过乳汁危害婴儿，所以，如母亲较长时期生活或工作在污染严重的环境中（包括空气、水、食品、衣物等），乳汁可能含有有毒成分。

家庭中要减少使用抗生素的机会，例如，洗手洗干净就可以了，不要什么都"抗菌"。家庭食品安全来源于厨房，要保持厨房卫生，经常用开水烫洗餐具、用具（案板、刀等），少用消毒剂、化学清洗剂。

● 准妈妈应重视脚的保健

怀孕后负担最重的是心脏。由于子宫的增大提高了横膈，90%的准妈妈有功能性的心脏杂音，平均每分钟增加10～15次心跳。

被称为"人体第二心脏"的脚，在怀孕后的负担也不轻。首先要支持增加的体重（10千克～14.5千克），脊椎前弯、重心改变；其次是怀孕末期由于松弛素的分泌，颈、肩、腰背常常酸痛，脚更不堪重负，足底痛时有发生。

准妈妈的脚容易水肿，最好选择柔软天然材质的软皮或布鞋，可有效减少脚的疲劳。合成革或不透气的劣质旅游鞋，沉重而且不透气，会使水肿加重。

怀孕后脚痛还有一种原因是平足。平时无症状，孕期的生理变化往往使平足加重。人体的足弓由横弓和纵弓组成，横弓在足底的前部，内侧纵弓较多，外侧纵弓较少。足弓正常时，站立和行走主要由第1、5跖骨头和跟骨负重，准妈妈常因为体重增加，使维持足弓的肌肉和韧带疲劳，不能维持正常足弓。而矫形平足鞋垫可以治疗，这是根据个人足形，由变压泡沫做成鞋垫来矫治。其材质近似人体结缔组织，帮助足弓均匀分散和承担体重。

妊娠晚期，有少数准妈妈会感到单侧或双侧手部有阵发性疼痛、麻木，有针刺或烧灼样的感觉，在过于伸展、屈腕关节时症状更加明显。这种现象往往是由于孕期中筋膜、肌腱及结缔组织的变化使腕管的软组织变紧而压迫神经所致，因而取名为"腕管综合征"。此种状况一般无须特殊治疗。准妈妈分娩后，症状可渐渐减轻、消失。

● 准妈妈容易出现哪些心理问题

妊娠、分娩对女性来说是一生中的大事，对孕产妇的心理有很大影响，加上妊娠生理变化、家庭人际关系、工作与学习负担，造成准妈妈很大的心理压力，反过来对妊娠、胎儿和分娩都有一定影响。

妊娠期是女性生活中的重要阶段。女性要经历一个陌生的生理变化或病理变化的过程，不免有许多心理压力，这些心理压力与准妈妈的年龄、个性、生活经济状况、职业要求、本人身体状况和妊娠经历等有关。在妊娠各阶段也是不同的。

妊娠早期确诊妊娠以后，准妈妈一般都有激动和忧虑。如果在确诊妊娠前后接触过放射线或有服药、发热、避孕失败、不良孕产史、较严重的疾病等情况，夫妻双方甚至长辈都会因担心出现畸形儿而迫切要求咨询，以权衡利弊，做出决策。

妊娠早期往往伴有疲劳、乳房变硬、恶心、尿频。常因准妈妈全神贯注于自身妊娠而使症状明显。部分准妈妈食欲下降、偏食，情绪不稳定，情感需求增加，性欲下降。

妊娠中期由于准妈妈对妊娠已经适应，症状减轻，食欲恢复而对外界兴趣恢复。能感受到胎动后，准妈妈和准爸爸对胎儿的存在有了具体感觉，他们会想象孩子的外貌、憧憬未来的幸福。准妈妈依赖的感觉会增加。

妊娠晚期会有对产程和分娩的恐惧与担忧，尤其对分娩引起的疼痛、损伤和小孩的健康很担心，因此睡眠常受影响。准妈妈也很敏感，需要亲人和医护人员的关怀。必要时应了解产房及设备，以减少对生孩子的恐惧和忧虑。

● 光照胎教：帮助宝宝建立昼夜规律

因为胎儿的视神经和视网膜都尚未育成熟，强光会刺激胎儿的眼睛，使胎儿觉得很不舒服。所以如果使用强光照射准妈妈腹部，为了避免受到光线刺激，胎儿会将脸转到一旁或闭上眼睑。

这一时期如果用强度适当的光线，可给予胎儿脑部适度的明暗照射，刺激脑部的发达，会使胎儿有眨眼的动作，并且会感兴趣地将头部转向光源的位置。

在这一时期，当胎儿觉醒（胎动）时，用手电筒的微光一闪一灭地照射准妈妈腹部，可以训练胎儿昼夜节律，即夜间睡眠、白天觉醒，促进胎儿视觉功能及脑的健康发育。光照胎教可选择在每天早晨起床前与每晚看完新闻联播及天气预报之后进行，以便日后养成孩子早睡早起的好习惯。

● 语言胎教：故事《小猴尿床》

小猴尿床

小猴正在树上摘果子，忽然看见树下的小溪上漂来一只小纸船。"多好玩的小纸船，快把它捞上来。"小猴说着从树上往下一跳。哎哟，一屁股坐到了水里。

不好了，不好了，裤子湿啦。"没羞，没羞，小猴尿床啦！"午睡起床时，睡在小猴旁边的小狗喊起来。

小猴不好意思地说："我想把纸船捞上来，没想到就坐在水里了。"

袋鼠阿姨走过来，说："大家别笑小猴子，告诉你们吧，阿姨小时候也尿过床呢。"

"啊，阿姨也尿过床？"小动物们都瞪大了眼睛。

"是呀，阿姨小的时候也梦见过小河，河里漂着一个大红苹果。阿姨高兴地下河去捞苹果，弄得浑身湿淋淋。醒来一看，原来是尿床了。"

"我也尿过床。我梦见大灰狼追我，我一着急就尿床了。"小白兔说。

"我也尿过，我梦见拿着水龙头去救火，结果……"小狐狸说。

"我梦见想小便，到处找厕所，后来就尿床了。"最后，连嘲笑人的小狗也承认自己尿过床。

袋鼠阿姨微笑着拍拍小猴说："好啦！下次再遇见要下水的时候就揪揪耳朵，要是做梦一揪耳朵就醒啦。"

小猴在海边玩耍，一艘轮船向他开来。啊，轮船！这不是做梦吧？小猴赶紧揪揪耳朵。好大的轮船呀，船上挂满彩色的旗帜，甲板上有人在向小猴挥手，响亮的汽笛声仿佛在召唤小猴说："来，和我们一起去旅行。"

"我要到大海上去旅行！"小猴不顾一切地迎着轮船向大海里跑去。结果呢？小猴又尿床了吗？

孕10月

准妈妈为分娩做好准备

第01节
准妈妈的身体变化

● 身体的不适感觉

接近预产期，子宫下移，胃肠感到舒适，但膀胱会受到压迫，要经常去厕所。

胎宝宝进入骨盆中央，准妈妈的脚踝或耻骨会有疼痛感。

● 身体进入分娩准备状态

产道变软，分泌物增多，经常有腹坠现象。阵痛每隔10分钟1次，最后开始产前阵痛，初产妇在规则的阵痛后约12小时就会分娩。

第02节
胎宝宝的生长发育

● 第37周：身长50厘米左右

胎宝宝身长50厘米左右，体重约为2.8千克。很多胎宝宝的头上此时已经长满了头发，头发大约有2.5厘米长。如果胎宝宝的头已经入盆并且受到了骨盆的支撑，这就给他的身体腾出了一点儿地方。

● 第38周：各系统均发育成熟

胎宝宝的平均体重为3千克～3.2千克。胎宝宝仍在生长，并且继续增加体内的脂肪储备，这些脂肪是用来调节体温的。此时，胎宝宝的器官系统均已发育成熟，他的肺将是最后成熟的，这也是早产儿需要辅助呼吸的原因。

● 第39周：体重3.2千克左右

胎宝宝的身长已经差不多有51厘米，体重为3.2千克左右，相当于一个西瓜的重量。胎宝宝的脂肪层仍在发育，并且还会分泌一种白色的油脂状物质，这种物质一直保护着他的皮肤。胎宝宝就要出生了，如果超过预产期了也没关系，因为只有5%的胎宝宝在预产期那天出生，而有75%是超过预产期才出生的。

● 第40周：已经做好出生的准备

胎宝宝的头骨要在出生以后才会逐渐闭合，这样他就能顺利地通过产道了。胎宝宝在通过产道时，尚未闭合的头骨会重叠一点点，因此胎宝宝在出生后头部可能会略呈圆锥形。用不着担心，这种情况很正常，只是暂时性的。新生婴儿的平均体重是3.4千克，身长51厘米。

第03节
孕37周

● 准妈妈应怎么吃油

　　调查表明，中国城市居民烹调油的用量太大，这是中国城市居民膳食结构失衡的主要原因之一。根据《2002年中国居民营养与健康状况调查报告》，城市居民膳食中脂肪供能比例高达35.0%（大城市更是高达38.4%），超出了世界卫生组织（WHO）建议的合理上限（30%），其主要原因是烹调油摄入太多。该调查同时显示，城市居民平均每人每天摄入44克烹调油，远超出中国营养学会的推荐量（每天25克~30克）。

　　与普通人一样，准妈妈也要注意控制烹调油用量，避免摄入过多脂肪。尤其是孕前即肥胖或孕期体重增长过快的准妈妈，更要减少烹调油摄入。普通准妈妈每天宜摄入25克~30克烹调油，孕前即肥胖或孕期体重增长过快的准妈妈每天摄入20克烹调油。

　　为了改变食用烹调油太多的习惯，真正控制住烹调油的食用量，建议每个家庭都使用带刻度的油壶（各大超市有售），并按每人每日25克的标准简单计算一日烹调油用量，坚持家庭定量用油，严格控制烹调油总量。如两口之家，三餐全部在家就餐，每日用油量为50克，每周为350克。而如果仅在家吃早餐和晚餐，用油量还要减少1/3。如果有时晚餐还在外解决，那家庭用油量还要进一步减少。

　　除使用刻度油壶外，尽量少吃或不吃油炸食品，烹调菜肴时尽量少放油，在外就餐时少点"过油"的菜肴，都是避免烹调油过量的有效措施。

● 孕期营养影响产后恢复与哺乳

　　孕期营养补充不仅要维持准妈妈自身的营养需要，还要使一个微小受精卵在短暂的40周内发育成健康的胎儿。此外还要提供子宫、胎盘和乳房发育的需要，并要为分娩尤其是产后哺乳做好营养储备。因此，保证准妈妈各种营养素和热量的合理供给是十分重要的。

　　为了产后能分泌充足的乳汁，孕期所摄取的营养，以脂肪和蛋白质等形式储存于母体皮下组织和肌肉中。在整个孕期准妈妈体重增长中有3千克～4千克是脂肪组织，用以维持胎儿末期生长所需能量和哺乳期头6个月产乳所消耗的能量。因此孕期应保证碳水化合物的摄入量占总热量的60%～65%，脂肪的摄入量（烹调用油及食物中所含油脂）占总热量的20%～25%，蛋白质的摄入量占总热量的15%左右。根据我国营养学会制订的标准：一般准妈妈每天应摄入热量为10460千焦（2500千卡），蛋白质摄入量为90克～95克，尤其妊娠末期（7～9个月）胎儿生长迅速，体重倍增，更应增加优质蛋白质，每天最好保证供给牛奶250毫升、瘦肉50克、鸡蛋2个以及豆制品等。此时还需补充大量维生素D及钙、磷、铁等元素，以保证提供新生儿所需的富有营养的乳汁。

　　临近分娩，胎儿生长发育基本完成，对营养需求减少，但准妈妈为了应付分娩时的剧烈疼痛、疲劳和体力消耗，必须在这难得的时机里，抓紧时间，进行大量的体能储备。可以吃一些能够增强体力的食物，但也要注意不可吃得太多，热量和脂肪不宜太高，否则会引起自身肥胖和胎儿过大，造成难产。

● 应对下肢水肿的好方法

　　孕晚期，许多准妈妈会出现下肢水肿的症状，有些严重得甚至都走不动路。这主要是因为静脉血回流不畅引起的，即妊娠子宫压迫盆腔到下肢的静脉，使下肢的血液回流受阻，导致下肢水肿。一般来说，水肿不需要治疗，只需要静养，随着时间的推移可以消退。当遇到比较严重的情况时，会伴有心悸气短、腹胀疲倦等症状，如果卧床休息后仍不消退，即需要引起重视，必要时咨询医生意见。下面推荐一些缓解水肿的好方法：

①妊娠中晚期尽量少取站立姿势，不要久坐不动，不要经常盘腿而坐，也不要步行走远路。

②不得不久站或久坐时，最好每隔半小时就站起来走动走动，活动一下腿脚，促进静脉血液回流。

③站立时注意不时地变换姿势，可以先让一条腿的膝盖稍弯曲一些，然后另一条腿也这样做，使腿部得到轮流休息。

④坐办公室的职场准妈妈可以在办公桌下放置高一点儿的物品，或在旁边放一张椅子，把腿搭在上面抬高一会儿，以减轻下肢静脉的瘀血。

⑤睡眠或平时躺卧时取左侧卧位姿势，减轻增大的子宫对下腔静脉的压迫，增加回心血流量。

⑥饮食上注意控制盐分摄入，盐里的钠离子会加重水在组织间隙中的潴留，使水肿不容易消退。

⑦每天可用温水泡脚。准妈妈在临睡前用温水泡泡水肿一天的脚，水可以略多一点，水深以没到小腿为好，然后轻轻地按摩几分钟，这样不但能促进脚部血液循环，让水肿的脚部疼痛减轻，还能缓解准妈妈的脚部疲劳。需要注意的是泡脚的时间注意控制在15分钟左右。

● **语言胎教：故事《蚂蚁和蟋蟀》**

蚂蚁和蟋蟀

在炎热的夏天，蚂蚁们仍在辛勤地工作着，每天一大早便起床，紧接着一个劲儿地工作。蟋蟀呢？天天"叽里叽里、叽叽、叽叽"地唱着歌，游手好闲，养尊处优地过日子。每一个地方都有吃的东西，漫山遍野正是花朵盛开的时候，真是个快乐的夏天啊！

蟋蟀对蚂蚁的辛勤工作感到非常不解。"喂！喂！蚂蚁先生，为什么要那么努力工作呢？稍微休息一下，像我这样唱唱歌不是很好吗？"可是，蚂蚁仍然继续工作着，一点儿也不休息地说："在夏天里积存食物，才能为严寒的冬天做准备啊！""我们实在没有多余的时间唱歌、玩耍！"蟋蟀听蚂蚁这么说，就不再理蚂蚁。"啊！真是笨蛋，干吗老想那么久以后的事呢！"

快乐的夏天结束了，秋天也过去了，冬天终于来了，北风呼呼地吹着，天空中下起了大片大片的雪花。蟋蟀消瘦得不成样子，因为到处都是雪，一点儿食物都找不到。"我若像蚂蚁先生，在夏天里储存食物该多好啊！"蟋蟀蹒跚地走在雪地上，眼看就要倒下来似的。一直劳动着的蚂蚁，冬天来了一点儿也不担忧，因为它积存了好多食物，并且建了温暖的家。

当蟋蟀找到蚂蚁的家时，蚂蚁们正快乐地吃着东西呢！"蚂蚁先生，请给我点儿东西好吗？我饿得快要死了！"蚂蚁们吓了一跳。"咦！这不是在夏天里见过面的蟋蟀先生吗？你在夏天里一直唱着歌，我们还以为你到了冬天会是在跳舞呢！来吧！吃点儿东西，等恢复健康，再唱快乐的歌给我们听，好吗？"面对着善良亲切的蚂蚁们，蟋蟀忍不住流下了欣喜的眼泪。

● 准爸爸是产妇的最佳陪护人

我们现在的陪伴分娩，一般是由一名导乐师和一位产妇的亲属来共同完成。产妇的亲属陪伴分娩以丈夫陪产为最佳，在分娩全程中，丈夫能给予产妇生理、心理、精神及体力上全方位的支持。分娩时的女性有着复杂的需求。有的产妇很脆弱，在宫缩疼痛时很需要丈夫的关爱和陪伴；有的产妇可能很坚强，她能够忍受宫缩时的剧痛，但是更担心自己的分娩过程是否正常，胎儿情况如何。所以，她们除需要安全性及其丈夫的陪伴外，还需要持续的安慰、鼓励和尊重。导乐师和丈夫可以共同承担起产时支持的职责。

丈夫陪伴有其独特的作用，他知道妻子的爱好，可以给予她爱抚和心理上的支持，在一定程度上缓解妻子的紧张情绪，减少妻子的孤独感。

丈夫的作用是其他任何人都不可替代的，但只有丈夫陪伴也不够，有时丈夫看到妻子痛苦的表情，异常的身体变化，会变得更加焦虑不安，无所适从，这种紧张与担忧反而加重产妇恐惧的情绪。他们为妻子的疼痛及无法为其分担而感到无助和窘迫，常常要求以剖宫产来结束分娩。这时导乐的陪伴作用就显得尤为重要。因为她们大多有分娩经历，知道分娩的过程，能够在分娩这一关键过程中以冷静客观的态度去观察产妇，以科学的方式指导产妇，以热情和善的言行去鼓励和支持产妇。她们可以根据检查情况随时告诉产妇现在进行得是否顺利，宫口已经扩张多大了，还有多长时间就可以分娩了。在不同的产程阶段，提供有用的方法和建议，帮助产妇采用不同的体位或施以按摩等各种减痛、镇痛的方法，随着产程的进展给予不断的鼓励，如"你真棒，这样做就对了"，使产妇充满信心，充分发挥自己的能力而完成分娩过程。

● 做好分娩前的心理准备

产妇分娩前是否具有充分的、正确的心理准备，是关系到能否顺利分娩、生育健康的新生儿、避免分娩损伤的大事，应做好以下几点。

1. 参加产前学习班，掌握分娩常识

如果条件允许，夫妻双方应共同参加医院举办的准妈妈学校，一起学习分娩的相关知识，了解临产的征兆、分娩的全过程、分娩的不同方式、缓解疼痛的方法、分娩中紧急情况的处理、新生儿的特点及护理等知识。这对于缓解分娩前的紧张和恐惧是很有帮助的。学习班中还讲授实用的分娩中的呼吸运动、体位调整以及减轻疼痛的方法。

2. 充分相信医生、医院，树立分娩信心

有些产妇担心分娩时疼痛，也害怕宝宝不能顺利出生，就盲目要求剖宫产，这是不必要的。应该认识到阴道分娩是一个正常的生理过程，而剖宫产仅仅是应付难产的补救措施。如果产妇骨盆大小正常、胎儿大小适中、胎位正常、无产科并发症和其他疾病，阴道分娩是完全可行的。应当树立必胜的信心，消除不必要的顾虑，坦然地面对分娩的考验；同时也要认识到分娩中的风险和困难，应充分地信任医院设施和条件及医生的医德和医术，要与医生充分地沟通，密切配合，就一定能够使母婴平安。

3. 积极调整心态，主动配合分娩

分娩是一个艰难而又辛苦的历程，只有抱着积极、乐观的心态，主动与医生、助产士、儿科医生配合，才能顺利度过漫长的产程。在产程刚开始的时

候，要注意休息，努力进食，避免喊叫，为接下来的产程积蓄能量，保存体力。在第二产程中，要主动屏气用力，配合宫缩，顺利娩出胎儿，避免产道损伤。在第三产程中，配合宫缩，娩出胎盘，避免产后出血。

第04节
孕38周

● **每天进行分娩准备练习**

1. 放松练习

放松练习避免分娩时用力不当，使准妈妈以放松的情绪应对分娩。

①仰卧，放松全身肌肉。垫高头、膝及脚底三处，使全身肌肉放松，体会放松是怎么回事。

②侧卧，放松全身肌肉。这是非常舒服的姿势，腰部酸痛时可用手按压或按摩。一侧做累了可换另一侧。

2. 抬腿运动

抬腿运动锻炼支撑骨盆关节的肌肉，柔软骨盆底部肌肉。

侧卧，单手支撑头部，将要往上抬的脚弯曲，靠在地板上，膝盖向上抬起，接着，脚往上伸，脚尖膝盖要伸直。然后，从膝盖开始放松，恢复原来的姿势。两侧都要做。

3. 盘坐伸展运动

盘坐伸展运动活动股关节，柔软骨盆底肌肉，便于产道在分娩时的扩张，使胎儿能顺利通过产道。

盘腿，将身体的重量放在两膝上，一边吐气一边做。接下来扩胸、手上举，做深呼吸。

4. 驼峰下垂运动

此运动能锻炼支撑骨盆与脊柱的肌肉，消除瘀血，加强腹部肌肉，以利分娩时用力。

双手与双膝触地，伸展腰部与背部。可由丈夫用两手在靠近胸部处支撑着，一边吸气，一边收缩肛门，头朝下。在丈夫的协助下，将背部弓成圆状。然后慢慢吐气，放松肛门，头部往前，使重心向前移，放松背部。

5. 凯格尔运动

平躺下来，双膝屈起，两脚叉开30厘米，脚底平贴地板，头部和肩膀用枕垫撑靠，双手平放在两侧。将后腰下压顶向地板，同时呼气，然后吸气，放松脊椎骨。同样的动作重复数次。这项运动也可采取站立姿势进行，背部贴墙而站，一边吸气，一边将腰向后贴。

● 语言胎教：为胎宝宝朗诵《春》

今天，准妈妈可以充当一下朗诵演员，给胎宝宝朗读一段自己喜欢的优美散文。在音乐伴奏下，朗读诗或词以抒发感情，也是一种很好的胎教形式。

如果准妈妈还不知选择哪段来给宝宝诵读，这里介绍一篇朱自清的文章——《春》。作者对春天真挚的赞美之情，已不留痕迹地融入了景物描写之中，让人读来回味无穷。

春

盼望着，盼望着，东风来了，春天的脚步近了。

一切都像刚睡醒的样子，欣欣然张开了眼。山朗润起来了，水涨起来了，太阳的脸红起来了。

小草偷偷地从土地里钻出来，嫩嫩的，绿绿的。园子里，田野里，瞧去，一大片一大片满是的。坐着，躺着，打两个滚，踢几脚球，赛几趟跑，捉几回迷藏。风轻悄悄的，草软绵绵的。

桃树，杏树，梨树，你不让我，我不让你，都开满了花赶趟儿。红的像火，粉的像霞，白的像雪。花里带着甜味，闭了眼，树上仿佛已经满是桃儿，杏儿，梨儿。花下成千成百的蜜蜂嗡嗡地闹着，大小的蝴蝶飞来飞去。野花遍地是：杂样儿，有名字的，没名字的，散在草丛里像眼睛像星星，还眨呀眨的。

"吹面不寒杨柳风"，不错的，像妈妈的手抚摩着你，风里带着些新翻的泥土的气息，混着青草味儿，还有各种花的香，都在微微润湿的空气里酝酿。鸟儿将巢安在繁花嫩叶当中，高兴起来了，呼朋引伴地卖弄清脆的歌喉，唱出婉转的曲子，跟清风流水应和着。牛背上牧童的短笛，这时候也成天嘹亮地响着。

"一年之计在于春"，刚起头儿，有的是功夫，有的是希望。

● 语言胎教：故事《皇帝的新装》

皇帝的新装

许多年前，有一位皇帝，他为了穿得漂亮，不惜把所有的钱都花掉……

有一天，他的王国来了两个骗子，自称是裁缝。他们说，他们能织出人间最美丽的布。这种布不仅色彩和图案都分外美丽，而且缝出来的衣服还有一种奇怪的作用：凡是不称职的或者愚蠢得不可救药的人都看不见……

城里所有的人都在谈论这美丽的布料，皇帝很想亲自去看一次。皇帝看后心里想："这是怎么一回事？我什么也没有看见！这真是荒唐！难道我是一个愚蠢的人吗？"于是只好说："哎呀，真是美极了！我表示十二分满意！"

第二天早晨，游行大典就要举行了。皇帝亲自带着一群最高贵的骑士来了。两个骗子各举起一只手，好像拿着一件什么东西似的。他们说："请看吧，这是裤子，这是袍子，这是外衣。现在请皇上换上新衣。"

皇帝把他所有的衣服都脱下来。两个骗子装作一件一件地把他们刚才缝好的新衣服交给他，并一件件帮他穿上。

皇帝就在那个富丽的华盖下游行起来了。"乖乖！皇上的新装真是漂亮！他上衣下面的后裙是多么美丽！这件衣服真合他的身材！"谁也不愿意让人知道自己什么也看不见，因为这样就会显出自己的不称职或是太愚蠢。皇帝所有的衣服从来没有获得过这样的称赞。

"可是他什么衣服也没有穿呀！"一个小孩子最后叫了出来。

"上帝哟，你听这个天真的声音！"孩子的爸爸说。于是大家把这孩子讲的话私自低声地传播开来。

"他并没有穿什么衣服！有一个小孩子说他并没有穿什么衣服呀！""他

实在是没有穿什么衣服呀！"最后所有的老百姓都说。皇帝有点儿发抖，因为他觉得百姓们所讲的话似乎是真的，不过他自己心里却这样想："我必须把这场游行大典举行完毕。"于是他摆出一副骄傲的神气，他的内臣们跟在他后面走，手中托着一条并不存在的后裙。

● 美育胎教：欣赏电影《小鬼当家》

今天为准妈妈推荐一部著名影片《小鬼当家》。本片是导演克里斯·哥伦布1990年推出的假日强档影片，它不仅为广大电影爱好者带来了无限快乐，也是美国有史以来拍得最好的喜剧片之一。

影片讲述的是：8岁的凯文一夜之间成为一家之主，原因是全家度圣诞节时匆忙之中将他留在了家中。凯文对这一突发事件非常惬意，他把家里变成了他理想中的乐园。两个刚刚越狱出来的窃贼，想利用圣诞节无人之际入室盗窃，8岁的小凯文用自己的聪明才智与两人周旋，"好好"招待了这两位不速之客，结果两个盗贼在此被警察抓捕归案。

《小鬼当家》第二部讲述的是：又是一个圣诞节，全家决定去佛罗里达度假，早晨醒来时发现又快误了班机，急匆匆赶往机场，好在没有再把凯文忘在家中。但匆忙中凯文错乘了飞往纽约的班机，再次与家人失去联系。在纽约的街头，凯文巧遇被他送回监狱但越狱在逃的那两个盗贼，这一次他又巧施妙计对付那两个坏蛋。

1997年，又推出了《小鬼当家》第三部。美国国防部一块存有高级机密的电脑芯片不见了，国际犯罪分子将其价格炒到了天文数字，经由国际盗匪的几度转手，由香港运抵美国，它被藏在了一辆玩具遥控车里，并顺利通过了机场安检处。不料途中却阴差阳错地被一个老太太调了包，并辗转到了8岁男孩阿历克斯的手中。4位受过专业训练的犯罪分子好不容易打听到老太太的住址，悄悄潜入阿历克斯所在的住宅区，想要取回芯片。足智多谋且胆识过人的阿历克斯因患水痘正独自在家，他用许多与众不同的"武器"打败了犯罪分子，把4个盗匪折腾得死去活来……

● 安置坐月子的家居环境

对准妈妈来说，除了安全分娩外，产后的"月子"也是非常重要的。"坐月子"在中国历来被重视，如果月子没坐好，可能会引发一系列疾病。产妇的产后恢复与新生儿的护理都非常重要。在众多影响因素中，环境是非常重要的因素，因此应注意以下几点。

1. "坐月子"的房间朝向最好朝南

因为南向的房屋一般阳光充足，温暖而不潮湿，这对于产后母亲的伤口恢复、身体的调养、钙质的吸收、防止产后抑郁，避免新生儿佝偻病，都很有好处。女性产后体质一般比较虚弱，并且由于分娩后体内激素水平的突然降低，使得情绪非常不稳定，甚至可能患产后抑郁症；而阳光充足、温暖、舒适的房间会使女性产后心情愉快，加快体力的恢复和伤口的愈合。此外，阳光中的紫外线还可使皮肤中的脱氢胆固醇转化为维生素D，促进钙、磷的吸收和利用，有预防产后骨质疏松和新生儿佝偻病的作用。

2. "坐月子"的房间要干净舒适

一般来说，"坐月子"的房间要清洁、干燥、卫生，而且空气流通。这对产后母亲的身体恢复、伤口的护理、避免母儿感染和交叉感染很有益处。此外，需要有独立的淋浴间，便于产后母亲和新生儿沐浴。

3. 环境的布置应温馨舒适

产妇分娩后精神和身体都已经很疲惫，而温馨舒适的环境、明快的色彩，会使产妇心情愉快，得到放松，新生儿也会感到很舒适。

● 要提前准备好待产包

1. 衣服

睡衣睡裤应以宽大舒适、透气良好、吸湿性强、穿脱方便为原则。应选择纯棉、丝绸或针织质地的，腹部及腰部要肥大，避免腹部受到约束。应准备多套以供更换，因为产妇怕热、出汗多，而且临产前有时会有血液或羊水的污染；内衣内裤也应选择纯棉质地的，而不应选择化纤、羊毛质地的。应准备多件供更换。由于出院时胎儿已娩出，腹部变小，入院时的衣物往往已不能再穿，应准备一套衣裤出院时穿。

2. 喂奶衫

准备几件喂奶衫，因为产后需要经常喂奶，而喂奶衫两侧均有扣子，可以很方便地逐侧喂哺婴儿，而不用撩起衣服来喂奶。如果乳汁非常充足，那就应当再准备喂奶胸罩及乳垫。

3. 洗漱用品及日常生活用品

产妇从住院待产到产后回家，之间可能要在医院住上一段日子。因此，应准备一些洗漱用品及日常生活用品，尤其要多准备几条小毛巾，待产后可用于擦洗乳房，也可当围嘴。

4. 卫生纸及卫生巾

产妇临产前，可能会见红、破水；产后会有恶露，因此一定要有充分的准备。卫生巾最好准备医用的、较宽的专用卫生巾，卫生纸要选大卷的。

5. 腹带

对于腹部过度松弛、悬垂腹的准妈妈，分娩前可使用腹带，以减轻腹部坠胀感。产后还可以防止腹壁过度松弛。

6. 软底鞋及拖鞋

临产前，往往脚部会有不同程度的水肿，因此一定要选择一双稍肥大、松软的软底鞋。鞋跟不要超过3厘米，鞋底最好有防滑纹。不要穿高跟鞋及平底鞋，避免摔倒、滑倒。

第05节

孕39周

● 孕晚期尿失禁怎么办

孕晚期的时候，我们知道子宫增大了，盆腔和腹腔压力会增加。另外，因为膀胱会有一些角度的改变，所以有些准妈妈会出现尿频，有的甚至咳嗽的时候都会出现尿失禁。

如果准妈妈有尿失禁的情况，应注意以下问题：

①不要憋尿，要及时小便。

②预防和及时治疗慢性咳嗽。

③积极预防便秘。

④多休息，运动要适量，不要长期站立，这些可能都会增加腹压，增加膀胱的不适。

⑤保持外阴的清洁。

轻微的尿失禁也不用太焦虑。在怀孕晚期，为了增强盆底肌肉的力量，可以做缩肛运动，比如说一天做两次，一次做几分钟。等分娩以后，再根据尿失禁的程度，加强盆底的训练。

如果准妈妈在排尿时有疼痛感，尿液浑浊，且发现有白带增多等现象，可能是患了膀胱炎或尿道炎。患膀胱炎或尿道炎又可以加重尿频现象，并且对妊娠不利，应该立即就诊，进一步检查、治疗。

● 孕晚期阴道出血怎么办

妊娠期间出现阴道出血应立即到医院就诊。孕晚期阴道出血以两种情况最为多见，即前置胎盘或胎盘早剥。

前置胎盘是不伴有腹痛的阴道出血。一般是在休息状态下出现，主要是胎盘位置附着在子宫下段所致。由于胎盘附着在子宫口附近，子宫的下段在整个孕期都在逐渐拉长、变薄，而在这个变化中胎盘并不随之拉长，这就出现胎盘与其附着的部位发生错位从而导致血管破裂出血。因为这种出血是在无外界因素影响下发生的，所以往往不伴腹痛。这种出血的时间越早，说明胎盘的位置越低、越接近子宫口，危险性越大。胎盘位置虽在子宫的下段，但距离子宫口较远，出血常发生较晚或要到临产时才出血。

胎盘早剥是伴有腹痛的阴道出血。这种情况主要是由于胎盘后部的血管破裂，血液不能及时流出，在胎盘后形成血肿，当增大的血肿在胎盘后不能容纳时，便会冲开胎盘边缘，沿着子宫壁流出子宫口。由于胎盘后增大的血肿使子宫内的压力增高，准妈妈会感到明显的腹痛，并且是无法缓解的。当胎盘与子宫完全分离后，母亲与胎儿的血液供应关系就断开了，胎儿在子宫内就会出现缺氧甚至死亡。

由于前置胎盘的诊断率很高，B超可诊断出95%，所以出现阴道出血时要立即到医院就诊，听从医生的安排。切忌在阴道出血少时不在乎，以为没有肚子疼就不在意或不愿住院，因为如果最终发生大出血，母亲及胎儿的生命都会受到很大的威胁。

● 胎儿"监视"着母亲

从精子和卵子结合开始，直到新生儿出生统称为胎儿期。在这段时间里，胎儿一直生活在母亲的子宫中，完全依靠母体而生存。在子宫内的各种经历对胎儿的智力发展和情感发育都很重要。

　　研究发现，怀孕32周时，胎儿就有了记忆力，他能够记住自己天天都听的那支乐曲，并能随着音乐的节奏摆动身体，因此准妈妈每天都把脚抬高并倾听同一首舒缓的乐曲对母子都有益处。怀孕33周时，胎儿的这种反应更为活跃，胎儿的听觉在32～35周时就迅速敏锐起来，对胎儿最有吸引力的是妈妈的声音，因为他在大部分时间里都在倾听着这种特殊的"音乐"，当有声音的刺激时，他会把头转向某一个声源。胎儿还会感觉准妈妈的情绪，当准妈妈和他人争吵，甚至因为交通阻塞而泄气的时候，胎儿也会焦躁不安，他还会用自己的动作（心跳加速或更多的踢动）来回应外界的情况。在降生前的最后3个月，胎儿甚至能够偷听大人讲话，分辨男性和女性的声音，并且"监视"母亲的情绪。

　　孕期全程的各种检查指标未必每次每项都正常，不要为一项不正常而提心吊胆地过日子。准妈妈应该多做自己感兴趣的事情，如散步、听音乐等，以转移自己的注意力。

　　作为母亲一定要平缓自己的情绪，因为这不仅是为了自己，更重要的是有利于胎儿的成长。

● 运动胎教：练瑜伽，迎接分娩

　　为了给分娩作准备，准妈妈需要对一些特殊部位和肌肉群进行锻炼和调整。瑜伽所崇尚的适度、温和的修炼方式和针对人由内及外的整体关注能够带给准妈妈全面的帮助。

　　1. 跪坐调息

　　动作说明：跪坐，脚背贴地，两膝盖、两脚尖并拢，脚跟分开。双手手心向下，分别置于大腿上，上身挺直，闭眼。感受呼吸，平静思想。

　　运动量：根据自己的身体情况决定运动时间，最好是在饭后进行，这样有助于消化。

　　益处：可以锻炼大腿和小腿肌肉，使下肢更有力量，有助于顺利生产。

注意事项：患严重关节炎、静脉曲张的准妈妈忌做。

2. 坐姿展髋式

动作说明：坐下，双脚向趾骨方向拉近，脚掌合对，脚跟尽量接触会阴部。屏住呼吸6秒钟，躯干和脖子挺直，两膝尽量贴近地面展开，双手抱住脚趾，或放在膝盖上。呼气3秒钟，还原。

运动量：2～3轮。

益处：伸展下肢，可以加强大腿内侧和骨盆区域的肌肉，为分娩做好充足准备。

注意事项：患严重关节炎、痔疮、下腹部炎症的准妈妈忌做。

需要注意的是，要循序渐进地增加运动量，不要突然加大运动量或者延长运动时间。有习惯性流产史或者身体特别虚弱的准妈妈要谨慎练习。

● 准妈妈应该知道的音乐胎教

对音乐胎教的意义，英国胎儿心理学会的专家曾做过专门的研究。他们发现，准妈妈如果在怀孕期间能够常为胎宝宝唱歌，并将这些歌录下来，在孩子出生后再给他播放这些录音，孩子会有很激动的表现。这提示胎宝宝是有记忆力的，胎宝宝对熟悉的音乐和歌曲有很好的反应能力，这种能力也是可以通过音乐胎教得到强化和提高的。

英国的心理学研究员奥斯德从胎宝宝能够分辨不同的音乐这一角度做了实验。他先播放音乐，然后把耳机放在准妈妈的腹壁上，同时监测胎宝宝心跳，发现有一些胎宝宝显然觉得这首乐曲悦耳好听，因而心跳随着音乐而加快，而另一些胎宝宝则没有什么反应。如果把耳机放在准妈妈的耳朵上，胎宝宝就没有什么反应。他从而得出结论，认为胎宝宝对某一种音乐有喜欢或厌恶的感觉。几年之后，他发现对舒缓的音乐有感觉的胎宝宝出生并长大之后性格比较柔和，而那些对节奏感强的音乐有感觉的胎宝宝长大之后性格则比较活泼。

英国著名小提琴家耶胡迪·梅纽因曾在英国胎儿心理学会成立大会上建议：准妈妈应对其胎宝宝唱歌，这能给胎宝宝以和谐的感觉和情绪上的安宁。英国胎儿心理学会会长米歇尔·克莱门特印证了梅纽因的论点，并说："当把怀孕期间录下来的母亲歌声的磁带给宝宝播放时，宝宝的反应是十分激动的，因为他们已经有了记忆印记。"

● 给新生儿准备哪些用品

1. 衣服

衣服应选择质地柔软、透气性好、吸湿性强的面料，如纯棉、针织质地的，一定不要使用化纤面料。因为新生儿体温调节中枢极不完善，且皮肤异常娇嫩，化纤面料吸湿、透气及舒适性均较差，会伤害新生儿娇嫩的肌肤，甚至会引起新生儿皮肤感染、发热等不适。

内衣要样式宽松、穿脱方便、便于活动。目前多以"和尚服"为主，以布带系扣，其他样式也可，但切忌使用纽扣和拉链，以避免新生儿皮肤受伤和吞食异物。

2. 尿布

尿布可使用一次性纸尿裤，应购买最小号的。如打算使用布尿布，应使用质地柔软、透气性好、吸水量大的棉布，颜色以白色为宜。这样既有利于保护婴儿娇嫩的臀部，避免发生臀红，又有利于观察新生儿大便的颜色。尿布一定要多准备一些，以方便更换。

3. 被褥

被褥应以棉花制作的被褥为宜，被套应以纯棉布制作。被褥不宜太厚、太软，以避免发生新生儿窒息和中暑。被子应轻薄，保暖性强，应比褥子稍宽、稍长，以避免着凉。

4. 洗浴用品

澡盆及沐浴用品澡盆以椭圆形的为宜，质地宜厚实，以50厘米×40厘米大小最佳。沐浴用品包括婴儿专用的浴液、洗发水、爽身粉、痱子粉、润肤露、发梳、棉球、毛巾、浴巾等。

5. 婴儿床

婴儿床以木质为最佳，金属也可，但应注意床的边角应圆滑，最好以棉布或海绵缠绕，以避免新生儿头部及四肢的磕伤及皮损。

 虽然目前提倡母乳喂养，但仍有一部分产妇因为疾病等原因不能喂奶。因此对于这一部分产妇来说，还应准备奶瓶、奶嘴、奶刷、消毒锅等物品。

● 意外分娩怎么办

准妈妈有时在想不到的地方出现阵痛，突然感到要临产，在医生和助产人员没有到达现场之前，应按下列方法处理：

①让产妇平卧在干净的卧具上，采取胸式浅呼吸，以减轻阵痛。

②处理突然分娩要做到无菌操作，参与接生的人员及其辅助工具如剪刀等要用酒精消毒，如没有酒精，可将剪刀等物在沸水中烧煮。

③当胎儿的头、肩部露出时，用双手轻轻托住，使其慢慢分娩出来。

④胎儿出生后应啼哭，如不啼哭，多因嘴里有羊水，应当吸出。

⑤待脐带不搏动时，在距婴儿腹部数厘米处用消毒线结扎。最好等医生来切断脐带，如医生不可能来时，可用刮脸刀或剪刀用酒精或火消毒后，切断脐带。

⑥脐带结扎时，应用消毒过的线在脐带靠近婴儿肚脐的根部，先绕一圈扎紧，打两个死扣，再绕一圈再打死结。还要在靠近母亲这边距第一道结扎线一寸多的地方，再用线结扎一道，打好死扣。在中间把脐带切断，并用消毒布包扎脐带断头。

⑦胎盘多在15~30分钟内娩出，若长时间仍未娩出，应引起注意。

⑧如果婴儿没有呼吸，应做口对口的人工呼吸。

⑨为防止新生儿得破伤风，需要立即请医生注射破伤风抗毒素。

第06节
孕40周

● 急产有何危害

医生把分娩全过程不到3小时的称为急产。急产往往是由于子宫收缩过快、过强引起的。过去这种急产多见于经产妇，现在由于各种原因，产前做过人工流产和引产的人增多，因此，急产也常见于初产妇。

那么，急产究竟有何危害？

首先，子宫收缩过强，胎儿通过产道过快，易导致产妇会阴、阴道或子宫颈撕裂。如果在特殊情况下站着生下了孩子，有时还会造成子宫外翻。急产还可使子宫纤维的缩复能力下降，使胎盘滞留在子宫内不能娩出，使产后出血的可能性增加。

其次，急产会对胎儿造成很大危害。子宫连续不断地强烈收缩，会使胎盘的血液循环受到极大阻力，甚至会使供应子宫血液的髂动脉、腹主动脉受压而出现一时性阻断，胎盘的血液供应会因此减少，从而使胎儿在子宫内缺氧，造成胎儿宫内窘迫，甚至窒息而死。胎儿的过快出生，还可导致新生儿不能及时适应外界压力的突然变化，造成颅内血管破裂，出现颅内出血，这将对孩子以后的智力发育造成影响，重者还可能会因此变成智障儿。如果因为来不及接生而使新生儿坠地，还可能造成骨折外伤。

在临产前产妇一定不要着急，要放松情绪，听从医生的安排。在临产前2周准妈妈也不宜从事过重的劳动和外出远游，以防发生意外。

● 如何预防早产

要预防早产须注意以下几点：

①有心脏病和肾脏病的适龄女性怀孕前应到医院检查咨询，以决定能否妊娠和何时妊娠；一旦妊娠，要按期到医院进行产前检查，以减少妊娠并发症的发生。

②要积极治疗妊娠贫血及其他合并症，尤其要做好妊娠期高血压疾病的防治。

③定期进行产前检查，发现胎盘血管疾病、羊水过多等，应积极治疗，同时做好双胎及双子宫的早产准备。

④准妈妈应做好孕期卫生和保健，不要干过重的体力活儿，不要抬重物，不要攀高处，乘公共汽车要小心，以免挤压腹中的胎儿，造成外伤，引起早产。

⑤妊娠最后2个月一定要节制性生活。准妈妈一旦出现下腹坠胀、腹痛、阴道出血等早产预兆时应立即卧床休息。在医生指导下采取必要的保胎措施。如果腹痛加剧，出血增多，说明保胎成功的可能性小，就会发生早产，应该做好护理早产儿的准备工作。

与早产的准妈妈相反，另外一类准妈妈则可能出现过期产，一些准妈妈甚至超过预产期2周，胎盘已经钙化，羊水相对量少，但仍无任何子宫收缩的反应，必须借助催生药物的刺激，才能达到自然生产的目的。

● 情绪胎教：不要为分娩焦虑

随着妊娠天数的增加，尤其到了妊娠后期，准妈妈开始盼望孩子早日降生。越接近预产期，准妈妈的这种心理越是强烈，有的准妈妈会变得急不可待了。是的，熬过了漫长的孕期，迫切想看看孩子是什么样的，这种心理可以理解，但不可取。要知道，新生儿所具有的一切功能，产前的胎儿已完全具备。一条脐带，连接了母子两颗心，无论是在情感上还是在品性上，准妈妈都会对胎儿产生影响。准妈妈着急，心境不好，也会让胎儿在子宫里的最后时光生活不宁。

十月怀胎，一朝分娩。分娩是早一天晚一天的事，孩子到时候自会降临，只要不是过期妊娠，准妈妈根本不必为最后的几天焦虑。在孕期的最后一段日子里，准妈妈应心平气和，从容地为即将到来的分娩做好营养上、物质上、心理上的各种准备。

准妈妈读读描绘美好自然风光的唐诗，体会诗歌中的美景，能缓解产前焦虑情绪，同时也是一种胎教。准妈妈一边读，一边让梦想插上翅膀，让宝宝也能欣赏到美景。也可以任凭思绪飞舞，把想象到的美景对腹中的宝宝诉说，让这些美的元素通过思维传入胎宝宝的大脑中，让他感受到舒适与怡然。

● 音乐胎教：玄妙的助产音乐

分娩对于所有产妇来说，都是一件痛苦的事情。如何消除产妇的恐惧，减少分娩的痛楚，成为有关专家研究的课题。专家们首先从缓解产妇的紧张情绪入手，特制了助产音乐唱片。这种专供产妇分娩过程中聆听的音乐，既不是流行音乐，也不具有娱乐性，其目的是进一步使母亲专注于分娩，缓解其激动、不安的情绪。

这一助产唱片中的乐曲长达70分钟，其中除了有各种乐器声外，还有胎儿的心跳声。乐曲从16节拍的主旋律入手，不断重复节奏，使母亲产生相应的节奏感，呼吸变得更有规律和层次，提高了母亲在分娩过程中的呼吸技巧。不论乐曲从何处开始播放，母亲都能很容易地进入主旋律。

这首乐曲只有在产房中正式播放，产妇在临盆时聆听方能奏效。一位听音乐顺利产下婴儿的女士说："……没播音乐时我只感到孤独和害怕，音乐使我感到除我之外，整个空间都和我一起移动。"

产妇若能一边听音乐一边分娩，就能在痛苦的过程中体验即将为人母的幸福感和自豪感。

● 选择合适的分娩医院

对于准妈妈来说，安全的分娩是至关重要的，因此，能否选择一家合适的医院就显得非常关键。选择医院应遵循以下几条原则：

①选择一家技术力量雄厚、设备先进、医务人员经验丰富的医院，首选专

科医院。在各大城市，都有数家妇产医院或妇幼保健院。这些妇产医院，大多技术力量非常雄厚，设备极其先进，有齐全的辅助科室，住院环境舒适，拥有设施优越、抢救设备齐全的产房、手术室、婴儿室。并且，这些医院的医务人员具有极其丰富的临床经验，对于各种高危妊娠、严重合并症、紧急抢救等都能做到及时诊断、正确处理，这对于保证母婴安全、健康非常重要。如无专科医院住院条件，可就近选择一家产科和儿科力量较强的综合医院，以方便随时住院。

②遇紧急情况，应减少路途奔波，就近住院。临产前，有时经常会出现一些突发紧急情况，如处理不及时，会危及母婴安全。因此，临产前如出现大量阴道出血、剧烈腹痛、突发大量破水、胎动过频或突然减少、头晕眼花、心慌憋气、无原因恶心呕吐、抽搐、昏迷等情况，应立即就近就医，避免延误抢救时机。

临产以及紧急情况的发生，往往是突如其来的，因此，如何选择安全、快捷的交通工具，就显得十分重要。一般来说，临产前，应确定有一辆能够随时提供接送服务的汽车或如自家的或亲戚、朋友、邻居的汽车或出租车等。如遇到紧急情况，如出血、腹痛、破水等，还可随时拨打120或999，联系救护车。

● 选择适当的住院时机

正常妊娠和无妊娠并发症的准妈妈不需提前入院。

怀孕41周以前，如无产兆、无妊娠并发症、无剖宫产指征、无特殊不适的准妈妈，可不必提前住院，仅需做好住院准备即可。

经产妇稍有征兆即可住院，距离医院较远者也应提前入院。经产妇因有过分娩经历，软产道均比较松弛，临产的征兆往往并不明显，有时仅稍感腰酸、腹坠。一旦临产，往往产程迅速，有发生急产、产道裂伤、院外生产的可能。因此，稍有征兆，应提前住院。距离医院较远的准妈妈因路途遥远，一旦发生紧急情况，往往来不及转送，也应提前住院。

妊娠超过41周仍无分娩征兆者，应住院待产妊娠超过41周，应及时住院，加强监测，一旦出现不利因素，应及时引产、适时终止妊娠。

经产前系统检查，如发现准妈妈有以下情况之一者应适时入院待产：

①妈妈患有内科疾患，如心脏病、慢性高血压疾病、肾炎、哮喘、甲亢、重度贫血等，应提前住院，进行系统检查，并严密监护，有情况及时处理。

②孕期骨盆检查，确定存在骨盆狭窄、畸形，软产道异常，胎儿估计巨大，阴道分娩困难者，应适时入院进行剖宫产。

③确诊妊娠期高血压疾病的准妈妈，如突然出现头痛、眼花、恶心呕吐、水肿加重、抽搐甚至昏迷者，应立即住院，积极治疗，待病情稳定后适时分娩。

④晚期检查发现胎位异常者，如臀位、横位、斜位、多胎妊娠等，应提前住院，随时做好剖宫产准备。

⑤此前有过前置胎盘、剖宫产再孕、早产史的准妈妈，应提前入院待产，加强监护。

● 树立自然分娩的信心

很多准妈妈对即将来临的分娩可能会有过多的顾虑，其实大可不必过分担心。俗话说，"十月怀胎，一朝分娩"。分娩是人类繁衍过程中的一种正常生理过程，是人类的一种本能行为，准妈妈和胎儿都具有天生的潜力主动参与并完成分娩过程。从受精卵开始，胎儿在母体内经历大约280天的生长发育逐渐成熟，而准妈妈的身体结构也逐渐地发生变化，变得更有利于分娩，尤其是生殖系统的变化更为突出，为胎儿的降生做好充分的准备。比如骨盆各骨的关节活动度增大，韧带松弛，各骨会有轻度的移位，骨盆的容积增加；临产后子宫下段逐渐拉长、变薄，子宫颈管逐渐消失，宫颈口逐渐扩张；阴道变薄，阴道黏膜皱襞增多，极富伸展性。胎儿在分娩过程中也会主动参与，比如胎儿在通过产道时，为适应骨盆各个平面不同的形状会做出一系列适应性的转动，以最小的径线通过产道。如果准妈妈妊娠已过期，胎儿头颅骨变硬，产程中不易变形，则有可能增加难产的机会。了解这些后，准妈妈应放松情绪，树立起自然分娩的信心。

准妈妈可以参加学习班和看有关的书籍、杂志了解分娩的过程，学习呼吸减痛法等，通过掌握知识获得力量，以此鼓励自己；通过自我暗示坚信：大多数女人都要走这样的路，自己也能走过去，采取顺其自然的态度。无论宫缩是否疼痛，想到宝宝在和自己一起努力，身上就充满了力量。总之，准妈妈应该相信自然的力量和自己的潜力，坚定自然分娩的信心，去体验一个女人、一个母亲的完整经历，当走过这段路程后，就会为自己的坚强和勇敢感到骄傲。

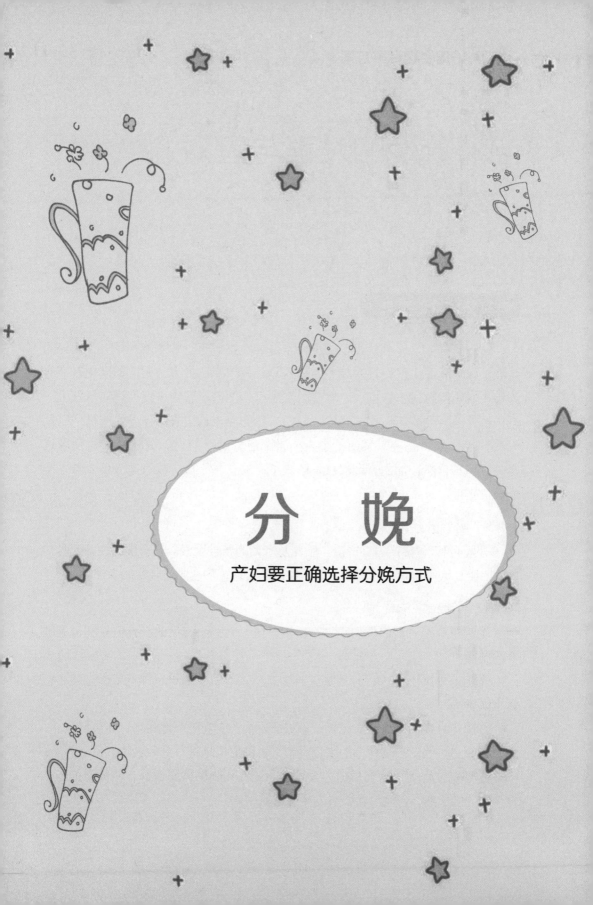

分　娩

产妇要正确选择分娩方式

自然分娩的过程与应对

● 自然分娩的益处

"十月怀胎，一朝分娩"，分娩本是人类繁衍生息的本能，是一个必经的生理过程。然而，现在越来越多的准妈妈，都宁愿"挨上一刀"，以剖宫产作为终止妊娠的方式。在过去，有些医院的产妇剖宫产率曾一度高达50％以上。近年来，随着分娩新模式的建立，回归自然的潮流，丈夫陪伴分娩的推广以及无痛分娩技术的完善，又使不少人推崇阴道分娩。总之，分娩是一个生理过程，应顺其自然，而剖宫产仅仅是解决难产的一种手段，应有适应证才做，不能盲目施行。

1. 阴道分娩的条件

分娩4要素包括产力、产道、胎儿及产妇的精神因素。凡育龄女性，无骨盆异常，胎儿大小正常，无宫缩乏力、枕位异常者，均有阴道分娩的条件。

2. 阴道分娩的优越性

①阴道分娩对产妇损伤小，产后恢复快，有利于产后的身体恢复和母乳喂养的施行。

②阴道分娩出血少，对周围脏器影响小，产后下地早、排气早、进食早，体力恢复快。

③阴道分娩后疼痛明显减轻，不需插尿管，有利于下地活动，哺育婴儿。

④阴道分娩对产后体形的恢复有利，可以更早地进行产后锻炼。

⑤分娩过程中子宫有规律的收缩，能使胎儿肺脏得到锻炼，使肺泡扩张，促使胎儿肺成熟，出生后将很少发生肺透明膜病。

⑥阴道分娩时，有规律的子宫收缩以及经过产道时的挤压作用，可将胎儿呼吸道内的羊水和黏液排挤出来，使新生儿的并发症，如吸入性肺炎的发生率大大减少。

⑦经阴道分娩时，胎儿头受子宫收缩和产道挤压，头部充血，可提高脑部呼吸中枢的兴奋性，有利于新生儿娩出后迅速建立正常呼吸。

⑧免疫球蛋白在自然分娩过程中可由母体传给胎儿，因而自然分娩的新生儿具有更强的抵抗力。

● 临产有哪些征兆

准妈妈了解临产的征兆是非常必要的。清楚地了解临产的征兆，为分娩做好充分的准备，及时、适时地住院待产，对于保证母婴安全、避免并发症的发生是非常关键的。临产的征兆主要有以下几点：

1. 腹部轻松感

初产妇在临产前的1～2周，胎儿先露部逐渐下降，进入骨盆，宫底明显降低，会感觉上腹部较前舒适，呼吸轻快，食欲增加，食量增多，即腹部有轻松感。但由于先露部的下降，造成对盆腔结缔组织、膀胱、直肠等组织的压迫，因此常会感到下腹有坠胀感及尿频、便频、腰酸等不适。

2. 假宫缩

孕晚期子宫敏感性增加，在分娩前1～2周，常有不规律的子宫收缩，多于夜间出现，清晨消失。与临产后正式的宫缩相比有以下不同：

①持续时间较短，而间歇时间长，并且无规律性。

②宫缩强度弱，无痛感，宫缩只引起轻微胀痛，并且仅局限于下腹部。

③引起宫颈口的扩张，也不使胎先露下降。

④一定剂量的镇静剂即可抑制这种假宫缩，据此可鉴别真假临产。

3. 见红

在分娩前24小时中，阴道常常会流出一些混有血的黏液，即见红。这是由于机体内分泌激素改变所致。子宫下段与子宫颈发生生理性扩张，其附近的胎膜与周围的子宫壁发生分离，毛细血管破裂出血，再与子宫颈内的黏液及阴道分泌物相混合，形成带血的黏液性分泌物排出。"见红"一般出血量较少，不超过月经量，质地较为黏稠。这是临产前的一个信号。但如果阴道出血量较多，超过了月经量，则不应认为是临产征兆，而应当考虑孕晚期出血性疾病，如前置胎盘、胎盘早剥等。

特别应该注意的是，许多经产妇，即便是此次妊娠距上次分娩10年以上的准妈妈，其临产的症状可能不是很明显，稍感腹痛即已临产，产程进展很快。所以为防止发生意外，可提早住院。

● 自然分娩4要素

每个准妈妈都应该知道，分娩能否顺利完成取决于产力、产道和胎儿，这是传统分娩的3要素。近年来的研究认为，精神心理因素对分娩过程影响很大，被认为是第四要素。

1. 产力

产力就是将胎儿及其胎盘等附属物由子宫腔内排出的力量。临产后产妇感到一阵阵难忍的腹痛就是由子宫收缩引起的，它是最主要的产力，在整个产程中起主导作用。当宫口开全后，产妇会不由自主地向下屏气用力，这是由于胎头下降到骨盆底直接压迫直肠，使产妇反射性引起的排便动作，这时腹肌和膈肌收缩，使腹腔的压力增加。此外，骨盆底肛提肌的收缩力是在胎儿娩出过程中起辅助作用的产力。

2. 产道

产道，就是胎儿娩出的通道，分骨产道和软产道两部分。骨产道即骨盆，它是一个弯曲的管道，在分娩过程中由于产力和重力的作用，骨盆各骨会有轻度的移位，使骨盆容积增加。胎儿通过时也会做各种动作，以适应产道有利娩出。软产道由子宫下段、子宫颈、阴道和骨盆底软组织组成，临产后在子宫收缩力的作用下，子宫下段逐渐被拉长、变薄，子宫颈口逐渐扩张，阴道也变薄且极富伸展性，胎儿将阴道逐渐撑开。

3. 胎儿

胎儿的大小、位置和有无畸形是影响分娩过程的重要因素。但胎儿的大小不是绝对的，是与骨盆的大小相对而言的，比如虽然骨盆轻度狭窄但胎儿也较小，或虽然胎儿很大但骨盆也很宽大，则都有可能经阴道分娩。此外，胎位及胎头的位置也是很重要的。比如头位分娩时，如果胎儿的面部朝向母体的背部，即枕骨朝前，再加上胎头良好的俯屈，这时通过产道时胎头的径线最小，最有利于分娩。反之则有可能造成难产。

4. 精神因素

精神因素对分娩的影响现在也正逐渐受到重视。一般来说，产妇对分娩都具有恐惧感，尤其是初产妇。产时紧张焦虑的心理将会引起一系列内分泌的改变，从而引起子宫收缩乏力、胎儿缺氧等，影响产程的进展，并使手术产的机会增加。

只有上述4个因素相互协调配合，即产妇充满信心、有良好的子宫收缩力、骨盆的大小合适及胎位正常才能顺利完成分娩过程。

● 自然分娩3阶段

产妇想顺利地完成分娩过程，不但要了解影响分娩的几大因素，还要了解分娩的全过程，也就是说要知道正常情况下分娩的经过是怎样的，历时多长。这样，待产时才能做到从容地面对。

从开始出现规律宫缩直到胎儿、胎盘娩出这一过程，叫作总产程。一般需要十几个小时。临床上将总产程分为3个阶段，即医学上的3个产程。

1. 第一产程

第一产程又称宫颈扩张期，是指从产妇开始出现规律性的子宫收缩到宫口开大到10厘米。规律性的子宫收缩是指每10分钟内出现1～2次宫缩，以后随着产程的进展宫缩间隔时间逐渐缩短到2~3分钟一次，持续时间逐渐延长。一般初产妇因宫颈较紧，宫口扩张较慢，需11~12小时。经产妇宫颈较松，宫口扩张较快，需6~8个小时，而且宫口扩张的速度不是均匀的。宫口扩张3厘米以前，叫作潜伏期，平均2小时宫口开大1厘米，最慢速度每4小时开大1厘米；宫口扩张3厘米~10厘米，叫作活跃期，宫口扩张速度加快，平均每小时宫口开大2厘米，最慢速度每小时开大1厘米。所以在这一阶段，尤其是在潜伏期，宫口扩张较慢，产妇不要着急。

2. 第二产程

第二产程又称胎儿娩出期，是指从宫口开全到胎儿娩出。这一阶段胎头迅速下降，产妇会感觉宫缩痛减轻，而在宫缩时会有不由自主的排便感，这是由于胎头压迫直肠所致。初产妇需1~2小时。经产妇通常数分钟即可完成，但也有长达1小时者。

3. 第三产程

第三产程又称胎盘娩出期，是指从胎儿娩出到胎盘娩出的全过程。一般为10~20分钟，不应超过30分钟。胎儿娩出后不久随着轻微的腹痛胎盘剥离排出。胎盘排出后需检查产道有无裂伤，如有裂伤要缝合伤口。

宫口扩张是一个缓慢的过程，如果宫口在很短的时间内就从未开到全开，那一定伴随着强烈的宫缩感觉，疼痛会更重，还可能会出现胎儿窘迫，所以千万不要着急。

产妇只有了解以上分娩中各产程的特点，并在分娩前开始积极做好心理准备，分娩时才能充满信心、积极配合。否则有些产妇尤其是初产妇，由于以前没有这种经历，宫缩痛几小时后，当听到医生告知宫口开大2厘米时就着急了，或经过7~8个小时了，宫口才开5厘米，就认为"宫口开得慢，不能生了"，而急于要求剖宫产。

● 减轻分娩疼痛的有效方法

1. 保持良好的情绪

要想使产妇在分娩时保持良好的情绪，就要选择环境比较好且服务全面、周到的医院，这样可减少恐惧心理，并且能得到生理上的帮助和心理上的支持，可增强对分娩的信心并减少不适感。

2. 学会使自己放松

紧张和不安会使痛感成倍增长，同时精神紧张时肌肉也收缩，子宫口不能顺利打开，会阴不伸展，致使产程延长。所以要学会使自己放松，可以采用以下方法：

①呼吸法镇痛：使自己的每一次呼吸配合上宫缩，学着做胸式深呼吸，于宫缩开始时用鼻子深吸气，宫缩结束时用口呼气，间歇时停止，并且不要总是躺在床上，应在宫缩间歇时走动走动，或坐起来自由活动一下身体。当疼痛加剧时，呼吸往往容易变得急促，应尽量放慢呼吸的速度，同时配合做一做腹部按摩或腰部压迫疗法，以减轻疼痛。

②按摩镇痛：产妇可以采用侧卧位，丈夫可按压大腿根和小腿肚，并向脚踝方向按摩。按摩背部和腰部时产妇可用坐姿或其他感觉舒适的体位，也可在宫缩间歇时按摩发胀变硬的腹部，以消除腹部的紧张。

当凭借自己的力量无法摆脱精神和肌肉的紧张时，可以借助按摩来消除。丈夫给妻子做按摩是对妻子最大的鼓励，可收到事半功倍的放松效果。

用温水洗澡或用热毛巾热敷。洗澡可以放松人紧张的神经，使肌肉松弛。还可用热毛巾直接敷在肩部、腰部，使局部肌肉放松。在耻骨处用毛巾热敷有助于产道松弛。

3. 不断改变姿势

每个人感觉舒服的姿势不同，可用各种方法活动身体，从中找到适合自己的姿势，并根据疼痛的情况不断地变换姿势。宫缩剧烈时，站起来比躺着舒服。

以下是几种有效的放松姿势：

①产妇靠在丈夫身上，这样有一种安全感。

②两腿分开蹲下，把大靠垫放在两腿之间用大腿夹住，身体前倾趴下，或趴在桌子上，或站着。

③手放在桌子上，低头，弓腰，做腰部的伸展运动，减轻腰部疲劳。

④疼痛剧烈时，可不停地扭动或前后摆动腰部。

4. 分散注意力

可通过听音乐、看电视、交谈等方式，也可准备自己最喜欢的照片或图片，贴在视线可及的地方；想象宫缩像波浪一样一浪一浪向前推进，脑海中浮现出一幅图画，宫口像花蕾一样悄悄开放，胎儿渐渐下降。

5. 暗示方法

自我安慰，如反复自言自语："我很顺利，我不感觉痛，再坚持一下宫缩就会结束，我马上就可以看到我的宝宝了。"

6. 微弱的宣泄

适当借助于哼歌、呻吟、叹气等减轻疼痛。

如果产妇学会以上这些方法，相信一定能够战胜宫缩的阵痛。

● 配合医生，顺利分娩

分娩的顺利完成取决于产力、产道、胎儿及精神心理几个方面因素。如果这4个方面都正常并协调配合，产妇充满信心，产力良好，产道宽敞，胎儿大小及胎位均正常，就能顺利地完成分娩过程。其中起决定性作用的可以说是精神心理因素，它对分娩可以产生很大的影响。产妇在孕期一定要做好充分的准备，临产时保持良好的心态，发挥积极的主观能动性，与医生配合完成分娩。具体应该怎样做呢？

1. 分娩前做好各种准备

①孕期要注意合理的营养膳食：食物的种类要多样化，因为各种食物中所含的营养素是不同的，所以品种多样化才能满足身体对各种营养素的需求，满足胎儿生长发育的需要。一方面，要避免营养不良或缺乏造成胎儿生长发育异常；另一方面，要避免营养过剩或不合理的摄入，造成巨大胎儿而使分娩不能顺利完成。

②孕期还要注意适度的运动以促进肌肉和韧带的弹性和柔软性，为分娩做

准备。

③孕期要听准妈妈学校的课程，从中了解有关分娩的知识，包括分娩方式及其利弊，分娩过程及其影响因素，分娩过程中可能出现的问题及医生可能会给予的医疗保健服务措施。这样才能对分娩做到心中有数，以消除恐惧、紧张心理，并树立自然分娩的信心。

顺利分娩 – 延展阅读

2. 在产程进展过程中，随时调整心态

一般来说，分娩都有一个漫长的过程，尤其是初产妇，第一产程即宫口扩张期，需8～12小时，这一阶段时间最长且随着产程进展宫缩越来越频繁。由于宫缩疼痛而且时间较长，初产妇常会紧张恐惧。这时应该正确对待宫缩，每次宫缩时不要去想接下来还要痛多久，应该想到宫缩既带来疼痛也带来希望，每次宫缩都是胎儿向目的地前进了一步。

在宫缩时可以做深呼吸，也可轻轻按摩下腹或双手握拳紧压腰部肌肉以减轻疼痛。也可借助唱歌、呻吟等来减轻疼痛，并尽可能变换各种体位，找出适合自己的舒适姿势，避免平卧位。宫缩再频繁也有放松的时候，因此准妈妈在宫缩间歇期一定要抓紧休息，全身放松，并多进食、进水，以保持体力。

在第一产程末宫口快要开全时，或枕后位时，由于胎头对直肠的压迫，产妇会有不由自主地向下用劲儿的感觉，但是这时医生会告诉准妈妈千万不要过早用劲儿，以避免给胎头和宫颈增加不必要的负担。怎么办呢？准妈妈可以抬起下巴，这样容易向喉咙方向使劲儿，并慢慢地吐气，可避免腹压过大。第二产程宫口开全后，应在医生的指导下正确屏气，合理用力，即借助宫缩时深吸气并憋住气向内收下颌，用排便时的感觉向肛门方向用劲儿，注意臀部不要抬起，边用力边拉手柄，宫缩间歇时停止用力，抓紧休息。当胎头即将娩出时要张嘴哈气，避免使猛劲儿，以防胎头娩出过快造成会阴撕裂。

分娩应该是互动性的。在医生、丈夫及家人的帮助下，产妇有一种积极、主动、配合的态度，就一定能够顺利分娩。

3.倾诉感受，听从建议和指导

在待产过程中，产妇可随时将自己的感受告诉医生。特别是当疼痛难忍，感到极度恐惧时。担心分娩有问题时，应求得医生的帮助，他可以告诉准妈妈现在进展是否正常，并给予鼓励。

当产程进展有问题时，医生可能会征求准妈妈的意见，告知应进行哪些处理。准妈妈可以详细询问这些处理方法的利弊，以便选择。

● 哪些情况需要剖宫产

1. 剖宫产的适应证

①骨盆狭窄或骨盆畸形。

②软产道闭锁，有肿瘤、瘢痕、严重的外阴静脉曲张。

③剖宫产再孕，子宫肌瘤剔除术后。

④胎位异常：臀位、横位、面先露等。

⑤中央性前置胎盘、胎盘早剥、先兆子宫破裂等。

⑥巨大儿。

⑦羊水过少。

⑧脐带脱垂。

⑨产程延长或停滞。

⑩胎儿宫内窘迫。

产科合并症：重度妊娠高血压综合征、妊娠期糖尿病、双胎、胎儿宫内发育不良等。

全身并发症：心脏病、高血压、糖尿病等。

2. 剖宫产的弊端

①剖宫产儿综合征：指剖宫产出生的新生儿呼吸系统并发症较多，如窒息、湿肺、羊水吸入、肺不张和肺透明膜病等。在阴道分娩过程中，由于产道挤压，肺中水排出较多，有利于出生后肺的通气与换气。剖宫产时就缺乏这种过程，新生儿肺中水分较多，减少了肺泡内气体的容量，从而影响了通气和换气，严重的可致缺氧、窒息。

②新生儿易发生感觉统合失调：剖宫产属于一种干扰性分娩，新生儿在短时间内被动地迅速娩出，不能像阴道分娩儿那样适应产道的挤压和宫缩的刺激，表现为立体感差、动作协调性差。

③剖宫产手术和麻醉的风险大：剖宫产出血量大，约为阴道分娩出血量的2倍，因而必须麻醉。有呼吸困难、硬膜外出血的危险；有发生肠管损伤、膀胱损伤、输尿管损伤等的危险；有羊水栓塞的危险；术后易发生伤口感染、肠道梗阻的可能。

④剖宫产对准妈妈创伤大：术后恢复慢，下地迟，进食晚，不利于产后母乳的生成，对促进母婴感情、母乳喂养不利。剖宫产术后可能发生晚期出血、剖宫产切口妊娠、切口子宫内膜异位症、慢性盆腔疼痛等。

⑤剖宫产出生的新生儿更易感染疾病：据研究，在剖宫产生的新生儿的脐血中，免疫球蛋白含量较阴道分娩的新生儿要低，因此更易发生感染。

● 了解剖宫产的手术过程

1. 剖宫产的时间
医生会根据妊娠的周数和有无产科合并症来决定进行手术的时间。

2. 术前应该注意什么
手术前要注意保持身体健康，最好不要患呼吸道感染等疾病。剖宫产前一天晚饭后不要再吃东西，手术前6～8小时不要再喝水，以免麻醉时呕吐，引起误吸。

3. 手术一般怎么做
首先要对产妇的腹部进行清洗消毒，插入导尿管，然后进行麻醉。麻醉是手术中一个很关键的环节，现在常用硬膜外麻醉。麻醉师通常都会在产妇腰椎第3～4节插入一根硬膜外导管，药物经过导管缓慢释放。产妇依然保持清醒状态，但腹部痛觉消失。术后可以保留麻醉管24小时，配以术后镇痛泵，有效缓解术后的疼痛。还有其他几种麻醉方式，如腰麻、全身麻醉等，可以根据产妇和医院的实际情况进行选择。紧急情况下医生会进行局部麻醉，缩短等待时间，保证将胎儿迅速娩出。选择麻醉方式必须征得患者和家属的同意，并且签字认可。

麻醉后医生会在产妇耻骨联合上方切开一个水平的切口，在宫体两侧与腹壁之间填入盐水纱垫，以推开肠管和防止羊水及血液进入腹腔。切开腹膜，分离下推膀胱，然后医生会根据胎头位置高低决定子宫的切口位置。一般在子宫下段横着切开子宫，如果子宫下段已充分扩张，两侧有静脉曲张或胎头已深深嵌入盆腔，医生会在子宫下段中部纵行切开子宫。接着用血管钳刺破羊膜，吸净羊水后以左手向上牵拉子宫切口上缘，右手将胎头以枕前位向子宫切口外上方托出，同时助手在子宫底加压，协助娩出胎头。胎头娩出后医生会立即用手挤出胎儿口、鼻中的液体，或用橡皮球及吸管吸出口、鼻中的液体，然后将胎儿颈部向一侧倾斜，两手牵拉胎儿下颌帮助胎儿双肩继而整个身体娩出，剪断脐带。

● 高龄产妇分娩要特别注意什么

在孕晚期或临近分娩的日子里，许多准妈妈可能都会感到恐惧和紧张，因为那意味着生命中的一章将要结束，新的一章即将开始。准妈妈也许有开始冒险的感觉，这令人兴奋，但又不能确定在分娩开始后会发生什么，就好像处在悬崖边，令人不安和惊慌。尤其是年龄较大的产妇，总觉得自己不能与年轻人相比，肯定不好生，干脆选择剖宫产。以上对分娩的这些担心是可以理解的，但准妈妈如果了解影响分娩的因素有哪些，尤其是高龄产妇容易出现的问题，就可以从容地面对分娩。

高龄产妇在产程中最容易出现的问题可能就是产力，也就是说子宫收缩乏力。此外，宫颈中的纤维组织弹性较差，有可能造成宫颈坚韧，不易扩张，由此而形成难产。此外，年龄越大的准妈妈，妊娠后期越容易并发妊娠期高血压疾病、妊娠期糖尿病等，可引起胎儿宫内生长受限、产时胎儿缺氧等。这种情况下难产及胎儿、新生儿的死亡率都会升高。所以，高龄产妇在孕晚期一定要加强监测，并听从医生的指导和建议。如果孕期没有发生任何并发症，胎儿生长情况良好，且中等大小，骨盆各径线也正常，初产妇年龄只是37~38岁，则完全可以阴道试产。事实上，高龄初产妇非常顺利的阴道分娩的例子很多，如果是经产妇则成功率就更大了。